老年服务与管理系列教材

老年康养照护技术

主 编 陈雪萍 邓仁丽 郑润杰
副主编 曾玲晖
编 者 （以姓氏笔画为序）
　　　　万爱雪　浙江省温州市瑞安市中医院
　　　　邓仁丽　遵义医科大学
　　　　叶迈蕴　温州医科大学附属第二医院
　　　　陈雪萍　杭州师范大学
　　　　林允照　浙大城市学院
　　　　郑　娜　浙江省温州市瑞安市中医院
　　　　郑润杰　浙江省温州市瑞安市中医院
　　　　郭秀媚　浙江省温州市瑞安市中医院
　　　　章冬瑛　杭州师范大学
　　　　董爱淑　温州医科大学附属第二医院
　　　　曾玲晖　浙大城市学院

科学出版社
北　京

内 容 简 介

本书结合长期康养照护技术研发与临床实践，围绕老年人日常保健与健康促进需求，以非医护人员可执行的康养技术及其应用为主线编写而成，按老年人康养照护、老年人日常活动、康养照护常用技术、慢性病及其他常见健康问题的康养照护四部分六章的内容编排，常用康养照护技术配有图和视频，具较好的可操作性、适用性和普及性。

本书可作为老年服务与管理、社会工作者、护理学等老年服务相关专业学生的教材及养老服务从业人员继续教育用书，也可作为老年人自护互助学习和照护者培训用书。

图书在版编目（CIP）数据

老年康养照护技术 / 陈雪萍，邓仁丽，郑润杰主编. —— 北京：科学出版社，2025.3. — (老年服务与管理系列教材). — ISBN 978-7-03-081587-3

Ⅰ．R473.59

中国国家版本馆 CIP 数据核字第 20253M96W2 号

责任编辑：胡治国 / 责任校对：周思梦
责任印制：张 伟 / 封面设计：陈 敬

科学出版社 出版
北京东黄城根北街 16 号
邮政编码：100717
http://www.sciencep.com

三河市春园印刷有限公司印刷
科学出版社发行 各地新华书店经销

*

2025 年 3 月第 一 版 开本：787×1092 1/16
2025 年 3 月第一次印刷 印张：10 1/2
字数：310 000
定价：55.00 元
（如有印装质量问题，我社负责调换）

总　　序

中国是世界上最大的发展中国家，也是人口最多的国家之一。根据民政部发布的《2023 年民政事业发展统计公报》，截至2023年底，全国60岁及以上老年人口为29697万人，占总人口的21.1%，其中 65 岁及以上人口为 21676 万人，占比已达 15.4%。随着社会的进步和人口结构的变化，人口老龄化问题已成为全球共同面临的挑战。如何为老年人提供高质量的服务，确保他们能够享有健康、安全、有尊严的晚年生活，已成为全社会迫切需要思考和解决的重大课题。

为实现"老有所养、老有所医、老有所为、老有所学、老有所教、老有所乐"的颐养目标，提高康养领域人才培养质量，教材建设是关键。本系列教材编写体现以结果为导向，贴近养老行业专业教学与社会培训需求，老年服务与管理系列教材应运而生。本系列教材由温州医科大学牵头，联合省部共建医学院校，共同编写了《老年服务与管理概论》《老年康养照护技术》《老年营养学》《老年智慧康养服务》四本教材。每本教材都力求深入浅出，既注重理论阐述，又注重实践操作，力求为读者提供指导和帮助。本系列教材旨在为广大老年服务工作者、管理人员、研究人员以及关心老年问题的社会各界人士提供一套系统、全面、实用的书籍。

本系列教材在编写过程中会聚了众多在老年服务与管理领域有丰富经验和深厚学术造诣的专家学者。他们以独特的视角和深厚的专业素养，对老年服务与管理进行全面解读。同时，我们也借鉴了国内外成功的案例，以期提供实用而有效的解决方案。各位专家均倾注了大量的心血和智慧，为本系列教材的质量和价值提供了有力保障。同时，要特别感谢为本系列教材的出版提供支持和帮助的出版社、编辑人员等。特别感谢浙江汇泉健康管理有限公司在本系列教材编写组织过程中提供资源支持，贵司的支持和肯定是我们最大的动力。正是因为有了贵司的鼎力相助，本系列教材才得以顺利问世。

我们希望借助本系列教材，传播老年服务的新理念、新方法，分享成功的实践经验，推动老年服务与管理领域的创新与发展，并持续关注老年服务与管理领域的最新动态，不断更新和完善本系列教材的内容，确保其与时俱进，满足读者的需求。

最后，衷心希望本系列教材能够为推动老年服务与管理事业的发展贡献一份力量，为老年人的幸福晚年生活增添一份保障。让我们携手努力，共创美好的老年服务未来！

温州医科大学
2024 年 11 月

前　言

2008年对全省十余家养老机构的走访调研，使我对失能、失智老人的照护现状有了深刻的认知，服务规范和科学管理是失能、失智老人能够足够进食、进水和有尊严地生活的保障。为此陆续制订并出版了养老机构、居家养老服务及照护操作规范等，并依托"浙江省老年服务与管理教育培训中心"培训全省老年照护培训师资和开设"老年服务与管理"成人大专学历教育，借助人才的培养推动服务规范的实施。十余年来，民政系统出台了一系列国家标准和地方标准，养老服务的规范性逐步得到提升。

规范的服务是基本要求，那么老年照护的"高品质服务"体现在哪里？仅仅是提供失去功能的替代性或者补偿性的服务？笔者曾询问某"高端"养老机构的管理者，除了床位费体现"高端"收费以外，最高等级护理的每月8000元护理费与一般机构的2000元护理费，服务项目上有什么不同，细究并无服务内涵上的差别。

预防失能、失能康复和失能照护是养老服务的三个层面，预防失能是健康教育、健康促进领域是最高目标，更多地体现政府职能；失能后得到科学照护是底线，也是这些年民政系统一直致力的工作；那么失能康复应是各个养老服务机构最具特色的服务内涵建设。

康养照护技术目前没有官方确切定义，康养照护技术是笔者十几年来一直希望推动的相关工作，主要目的是使不同程度失能、失智老人除基本的生活照料以外有合适的促进健康、恢复功能、提升生活品质的照护服务项目。研究生团队研发的提升手握力、改善听力、改善帕金森面具脸症状、预防直立性低血压、促进通便等康养照护技术及中医特聘专家共同研发的老年人康养照护技术编入系列图书——《特色照护技术》《老年人日常养生》《常见病穴位按摩》《慢性病康复运动》，在国家卫生健康委南京人口国际培训中心等的支持下已相继出版，相关技术视频在其线上教育平台开放。为促进相关技术的应用，我们承接公益项目、与养老机构合作共建特色服务，也尝试对照护技术的整体包装，如借助"失智症康养照护一体机"将评估、认知训练小程序和康养照护技术融入，方便一线服务与管理人员操作和管理，得到实践层面的认可。

嘉善某镇养老机构，共建康复照护特色，养老护理员学会并落实被动运动和肢体按摩技术，瘫痪多年的老人没有压疮、没有关节僵直，这就是服务品质的一个体现。

温州医科大学继续教育学院在"公共事业管理""护理学"两个专升本的成人学历教育中设立"老年服务与管理"方向，并将"老年人康养照护技术"作为核心课程之一，为社会培养高层次的养老服务人才。笔者有幸承担本书的主编，这是非常有意义的工作。

本书按老年人康养照护、老年人日常活动、康养照护常用技术、慢性病及其他常见健康问题的康养照护四部分六章来编排，侧重于非医护人员可执行的康养服务，注重可操作性、适用性和普及性，可作为为老服务人才培养和一线为老服务人员能力提升的教材，也可作为老年人自护互助的学习用书。

本书编写虽有前面的工作基础，但总体来说可参照的专门化书籍缺少，再加上笔者编写水平有限，不足之处在所难免，希望在广大读者的爱护下不断修正、完善，使之在老年人康养服务中发挥作用。

陈雪萍
2024年1月

目　　录

第一章　老年人康养照护 … 1
　　第一节　老年人康养照护概述 … 1
　　第二节　老年人身心特点与日常康养照护 … 8

第二章　老年人日常活动 … 25
　　第一节　老年人日常活动概述 … 25
　　第二节　老年人日常活动种类 … 30
　　第三节　老年人日常活动组织与管理 … 33

第三章　康养照护常用技术 … 43
　　第一节　日常养生技术 … 43
　　第二节　常用中医照护技术 … 58

第四章　心血管及代谢相关慢性病康养照护 … 75
　　第一节　高血压康养照护 … 75
　　第二节　脑卒中康养照护 … 84
　　第三节　冠心病康养照护 … 93
　　第四节　糖尿病康养照护 … 99
　　第五节　代谢综合征康养照护 … 107

第五章　其他常见慢性病康养照护 … 111
　　第一节　慢性阻塞性肺疾病康养照护 … 111
　　第二节　颈椎病康养照护 … 116
　　第三节　肩关节周围炎康养照护 … 125
　　第四节　失智症康养照护 … 132
　　第五节　帕金森病康养照护 … 142

第六章　其他常见健康问题的康养照护 … 147
　　第一节　便秘康养照护 … 147
　　第二节　尿失禁康养照护 … 149
　　第三节　骨质疏松康养照护 … 152
　　第四节　疼痛康养照护 … 155
　　第五节　睡眠障碍康养照护 … 157

参考文献 … 161

第一章　老年人康养照护

【学习目标】

1. 了解康养照护技术需求、现状与实践探索。
2. 熟悉健康老年人标准、老年人康养照护技术分类；熟悉老年人心理需要、常见心理问题及表现。
3. 掌握基本概念：健康、健康生活方式、不良生活方式、康复、康养、照护服务、康养照护技术、老化、老人环、黄色滤镜作用、老年综合征。
4. 掌握康养照护技术作用，掌握老年人患病特点，老年人各系统生理特点、心理特点及日常康养照护。
5. 能结合现状分析康养照护技术的发展；能结合老年人身心特点分析康养照护技术的应用。

第一节　老年人康养照护概述

康养照护技术是预防老年人失能、失能康复和科学照护的重要措施，是提升老年人照护服务品质的保障，是照护专业性的体现。本节主要内容有：相关概念、老年人康养照护技术分类、康养照护技术的作用、老年人康养照护需求、老年人康养照护现状与实践探索。

一、相关概念

1. 健康　世界卫生组织指出，健康不仅是没有疾病，它包括躯体健康、心理健康、社会适应良好和道德健康。躯体健康又称生理健康，指机体结构完整和功能良好，没有疾病和残疾；心理健康表现为情绪稳定和心情愉快，沉着、冷静地思考、分析问题和作出决策，富有爱心、乐观向上；社会适应良好表现为在不同的环境中，能愉快、有效地扮演自己承担的各种角色，尊重和宽容对待持有不同观点和信仰的人，与他人和环境保持良好的互动；道德健康是指能用社会道德规范支配自己的行为，通过提升公共道德来维护人类健康，对自身和社会群体健康承担自己的责任。

2. 健康影响因素　健康受生活方式及生物、心理、环境和社会因素的影响，其中生活方式是健康最主要的影响因素，也是人们自己可以较好控制的因素。

（1）健康生活方式：对健康产生积极作用的生活方式称为健康生活方式，如有规律地锻炼、平衡膳食、控制体重、远离烟酒、定期体检、生活规律、心态平和等。

（2）不良生活方式：对健康产生消极作用的生活方式称为不良生活方式，如吸烟、酗酒、高盐膳食、缺乏锻炼、生活无规律、不良心理状态等。

健康是人类追求的共同目标，一个人几乎不可能在任何时候，在生理、心理和社会适应等方面都达到完美状态，需要依靠自己和他人的力量尽量地达到健康最佳状态。如图 1-1-1 所示，每个人每一刻都处在"健康—死亡"的连线上，健康的生活方式促进人们达到健康最佳状态，而不良的生活方式可影响人们的健康并促进死亡。

3. 健康老年人　什么是健康老年人？目前全世界尚无统一的标准，也没有老年期不同阶段的健康标准。根据我国国情及文化环境，2013 年中华医学会老年医学分会制定了我国健康老年人的标准。

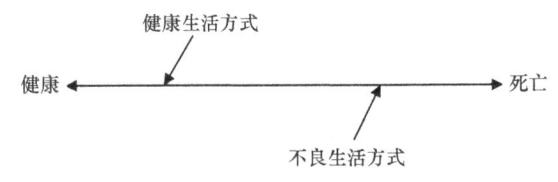

图 1-1-1 生活方式与健康的关系

（1）重要脏器的增龄性改变未导致功能异常；无重大疾病；相关高危因素控制在与年龄相适应的达标范围内；具有一定的抗病能力。

（2）认知功能基本正常；能适应环境；处事乐观积极；自我满意或自我评价好。

（3）能恰当处理家庭和社会人际关系；积极参与家庭和社会活动。

（4）日常生活活动正常，生活自理或基本自理。

（5）营养状况良好，体重适中，保持良好生活方式。

此标准突出了老年人机体脏器功能、认知功能、日常生活能力和健康生活方式的重要性，也为老年人康养服务提出了目标。

4. 康复 世界卫生组织对康复的定义是：综合地、协调地应用医学、教育、社会、职业的各种方法，使病、伤、残者（包括先天性残疾）已经丧失的功能尽快地、尽最大可能地得到恢复和重建，使他们在体格上、精神上、社会上和经济上的能力得到尽可能的恢复，重新走向生活，重新走向工作，重新走向社会。

康复并不是简单地等同于"痊愈、恢复"。"痊愈、恢复"是指病、伤、残者经过治疗后病理逆转、症状消除，恢复到伤病之前的正常健康状态。而康复则是指病、伤、残者残存功能和潜在能力在治疗和训练后获得了最大限度的发挥，不是仅针对疾病和伤残本身，而是着眼于整个人从生理、心理、社会及经济能力上的全面康复，最终目标是提高生存质量，恢复独立生活、学习和工作的能力，在家庭和社会中过有意义的生活。

康复是为了帮助病、伤、残者获得知识和技能，最大限度地获得躯体、精神和社会功能的一个主动的、动态的过程。康复不仅解决身体功能和结构层面的问题，更注重解决活动和参与层面的问题。

康复领域包括医疗康复、教育康复、职业康复、社会康复等。康复措施包括所有能消除或减轻身心功能障碍的措施，不仅使用医学技术，而且使用社会学、心理学、教育学、工程学、信息学等方面的方法和技术，并包括政府政策、立法等举措。

5. 康养 康指健康、康复，养指养生、保健。康养是指预防疾病、增进健康、促进康复，使人在身体、心理、生活以及社会适应等方面都处于一种健康良好状态的一切举措。

康养涵盖了康复的范畴，但不是仅针对"病、伤、残"时的康复举措，而是包括人生各个时期日常生活中增进健康的一切手段，更强调预防"病、伤、残"的发生。

6. 照护服务 照护服务是指提供生活照料服务的一类职业的总称。这一类职业有：育婴员、残疾儿童护理员、医疗护理员、养老护理员、家政服务员等。

国家统计局发布的《养老产业统计分类（2020）》将养老产业范围确定为：养老照护服务、老年医疗卫生服务、老年健康促进与社会参与、老年社会保障、养老教育培训和人力资源服务、养老金融服务、养老科技和智慧养老服务、养老公共管理、其他养老服务、老年用品及相关产品制造、老年用品及相关产品销售和租赁及养老设施建设等 12 个大类。老年人照护服务是养老产业的重要大类。

7. 康养照护技术 康养照护技术目前没有明确的定义范围，主要是指生活照护服务的职业从业人员能执行的促进照护对象身心健康的服务技术和方法。老年人康养照护技术主要是指预防老年人失能、促进失能老年人康复和失能阶段的科学照护，且能够为老年人、养老护理员、家庭照护者等掌握应用的技术和方法，是维持老年人健康和预防或延缓发生失能、失智及慢性病的重要措施。

本书主要针对老年人康养照护进行叙述。

在老年人不同程度失能、失智和老年衰弱阶段，改变替代式的被动照护，利用环境、辅具和针对性的康养照护服务等，尽可能地维持老年人自理生活的能力，提高生存质量，是提高老年人照护品质的核心内容，也是老年人健康服务持续努力的方向。

二、老年人康养照护技术分类

常用的老年人康养照护技术可按技术的功能、类别等不同的方法分类。

1. 按功能分类　康养照护技术按功能分为两类。①功能替代的康养照护技术：主要指老年人自理能力不同程度受损时辅助维持功能的康养照护技术，如助餐、助行、助浴等照护技术，包括相关辅具使用技术等。②维持身心功能和促进康复的康养照护技术：主要是指预防老年人身心功能衰退的各类活动、体育锻炼和针对器官功能受损的康复训练，如健身操、手指操、听力保健操、关节运动、肢体功能位摆放、吞咽功能训练、认知训练、穿衣训练、行走训练、翻身叩背等。

2. 按类别分类　康养照护技术按类别可分为两类。①辅助休闲娱乐活动和身体活动的照护技术：休闲娱乐活动包括游戏、兴趣活动、艺术活动、园艺活动、手工制作及其他作业活动等；身体活动主要指老年人维持日常生活而进行的身体活动，如家务活动、购物、探访、交际等，此类康养照护技术包括相应的辅具应用技术和协助老年人进行行走、运动、作业、创作及智力活动等照护技术。②以促进功能康复、预防并发症、提高生存质量为目的的康养照护技术：主要针对不同程度功能受损的老年人开展针对性的活动和康复训练，如被动运动、叩背、肌力训练、床上主动运动、床椅转移训练、翻身训练、行走训练、便秘者腹部推拿、预防压力性损伤的背部按摩等。

3. 其他分类　按使用对象可分为：①主动康养照护技术，即老年人执行的一类促进自我健康维护和提升生活自理能力的技术和方法，如各类健身活动、床上主动运动、床椅转移、站立训练、行走训练、吞咽功能训练等；②被动康养照护技术，即由照护者执行的促进老年人康复、预防并发症、提高生存质量的一类康养照护技术，如功能体位摆放、被动运动、背部按摩、叩背、腹部推拿等。

按来源可分为：①传统康养照护技术，即与中医护理相关的一类照护技术，如推拿按摩、经络拍打、灸疗、传统体育运动等；②现代康养照护技术，即利用现代科学技术来辅助老年人生活照料，并促进康复、延缓衰退的照护技术，如借助各类智能设备、智慧系统等辅助照护的健康监测、认知训练、肢体功能训练等照护技术。

三、康养照护技术的作用

在老年阶段不同时期、不同生理和病理状态下，利用各类康养照护技术促进或辅助老年人进行适度的主动运动和被动运动，对于身体健康状态的改善都是有益的。如瘫痪老年人进行被动运动、关节体功能位摆放、定时翻身叩背，可以预防压力性损伤、关节僵直、坠积性肺炎等并发症；卧床老年人进行循序辅助床上活动、辅助床上坐立、床边活动，可以促进康复，延缓衰退，提高生活质量；利用各类技术尽量让老年人做力所能及的日常生活自理工作和参与日常身体活动，可以改善耐力、肌肉力量和柔韧性，获得较好的健康促进效应。

康养照护技术有些具有针对性的作用，如叩背促进呼吸道痰液排泄、腹部推拿促进排便、功能体位摆放避免关节失能等；而更多的康养照护技术具有综合性的作用，如促进老年人某项功能康复的同时，活动关节、锻炼肌肉、增强心肺功能、调节心理等。总体来说，康养照护技术可以在预防失能、失能康复、提升生活质量方面发挥作用。

1. 预防失能　尽可能长地维持老年人具备生活自理能力的时间，是保障老年人生活品质的关键，也是老年人照护的最高目标。在老年人生活自理阶段，需要避免肌肉减少、关节受损、器官功能下降，同时要预防跌倒损伤、心脑血管意外等重要生活事件，以维持身体功能状态，避免发生失能。日常照护中组织老年人参与各类休闲娱乐活动、兴趣活动、健身锻炼，参与社会活动，维持良好的人际交往，保持良好的生活方式，避免心理应激，控制慢性病，适老化环境改造等，可以有效地预防失能状况的发生或者延缓失能程度加深。

2. 失能康复 随着年龄增长，或者因为疾病或受伤，老年人器官功能下降，部分老年人因为认知障碍带来身体功能损害，出现不同程度的自理能力受损，出现乘坐公共交通工具、烹饪、洗衣、购物、打电话、处理自己的钱财、行走、服药、洗澡、穿衣、梳头、刷牙、如厕、吃饭等功能障碍，特别是后六项最基本的日常生活能力受损，会严重影响老年人的生活质量。在此阶段，需要针对性地进行康复训练、适当环境改造、提供合适辅具，尽可能地辅助老年人各项自理能力的维持和恢复。

针对老年人各项功能康复的照护技术是服务机构最具特色的内涵建设，既要结合老年人身心功能状态、环境条件、辅助用具等，利用现有的康养照护技术服务老年人，又要结合中西医技术和生活能力训练等方法，开展康养照护技术的创新，增进康复效能，提升老年人生活品质。

3. 提升生活质量 康养照护技术主要是针对老年人自理能力维持和康复，利用各种方法促进老年人身体活动、促进生活自理、维护社会功能，同时预防跌倒、避免心理应激，建立良好的生活方式，这些都是促进老年人健康的基本方法，也是改善身心状态，提高生活品质的基本措施。

在老年人完全失能阶段，除了满足其最基本的清洁、饮食、排泄、安全照护需求以外，使其接受定期翻身拍背、肢体按摩、被动运动等，可以预防并发症，增进舒适度，提高生存质量。

四、老年人康养照护需求

老年阶段是一个较长的时期，从刚退休时的身体、心智能力良好，到高龄阶段身心功能不同程度下降，最后到完全失能状态，不同时期的康养需求不同，这些需求同时受生活环境、文化背景、经济条件等影响。

1. 活力状态下的需求 活力状态是指老年人身心功能良好，能胜任一般的工作、运动、社会交往、兴趣娱乐和日常活动等，这一状态下的需求主要有4种。①职业活动需求：老年人刚退休时，身体状况良好，许多人有从事职业活动的愿望，可以继续在合适的岗位上或社会组织中发挥作用。②文化、娱乐、兴趣活动需求：老年人退休后有自己的空闲时间，许多人于老年大学、社区各类兴趣学习班中发展个人爱好，继续年轻时的各类兴趣活动或去尝试实现年轻时的梦想，学习琴棋书画，参加各类老年人艺术活动如老年模特队、摄影小组、健身队、合唱团、剧团等，在这些活动中，学习知识、技艺，陶冶情操，并在这些活动中结交朋友，开阔心胸，实现人生价值。③健康需求：健康是老年人的第一需求。年轻时为家庭、事业奔波，许多时候加班、熬夜、吃方便食物、缺乏运动，不知不觉中透支了健康，同时随着年龄增长，身体机能下降，出现各类健康问题。退休后，关注的重点移向自身的健康状况，慢性病防治、运动健身、均衡膳食、养生保健等成为老年人日常关注的重点。④心理及归属等需求：老年人虽离开职业岗位，但仍然希望融入社会，退休后可以在行业、社区、单位和家庭中继续担任一定的角色，在合适的岗位上发挥余热，得到社会、家庭认可。社区、单位组织的退休老年人活动及各类老年人团体活动等可以促进老年人之间的交流，使其关注社会发展，避免脱离社会。

因此，满足活力时期老年人的各类需求，需要全社会作出努力，能在老年人就业、学习、社交及健康等方面提供服务，维持其身心健康，预防和延缓失能的发生。

2. 部分失能时的需求 随着年龄增长或因疾病因素，老年人肢体功能受损或出现认知障碍，自理能力不同程度下降。此时老年人最迫切需要的是两点。①保持生活品质：借助于环境、辅具或者在照护者的辅助下，高质量地满足日常生活各类需求。②恢复功能：针对性的肢体功能康复训练或者认知训练、心理康复等，促进肢体和认知、心理功能康复，尽可能地持续之前的各类身体活动、社会活动和职业活动，尽可能地保持独立，减少对他人的依赖。

因此，针对性的适老化环境改造、康复辅具开发和各类功能康复训练的技术、方法是这一时期老年人最为迫切需要的。

3. 完全失能时的需求 老年人在完全失能阶段，需要专人照护生活起居，主要的需求有三点。①维持尊严：老年人在衣、食、住、行等方面基本功能丧失后，需要照护者提供最基本的生活照料服务，并在这些服务中获得生命的尊严，如衣着得体、保持清洁、预防并发症、满足生理需求、保护隐私等，从而得到他人和社会的尊重。②维持生存品质：除了饮食、排泄、清洁等基本需求得到较好满足以外，卧床老年人接受定时翻身叩背、按摩肢体、被动运动，并尽可能地发挥残存功能，实现床上活动、离床活动等，减轻痛苦、增进舒适、预防并发症。③善终：保持临终阶段的安详、舒适。利用家庭和社会资源，帮助老年人完成未了心愿，协助老年人完成遗嘱，对老年人的亲属进行哀伤辅导，促进生、死两相安。

五、老年人康养照护现状与实践探索

（一）康养照护现状

1. 健康素养现状 健康素养是指个人通过各种渠道获取健康信息，以及正确理解这些信息，并运用这些信息维护和促进自身健康的能力与基本素质。公民健康素养包括三个方面内容：基本知识和理念、健康生活方式与行为和基本技能。

健康素养是一种认知和社交技能，决定了个人获取、理解和使用健康信息以促进和维持健康的动机和能力，是衡量国家基本公共服务水平和人民群众健康水平的重要指标之一，直接关系着人的健康水平。

我国健康素养监测始于2008年，2012年后逐渐步入常态化、规范化发展，逐步构建了健康素养综合评价指标体系。具备基本健康素养的人是指健康素养测评总分达到80分以上者。居民健康素养水平指具备基本健康素养的人在总人数中的占比。

健康中国已成为一项国家发展战略，《健康中国行动（2019—2030年）》明确提出：开展健康知识普及行动，推动全国居民健康素养水平到2022年不低于22%，到2030年不低于30%。

全国居民营养素养调查结果显示，2008年我国居民健康素养水平为6.5%，2012年为8.8%，2015年为9.48%，2020年达到23.15%。另有研究报道显示，2016~2020年5年间，浙江省居民健康素养水平分别为20.69%、23.03%、26.64%、29.49%、33.08%，综合分析居民健康素养内涵，基本知识与理念素养水平增幅较大，健康生活方式与基本技能素养水平增幅较小，另外老年群体的健康素养水平普遍较低，农村地区人群的健康素养水平低于城市人群。

老年人及其照护者的健康素养水平直接影响康养照护理念及康养照护技术的应用。

2. 康养照护现状 如前所述，居民健康素养水平虽逐年提升，但总体来说健康素养水平较低，特别是老年人群的健康素养水平和健康素养中有关健康生活方式和基本技能的素养水平低，同时老年人群又是慢性病高发人群，再加上各种原因引发的身心功能受损，因此，老年人群是健康行动应重点关注的群体，特别是可操作性的技能素养的提升是老年人照护的重点内容。

随着国家健康政策的推进和医疗卫生事业的发展，我国预防、治疗和康复服务水平不断提高，老年专科医院、医养结合机构、老年护理院、养老机构等形式的老年服务机构大量出现。但这一行业除了提供老年医疗、康复和医疗护理等专业化服务以外，在老年人照护层面的康养照护水平落后，不能满足老年人日益增长的相关需求。

（1）康养照护理念：服务类职业中，养老护理员、医疗护理员分别是为老年人和患者提供生活照料服务的人员，前者在国家职业技能标准中的初级、中级、高级层次的要求中虽有"康乐服务、康复服务"模块，并要求照护人员指导服务对象开展娱乐、游戏活动，开展生活能力和认知能力训练等，但实际上没有建立起较好的工作体系，缺失较好的针对性评估、计划和效果评价等内容。在《〈养老机构等级划分与评定〉国家标准实施指南（试行）》中，缺少对康养照护服务评价的指标，现有的养老照护质量标准强调的是"清洁、无异味、安全"，在老年人不同程度的失能阶段，照护人员以提供替代式的照护服务为主，但尽可能地促进老年人的功能康复、发挥残存功能，提高其生活品质的服务理念不足。

（2）康养照护技术：医疗康复、医疗护理、中医护理等都有规范的服务目录、服务规范，照护人员能执行的一类康养照护技术尚未形成较好的体系。例如，便秘是老年人常见的健康问题，腹部按摩可以促进肠蠕动，促进排便。那么，能否有一套照护人员可执行的、能帮助老年人解决便秘问题的"腹部按摩"服务项目？这样的服务项目需要有名称、适应证、技术操作规范和注意事项等要素。如此，针对老年人许多健康问题的康养照护技术需要不断去开发，如帕金森病"面具脸"面肌运动和面部按摩技术、手握力训练技术、认知障碍的生活化训练技术等。

（3）康养照护人才：老年人照护职业由于工作辛苦、工资待遇低，社会认同度低，年轻人从业意愿差，照护队伍当前普遍文化素养不高，年龄偏大，专业化程度低，难以提供专业化的康养照护服务。《〈养老机构等级划分与评定〉国家标准实施指南（2023版）》（简称"指南"）明确指出，三星养老机构必须配备一位社会工作者，四星、五星养老机构必须每200位老年人至少配备一位专职社会工作者，而社会工作者在养老服务机构中主要承担老年人各类活动的组织和实施职责，系统的康养服务水平需要不断提升。此外，"指南"还规定四星、五星养老机构的院长、副院长必须具有大专及以上文化程度，三星养老机构的院长、副院长必须具有高中及以上文化程度，这也从一个侧面反映了养老服务行业专业化管理队伍的不足。

养老护理职业社会认同差，"养老护理"专业很难招生，因此职业院校很少开设养老护理专业，许多高职院校开设的养老服务专业也都是冠以"管理"二字，如"老年保健与管理、老年服务与管理"。中等职业学校招收的护理专业学生，基本上是通过"3+2、3+4"的方式继续大专、本科的护理专业学习，最后到各类医疗机构就业，很少到养老服务机构。此外，在人才培养过程中，也缺少康养照护课程体系。因此，养老服务机构缺少康养照护管理、一线服务人员，更缺少康养照护研究型的人才。

（二）康养照护实践探索

1. 技术开发 围绕预防失能、失能康复和失能照护等不同阶段，照护人员能执行的康养技术的开发逐渐得到业界重视，黄惠娟、陈雪萍主编的"老年人康养照护技术"分《特色照护技术》《老年人日常运动养生》《慢性病运动康复》《常见病症穴位按摩》四册介绍了其团队多年来开发的相关康养照护技术。这些康养照护技术在国家新家庭计划、中国卫生援助发展中国家老龄服务能力建设等培训班中传授，得到好评，也因此作为中国最佳实践纳入"发展中国家应对人口老龄化最佳实践范例集（2017）"。其中《特色照护技术》是作者带领研究团队多年来开发的康养照护技术成果，以下简要介绍几项技术的研发情况。

（1）听力保健操：许多研究证明，利用外耳道压力变化使鼓膜、中耳听骨链适当活动，辅以穴位按摩，促进血液循环，可以改善和延缓听力下降。作者在前人研究基础上，结合中西医原理，设计了一套简单易行的听力保健操，在社区603位老年人听力筛查的基础上，随机抽取70位听力下降的老年人，随机分为实验组与对照组，进行为期18周的听力保健操干预，干预前后对两组老年人进行纯音听阈测听、言语识别率测量及老年人听力障碍量表筛查版问卷测评。结果显示，此套听力保健操可以改善老年人的主观语言识别率及语言交流能力，减轻耳鸣症状。作者认为此套听力保健操可作为防治或延缓老年人听力下降的日常康复照护措施。

（2）基于握力训练的手指操：手握力不仅反映手部和前臂肌肉力量，同时反映全身肌肉总体力量和机体其他功能状况，是临床手功能评定和国民体质测试的重要指标。据报道，手握力9千克是满足日常生活所需的最低值，握力与年龄、性别、运动、营养及疾病等因素有关。那么，能否通过锻炼来提升老年人的手握力？为此，作者在前人研究基础之上编制了一套手指操，并对两家养老机构的80位高龄老年人进行了为期3个月的手指操干预研究。结果显示，高龄老年人手握力值平均提升2.2千克，日常生活活动能力评分值平均提高1.1分，手握力和生活自理能力均有所提高。

（3）手指按摩康复服务项目：手可通过屈、伸、内收、外展等形式进行活动，是人体最灵活、最复杂的运动器官，也是人维持工作和生活的基础。中国传统医学认为，手包含人体所有器官的映射区，是经络穴位集中地，为人体健康的最佳观察与调适区之一。手三阴经与手三阳经在手指指端处相交，劳宫、少商、合谷、商阳等穴位也聚集于手部，手部运动和相关穴位按摩可以增进健康。

许多研究证明，人的手部运动会刺激大脑，增加大脑血流量，对大脑皮层的活动和结构产生积极影响。手指穴位的揉、捏及握拳、张指、拍打等活动能对记忆、认知、情绪、握力、步行能力、平衡能力及生活质量等产生积极的影响。

为探究手指按摩对老年期痴呆患者认知功能的影响，作者在前人研究基础之上，设计了一套包括弹击指尖、按摩刺激手指穴位等在内的手指按摩康复服务项目，并对 40 例老年期痴呆患者进行手指按摩的干预研究，结果发现，手指按摩康复服务项目可改善老年期痴呆患者的回忆能力、语言能力，提高日常生活活动能力，改善精神行为症状。同时，手指按摩康复服务项目能使失能老年人有良好的身体体验，对于提升生存质量很有益处。

（4）针对帕金森病"面具脸"的面部按摩康复服务项目：帕金森病（Parkinson disease, PD）是常见的老年性神经退行性疾病，发病率随着年龄的增加而增长。帕金森病临床表现分为运动和非运动症状，其中面部运动迟缓是帕金森病患者常见的运动症状。面部运动迟缓俗称"面具脸"或"扑克脸"，表现为眉毛、眼睛、面颊、嘴唇等运动的速度、弹性和协调性方面不足，严重影响口面部功能，造成语言障碍、流涎等。面部运动迟缓与自动控制面部表情的肌肉运动减少或消失有关，给人一种冷漠、不合群等不良感受，严重时会造成社会脱离、认知障碍等严重后果。

国内外许多研究证明：电刺激、磁刺激及音乐、语言、运动疗法对于震颤、运动迟缓、肌强直、吞咽困难、语言障碍等都有一定的效果，我国传统中医的点穴、按摩、中药调理及情志护理等亦有一定的疗效。

为此，作者在前人研究基础上，运用中医理论，将穴位按摩、推拿等具有中医特色的康复护理技术与面部训练法相结合，编制了一套针对帕金森病"面具脸"的按摩康复项目并进行干预研究，养老机构内 54 位帕金森病患者，经过为期 8 周的帕金森病"面具脸"的按摩康复项目干预，结果显示，该套服务项目能提高患者眨眼频率、减轻不良情绪、改善睡眠、提高生存质量，对改善患者的面部表情、面部震颤、嘴唇震颤有效。

此外，养生起床操预防老年人起床时的直立性低血压、经络穴位拍打操对衰弱老年人的作用等研究，则是由中医护理专家设计，通过临床干预研究后再于养老机构内推广应用。

以上是几项康养照护技术的开发过程，系统性的、针对老年人健康问题或功能状态的康养照护技术有待较好地开发和应用推广。

2. 人才培养　为吸引各类相关专业的大中专毕业生到养老服务行业就业，浙江省民政厅、教育厅、财政厅联合发布了《浙江省老年服务与管理类专业毕业学生入职奖补办法》（浙民福〔2013〕113 号），文件将以下几个层次的不同专业毕业生纳入入职奖补范围。中等职业学校的 6 个专业：老年人服务与管理、家政服务与管理、护理、中医护理、中医康复保健、康复技术。高等职业院校的 4 个专业：护理（老年护理方向）、护理、康复治疗技术、家政服务与管理。本科院校的 2 个专业：护理学、康复治疗学。规定入职满 5 年给予一次性奖补，高等院校毕业生奖补费为本科 40000元、专科（高职）26000 元；中等职业技术学校毕业生奖补费为 21000 元。

这个奖补费要 5 年工作期满才能拿到，没有成为当下毕业生急需的奖励措施，文件发布后并没有起到较好的吸引作用。有些地区则根据财政和当地的实际情况作出适当调整，以期提升养老服务行业从业人员的专业素质。

养老服务行业缺少专业化的服务管理和一线服务者，职业院校又难以开设这些专业，如何更快地提升养老服务行业从业者的学历层次和专业化水平？浙江省民政厅联合浙江省教育厅，委托杭州师范大学开设成人教育学历教育，于 2012 年开设"老年服务与管理"专业的成人大专高等学历教育，组织养老服务在岗人员参加成人高等学历教育考试，同时编写、出版系列教材，建设课程体系。同样，于2022年开始本科层次"老年服务与管理"的成人学历教育。

近年来，全国各地民政系统都大力开展了不同层次的在职培训，如院长培训、养老护理员培训、认知障碍专项服务能力培训、服务品质提升培训等，同时对养老护理员技师、高级技师等层次的高技能人才进行奖励和工资提升，努力提高养老服务队伍的专业素质。

3. 技术应用 针对照护服务及照护管理队伍现状，为促使康养照护技术成为常态化的服务项目，在老年人健康中发挥作用，许多学者联合养老服务实践者进行许多有益的探索，推进康养照护特色建设。

2022年，浙江省全面推进养老机构"认知障碍照护专区"建设（浙民养〔2022〕34号文件），全省6000张认知障碍者照护床位在政策支持下进行了较好的硬件建设。在此背景下，作者团队对"失智症康养照护"内涵建设进行了较好的实践推进，简介如下。

（1）前期准备：①在康养照护技术开发的基础上，梳理失智症康养照护技术，制订康养照护目录、服务规范；②拍摄失智症康养照护技术视频；③编写、出版《失智症康养照护》融媒体教材；④梳理、设计认知评估与认知训练小程序；⑤设计失智症康养照护一体化解决方案。

（2）争取支持：在充分前期准备的基础上，申请并获得国家卫生健康委南京人口国际培训中心与杭州市民政局项目，并与项目实施的合作单位管理者、一级服务者充分沟通，争取各方支持，合力开展"失智症康养照护"内涵建设。

（3）辅助康养照护技术应用：借助"认知障碍照护专区"建设的契机，通过以下几个方面推进失智症康养照护技术应用。①软件辅助制订个性化康养照护计划：通过评估软件，结合康养照护技术目录，制订个性化的认知训练计划，导向建立"评估—计划—实施—评价"的照护实践模式。②软环境布置与合适的辅具辅能康养照护技术应用：根据环境条件，通过墙面、地面的色彩、图画及辅具，促进作业疗法、回忆疗法、触摸等感官刺激疗法、园艺疗法、空间与时间认知训练及运动疗法、游戏疗法等技术的落地。③失智症康养照护"一体机"辅助认知训练与康养照护技术应用：利用55寸触摸屏，载入康养照护技术规范、技术视频、认知评估小程序、认知训练游戏，经过培训的一线照护者依托"一体机"，随时组织认知障碍者进行健身健脑的康养运动和认知能力、自理能力等评估，在各类富有趣味的游戏中开展空间、时间认知和计算能力、思维能力等认知训练，同时锻炼肢体功能、手眼协调能力等。

（4）指导效果评价：针对失智症患者的认知损害情况，选择并应用合适的康养照护技术，经过一段时间的康养照护，利用"一体机"对认知障碍者的认知情况、自理能力、语言能力等进行定期评估并记录，对一些特色服务项目如远端肢体预缺血训练，则设计记录表记录训练前后的血压值，以期开展科学的效果评价。

以上是认知障碍的康养照护技术应用的一个实践例子。相信未来会有更多的学者关注康养照护层面的工作，针对老年人常见慢性病和老年综合征，从相应的康养照护技术开发、服务规范制定到辅具选择与研发、智能化手段辅能、人员培训等环节切入，系统性地推进康养照护技术，不断提升康养照护水平。

第二节　老年人身心特点与日常康养照护

随着年龄增长，老年人各器官功能退化，容易出现各类慢性病、认知障碍和心理问题，了解老年人的身心特点，针对性地提供康养照护服务，可以使老年人延缓机能衰退、预防失能、提高生活品质。本节主要内容有：老年人生理特点与常见健康问题、老年人心理特点与常见心理问题及老年人日常康养照护。

一、老年人生理特点与常见健康问题

（一）老化与老年人患病特点

1. 老化

（1）老化现象伴随生命的整个过程：老化是人体结构和功能方面表现出的种种衰老变化，是所有生物生命延续过程中不可避免的现象。老化存在于人的整个生命过程中，是逐步积累加重、不可逆的过程。但老化进程速度在个体间或个体自身生命的不同时期各不相同，老年期是老化进展最快的时期。

（2）老化进程有个体差异：老化不可避免，但老化在个体间存在较大差异，有的人虽年过七十，但仍能健步如飞，精力充沛，思维敏锐，而有的人未满六十就显得老态龙钟，行动不便。一般我们把与年龄相符的老化称为衰老，把与年龄不相符的老化称为早衰，即平时我们所说的"未老先衰"。符合自然规律的生理性老化称为正常老化，由疾病、营养或环境因素等造成的病理性老化称为异常老化。

（3）老化不等于疾病：老化是一种生理现象，使老年人机体机能改变，耐受力下降，易于患病。但老化不等于疾病，其本身也不会减少老年人独立生活的机会。如能正确面对老化，建立健康的生活方式，以积极的态度面对生活，就能充分发挥老年人适应老化的潜能，提高老年期的生活质量。

2. 老年人患病特点

（1）症状体征不典型：老年人由于各系统功能退行性改变，对各种刺激反应不敏感，患病后自觉症状比较轻，不易及时发现。老年人对疼痛的敏感性低，发生心肌梗死时可无胸痛或胸痛不剧烈；老年人感染引起的发热，可以是高热也可以是低热，少见典型的热型，易出现低体温现象。老年人患病的症状和体征不典型，会影响老年人早期就诊，并给诊断和治疗带来困难。

（2）常常同时患多种疾病：老年人易患各种慢性疾病，且常常同时患多种疾病。如同时患糖尿病、高脂血症、冠心病、高血压、白内障、骨质疏松等，这些疾病相互关联，相互影响，使病情复杂多变，也给老年人带来很大的心理压力，给治疗、护理增加很大的难度。

（3）易发生水和电解质紊乱：老年人肌肉组织萎缩，储水量降低，肾脏功能减退，对体液调节功能下降，在呕吐、腹泻等情况下易发生脱水。同时，老年人由于口渴感受器不敏感，皮肤老化而弹性差，发生脱水后症状不明显，不易及时被发现。此外，如过多进食水和盐，又因肾功能不良而易发生水肿。

（4）病程长、病情重、恢复慢、并发症多：老年人易患慢性病，起病隐匿，当症状明显时，病情往往已发展到晚期严重阶段。老年人患病后病情恢复慢，常难恢复到患病前的状态。同时老年人组织器官功能减退，储备能力和代偿能力差，常易发生各种并发症，出现脏器功能衰竭。如老年人患糖尿病，往往症状不明显，常在出现糖尿病的并发症时才被发现。老年人内分泌功能改变、运动机能减退而户外活动减少以及受胃肠道和饮食方面等因素影响，易发生骨质疏松。骨质疏松后易发生骨折，骨折后不易愈合，往往导致老年人长期卧床而出现肌肉萎缩、压疮、静脉血栓、尿路感染、尿路结石、肺炎、便秘等并发症。此外，老年人也易出现脑血管意外、心力衰竭、肾功能衰竭、肝功能衰竭等。

（5）易引起药物的毒性反应：老年人肝功能减退，经肝代谢的药物代谢速度减慢；老年人肾功能减退，经肾排泄的药物易蓄积体内；老年人水溶性药物的分布容积减少，药物血浆蛋白结合率降低；另外老年人常常用药较多，药物之间可相互作用，故老年人容易产生药物的毒性反应。因此，老年人用药常需减量或延长给药间期，可用可不用的情况下尽量不用。

（6）易发生意识障碍：老年人大脑萎缩，中枢神经功能减退，脑动脉硬化致脑供血不足，常使老年人患病时容易发生意识障碍或出现神经精神症状。任何急性病引起的高热、脱水、失血、电解质紊乱、低血压、低血糖、休克以及脑血管意外、心律失常、心肌梗死、败血症、肾功能衰竭等都可引起老年人意识不清；某些作用于中枢神经的药物如镇静剂、中枢兴奋药等也可造成老年人的医源性意识障碍。

（二）老年人各系统生理特点

1. 感官功能变化

（1）皮肤变化

1）外观改变：老年人皮肤色素沉着，出现老年斑；皮肤松弛，弹性差，皱纹多而深。

2）分泌功能下降：皮脂腺萎缩，皮脂分泌减少，使皮肤干燥、粗糙、无光泽，易发生皮肤瘙痒症；汗液分泌减少，皮肤的排泄功能和体温调节功能下降。

3）易受伤、愈合慢：皮肤变薄，再生缓慢，血液循环变差，易受伤，受伤后伤口不易愈合。

4）易烫伤、冻伤：皮肤感受器敏感性降低，对冷、热、痛等反应迟钝，易发生烫伤、冻伤。

（2）眼睛变化

1）外观改变：眼眶周围脂肪减少，眼皮皱纹增多，眼球下陷，眼睑下垂；泪腺分泌泪液减少，眼睛干涩少光泽；角膜老化，边缘出现灰白色环状类脂质沉积，称为"老人环"，是老化的征象。

2）视力下降、视野缩小：老年人晶体弹性降低，出现老花眼；睫状肌功能减弱，瞳孔随光线强弱的变化变小，对光线的适应能力降低；晶体渐变黄，吸收光线中的短波，导致对蓝、绿、紫的色觉能力降低，并使进入视网膜的光线减少，影响视觉，称为"黄色滤镜作用"；另外，眼底血管硬化，视网膜变薄，黄斑变性，视细胞减少等，导致视力下降、视野缩小等各种问题。

3）易患白内障等常见疾病：晶状体蛋白变性混浊，出现白内障，直接影响视力，重者失明。同时，老年人晶体变大，房水循环易受阻而使眼压增高，发生青光眼。此外，玻璃体混浊，可出现飞蚊症，也直接影响视力。

（3）耳朵变化

1）外观改变：耳廓弹性减退，表面皱襞变浅，辨别声音方向的能力降低。

2）声音传导能力下降：耳垢变稠，易堆积而堵塞外耳道；鼓膜、听小骨弹性降低，传音能力减弱，引起传导性听力下降或耳聋。

3）声音感受能力下降：血管硬化，耳蜗血供减少，听细胞变性萎缩，听神经功能减退，听觉中枢功能减退或受损，感音功能降低，引起神经性听力下降或耳聋。

（4）嗅觉、味觉功能变化

1）唾液分泌减少：唾液腺萎缩，唾液分泌减少，影响味觉功能，同时润滑食物作用降低，易引发噎食。

2）味觉、嗅觉减退：味蕾萎缩，数量减少，味觉感受器敏感性降低，味觉减退；鼻黏膜萎缩，嗅觉降低。嗅觉、味觉功能减退可使老年人过度使用盐、酱油等调味品而损害健康。

2. 运动系统特点

（1）骨骼：随年龄增长，骨骼中的有机物质如骨胶原、骨黏蛋白含量及矿物质减少，出现骨质疏松，导致老年人脊柱弯曲、身高变矮，牙齿松动、脱落，骨骼变脆易骨折。

（2）关节：关节发生退行性改变，软骨变性、骨质增生，使关节弹性、韧性、灵活性、活动度降低，同时由于骨质增生形成骨刺，造成关节疼痛、僵硬，活动范围受限。

（3）肌肉：老年人肌细胞内水分减少，肌纤维萎缩，肌肉收缩强度、持久力、敏捷度下降，肌腱反射减弱，导致老年人动作迟缓、笨拙，易疲劳，容易出现腰酸腿痛。长期卧床或活动受限则可进一步导致肌肉萎缩。

（4）外形改变，运动能力下降：老年人骨关节及肌肉的老化，使老年人的外形及运动能力发生改变，影响老年人的整体工作能力和对外界环境的适应能力，使老年人出现驼背、步履蹒跚、腰背酸痛、关节疼痛、活动受限、容易跌倒并容易发生骨折等。

3. 循环系统特点

（1）心脏：心肌纤维萎缩，收缩力下降；心脏瓣膜硬化变厚，柔韧性降低；窦房结自律细胞减少，心脏传导系统功能减退，易出现心动过缓和异位心律，导致心输出量减少，心脏的代偿和储备功能减弱。一旦遇到心理应激、活动及高热、出血、贫血、感染等情况，易出现心功能不全，甚至出现严重的心力衰竭。但如果老年人能坚持适当的体育运动，使心脏功能得到合适的锻炼，上述心脏的一系列变化可以得到延缓和改善。肥胖、吸烟和缺乏运动可加速心脏的老化。

（2）血管：血管壁增厚、硬化，弹性降低，管腔变小，血管韧性降低、脆性增加，老年人易发生心脑血管意外，如脑出血、脑血栓形成、心绞痛、心肌梗死。

（3）心血管调节能力：老年人压力感受器敏感性降低，受自主神经反应性降低、心血管神经调节能力降低，血管硬化，血管舒缩的反应性降低；心力及心率储备降低等因素的影响，老年人容易发生直立性低血压，尤其是老年高血压患者在服用降血压药物时更易发生。同时老年人的血压易波动，气候变化、疲劳、焦虑、激动、紧张，甚至体力和精神上的微小刺激都可引起血压的升高而导致一些并发症。

4. 呼吸系统特点

（1）呼吸道：老年人呼吸道黏膜变薄，腺体萎缩，气道的加温和湿化功能减弱，呼吸道变得比较干燥；黏膜淋巴组织萎缩，防御能力减退；呼吸道黏膜萎缩，纤毛活动减少，感受器敏感性降低，咳嗽反射减弱，容易发生呼吸道分泌物潴留；气管软骨钙化，弹性降低，喉部肌肉和弹性组织萎缩，容易发生吸入性肺炎。

（2）肺：老年人肺组织重量减轻，肺泡数量减少，肺泡壁弹性纤维减少，肺泡弹性下降，导致肺不能有效扩张，使肺顺应性降低，肺通气不足。由于弹性纤维和胶原纤维减少，肺弹性回缩能力减弱，再加呼吸道感染、分泌物潴留等因素导致气道不完全阻塞，易使老年人出现肺气肿，呼气末残气量增加，肺活量降低。

（3）胸廓：老年人易出现骨质疏松，肋骨和椎体脱钙引起胸腔前后径增大，出现桶状胸。肋软骨钙化使肋骨的活动能力下降，肋间肌和辅助呼吸肌萎缩，胸壁肌肉弹性降低，收缩力下降，胸廓变僵硬，使老年人胸廓的顺应性降低，影响胸廓的呼吸运动，进而影响肺功能。

5. 消化系统特点

（1）口腔：老年人牙龈萎缩，牙釉质变薄，对冷、热、酸、甜等刺激易产生酸痛；牙槽骨萎缩，牙齿松动脱落，使咀嚼功能下降，直接影响老年人进食的方式和食物的种类，影响营养物质的摄入；老年人唾液腺萎缩，唾液分泌减少，影响了口腔的自洁功能，同时由于老年人牙齿萎缩，牙列变松，食物残渣易残留，容易引起口腔炎症；老年人味蕾萎缩使味觉减退，影响食欲，同时使老年人的口味偏厚重，导致过分使用盐等调味品，影响身体的健康。

（2）食管：老年人咽部肌肉萎缩，支配吞咽的神经功能减退，易致吞咽困难，也易发生误吸；食管平滑肌纤维萎缩，蠕动功能减弱，易发生噎食；贲门松弛，胃内容物易反流至食管，引起反流性食管炎。

（3）胃肠道：胃肠平滑肌萎缩，蠕动无力，易引起便秘。由于胃肠黏膜腺体萎缩，分泌功能如分泌胃酸、胃蛋白酶、内因子、胃肠黏液等功能下降，加上小肠分节运动减弱，使食物和消化液不能充分混合，这些因素都直接影响消化功能；胃肠黏膜变薄，肠黏膜微绒毛萎缩，肠血管硬化，血供减少，使有效吸收面积减少，易导致营养不良。

（4）消化腺：老年人肝脏实质细胞减少，血流量减少，肝脏萎缩，肝脏功能下降；胆汁分泌减少，胆汁变稠，容易形成结石；胰腺分泌胰酶减少，使消化功能降低，胰岛素的生物活性降低，老年人易出现糖耐量异常或 2 型糖尿病。

老年人由于消化系统的老化，易发生吞咽困难、噎食、误吸、呛咳、反流性食管炎、便秘、营养不良、慢性胃炎、消化性溃疡、胆石症等。

6. 泌尿系统特点

（1）肾脏：老年人肾脏萎缩，肾脏功能减退，表现为：老年人肾小球滤过率下降；尿液浓缩功能下降，夜尿增多；水、电解质调节功能降低，易脱水，限钠盐时易出现低钠血症，过度钠负荷时又易致水钠潴留；老年人对药物的排泄功能降低，常规给药易在体内蓄积中毒，肾毒性药物易致肾脏损害。

（2）输尿管：老年人输尿管肌层变薄，张力减弱，尿液进入膀胱的流速减慢，易产生反流而引起逆行感染。

（3）膀胱：老年人膀胱肌肉萎缩，纤维组织增生，膀胱容量减少，收缩能力减弱，排尿后残余尿量增多，常出现尿频现象；同时由于膀胱逼尿肌肌束局限性的肥厚，在膀胱内形成小梁，小梁之间的小房可形成憩室，常是老年人易产生泌尿系感染的重要原因。

（4）尿道：老年人尿道平滑肌萎缩，逐渐纤维化而弹性减退。尿道括约肌松弛，控制能力降低，易出现尿失禁。老年女性因雌激素减少，尿道黏膜萎缩、松弛，常发生尿道黏膜脱垂甚至形成憩室，可致排尿困难。老年男性则因前列腺增生，压迫尿道而产生排尿困难、尿潴留等。

7. 内分泌及免疫系统的特点

（1）内分泌系统特点：老年人"下丘脑–垂体–靶腺"轴的内分泌器官萎缩，导致性腺、甲状腺、肾上腺功能减退。老年人性腺萎缩，性激素减少，性功能下降，出现更年期综合征，也使骨组织及脂类代谢受影响，易引起动脉硬化和骨质疏松，特别是女性绝经后冠心病发病率明显增高；老年人甲状腺萎缩，血中三碘甲腺原氨酸（triiodothyronine，T3）、甲状腺素又称四碘甲腺原氨酸（tetraiodothyronine，T4）浓度下降，使老年人基础代谢率降低、怕冷、心跳减慢、倦怠等；老年人肾上腺皮质功能减退，肾上腺皮质激素减少，应激能力降低，不能耐受内外环境的刺激，如手术、感染、创伤及心理应激等。此外，下丘脑分泌抗利尿激素减少，老年人储水能力降低，易脱水。老年人胰岛功能减退，胰岛素分泌量虽然变化不大，但胰岛素生物活性降低，组织细胞膜上胰岛素受体减少，使老年人糖耐量异常，糖尿病的发病率增高。

（2）免疫系统特点：免疫系统的老化，使免疫防御、免疫监视、免疫自稳的功能下降，老年人易患各种感染性疾病、恶性肿瘤及自身免疫性疾病。

8. 神经系统特点 老年人大脑皮层萎缩，脑回变平，脑沟增宽，脑室增大，神经细胞减少，大脑萎缩，重量减轻。神经细胞内脂褐质沉积，神经组织中出现老年斑，神经突触数目减少，神经纤维缠结随年龄增长逐渐增加，神经组织接受信息和信息加工、信息传导功能下降。神经组织中老年斑、脂褐质的沉积及神经纤维的缠结与阿尔茨海默病有关。此外，老年人脑内某些神经递质会发生改变，直接影响中枢神经系统的功能，可导致老年人睡眠障碍、精神抑郁、动作缓慢、运动震颤等。脑动脉硬化，脑血液循环阻力增大，血流速度减慢，血供减少，直接影响大脑功能，促进大脑的老化。同时，硬化的脑动脉韧性降低，内膜变得粗糙，容易导致老年人发生脑血管意外。

大脑的老化，使老年人思维、记忆、运动、语言等功能下降甚至出现障碍。但平时经常从事脑力劳动的老年人，思维仍能像年轻人一样灵敏，仍有较好的学习、记忆和语言能力。

大脑的老化促进身体各系统功能的衰退，促进躯体的老化，而身体各系统的功能衰退和疾病，又可造成神经系统的损害，促进神经系统的老化。懒于动脑的老年人，大脑老化速度快。

（三）老年人常见健康问题

1. 老年慢性病 老年人群是慢性病的高发人群。老年人常患一种或多种慢性病，如高血压、冠心病、脑卒中、糖尿病、慢性阻塞性肺疾病、肿瘤等，这些疾病病因不明确，常为生活方式、环境因素、社会因素、遗传因素等综合作用的结果，治疗上亦无特异性的根治办法，生活方式干预是重要的治疗和康复手段。老年慢性病日常康养照护详见第四章。

2. 老年综合征 老年综合征是老年人群中常伴有的多种疾病或原因造成的一系列非特异性症状和体征的临床问题症候群。国内外学者对老年综合征的表述各有侧重和不同，包括跌倒、痴呆、尿失禁、谵妄、抑郁、疼痛、失眠、晕厥、帕金森综合征和多重用药、视力下降、听力下降、睡眠障碍、便秘、疼痛、老年骨质疏松、衰弱、压力性损伤等老年人常见问题。运动、营养和其他生活方式的干预亦是此类老年人健康问题治疗和康复的重要手段。常见老年综合征的日常康养照护详见第五章。

二、老年人心理特点与常见心理问题

(一)老年人心理特点

随着年龄的增长,老年人各器官的功能逐步衰退,再加上家庭生活、社会生活、经济条件、人际环境、身体健康状况等的变化,老年人的心理也会随之发生变化,有其自身的一些特点。

1. 感知觉减退 感知觉是心理过程的组成部分,是其他心理过程如记忆、思维、想象、情感、意志的基础。感知觉对维持大脑正常活动有着重要的意义,动物剥夺感觉后会处于昏睡状态。心理学家对人体的"感觉剥夺试验"也说明,一个人被剥夺感觉后,会产生难以忍受的痛苦,各种心理功能受到不同程度的损伤。老年人视觉能力下降,听觉能力下降,味觉、嗅觉减退,皮肤的触、温觉减退,运动觉、位置觉减退等,都直接影响了老年人对外界信息的接受,易使老年人产生丧失感、隔绝感、衰老感等,同时也易造成对外界信息的误解而引发矛盾,进而导致各种心理问题。

2. 记忆能力下降 记忆是事物的映像在人脑中形成、巩固和恢复的过程。记忆过程分为识记、保持、再认和回忆,心理学上把识记过程称为初级记忆,而把保持、再认、回忆过程称为次级记忆。老年人记忆有如下特点。

(1)初级记忆保持较好,次级记忆减退较多。老年人初级记忆随年龄增长基本上没有明显的变化,或者变化很少,到80岁以后才略有减退。而次级记忆减退明显,老年人对信息的接收速度减慢,对信息加工处理的主动性较年轻人差、效率低,信息的储存和提取过程发生困难,所以老年人记忆下降主要表现在次级记忆方面。

(2)有意记忆占主导地位,无意记忆应用则很少。有意记忆是事先有明确的识记目的并经过一定的努力、运用一定方法识记,无意记忆则反之。老年人无意记忆能力下降,因此对于需要老年人注意的有关事项,应让老年人集中注意,有意记忆,减少遗忘。

(3)机械记忆能力下降,意义记忆较好。老年人对需要机械记忆如外语字母、某些历史年代、门牌号码等缺乏意义联系材料的记忆能力下降,对与过去、与生活有关的事物或有逻辑联系的内容记忆较好。

(4)远期记忆的保存效果较好,但近期记忆的保存效果差。老年人对往事回忆准确而生动,喜欢唠叨往事,留恋过去。

总的来说,老年人的记忆能力是下降的,但并非全面均衡下降,而且下降的早晚、快慢有较大的个体差异。坚持用脑,注意记忆训练,可延缓记忆衰退。

3. 思维能力下降 首先,老年人思维过程减慢,反应迟钝。由于神经纤维传导速度减慢及中枢神经功能的改变,老年人对信息的接收、加工、储存及提取的功能受影响,对事物的分析、综合、抽象、概括、类比等速度减慢,对于在实际工作中看起来很容易解决的事情,老年人往往考虑很久才作出回答,而且难免出错。

其次,老年人思维转换较困难。老年人长期以来积累的知识、经验造成其思维定式,使认识事物或解决问题带有倾向性,传统的认识或老一套的方法束缚着老年人难以从新的角度看问题,解决问题灵活性不够。在快速变化的现代社会中,这易使老年人与年轻人之间形成代沟,造成老年人的"落伍"感。

此外,老年人的创造性思维下降。老年人由于退休等原因,其思维的主动性会降低,创造想象能力弱化,在生活、工作中缺乏创造性。

4. 情绪改变 老年人情绪体验的强度和持久性随年龄的增长而提高,因而其情绪趋向不稳定，常表现为易兴奋、激惹，喜欢唠叨、与人争论，一旦强烈的情绪发生后又需较长的时间才能平静下来。

5. 老年人的人格特征 人格又称个性，是人气质、能力、兴趣、爱好、习惯和性格等心理特征的总和，它不仅影响人的活动效率、社会适应和人际关系，也影响人的健康和疾病过程。老年人个性心理特征差异较大，一般可分为以下几个类型。

快乐型：这类老年人通常身体健康，长寿者较多。他们能较好顺应退休后的角色，热爱自身，热爱生活，常以感兴趣的活动来度过闲暇时间。

慈祥型：这类老年人性情平和，胸怀宽广，很善于控制和调节自己的情绪，精神生活充实，乐于助人，人际关系良好。

孤独型：这类老年人性格多内向，常常孤独自责，很少向外表露自己，对一切事物持悲观态度。

暴躁型：这类老年人性格外向，脾气急躁，时常为小事而与他人争吵，造成人际关系不良。由于别人的"敬而远之"，他们日益孤独，加上情绪不稳，易患心血管疾病。

猜疑型：这类老年人平时少与他人接触交往，对现状不满，忧郁寡欢，嫉妒心重。

后三种类型为适应不良的个性类型，容易使老年人产生人格障碍，如孤独、固执、抑郁、强迫、疑病、自卑、幼稚化等。

（二）老年人心理需要

1. 心理需要分类 人类的心理需要多种多样，可以归为生理性需要和社会性需要，也可根据需要的对象将之分为物质需要和精神需要。美国心理学家亚伯拉罕·马斯洛（Abraham Maslow）认为，人类有 5 种基本需要，从低层次到高层次依次为：生理需要、安全需要、社会需要、尊重需要和自我实现需要，如图 1-2-1 所示。

马斯洛认为，每一时刻最优势的需要支配一个人的意识，成为组织行为的核心力量，已经满足的需要，就不再是行为的积极推动力量。

个体在需要得到满足时，就处于一种平衡状态，这种平衡有助于个体保持健康。反之，个体则可能陷入紧张、焦虑、愤怒等负性情绪中，并直接或间接影响个体的生理功能，造成对环境的适应性下降，严重时可引起疾病。

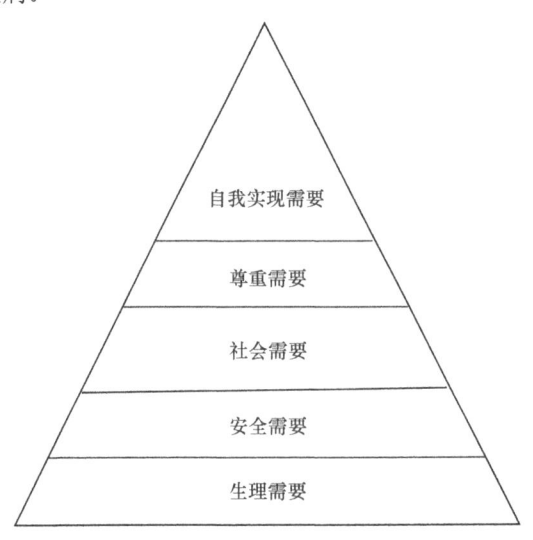

图 1-2-1 马斯洛的需要层次论模式图

2. 老年人心理需要 老年人与其他年龄段的人相比，需要面对体力下降、记忆力衰退、自理能力丧失、子女离家、亲人亡故等情况，心理需要的内容有很大的不同。了解老年人的心理需要，对稳定老年人的情绪、维持健康有很重要的意义。老年人普遍的心理需要主要有以下几个方面。

（1）健康需要：中国传统观念下的老年人在其一生中，为事业、子女、家庭而忘我地付出，很少在平时为自己的晚年健康考虑。现在离开工作岗位，面对衰老带来的器官功能下降及各类慢性疾病，健康需要常成为老年人的第一需要。许多老年人为之不惜耗费时间、精力和金钱，追求各类"养生之道"。因此，家庭和社会有责任引导老年人采取科学的养生方法，为其健康营造良好的人际氛围和提供人、财、物等基础条件。

（2）归属与尊重的需要：老年人离开领导职位、退出工作岗位，其中的失落感油然而生。老年人回归家庭，家庭和社区需要作好迎接老年人回归的准备，让老年人在家庭、社区有自己的位置，让其有归属感和得到较好的尊重。家庭和社区需要创造一定的机制，让老年人融入社区的各类组织，继续参与社会活动，承担家庭责任，有时候"被需要"也是老年人很重要的心理需要。

（3）安全需要：老年人的安全需要主要来自身体健康、社会保障及照护服务方面。空巢、独居老年人增多，在身体出现意外时能否得到及时救助；物价上涨、医疗费用与长期照护费用的支出及老年期最后阶段是否能得到较好的照护，成了家庭和老年人考虑的重点，需要医疗卫生、社会保障及养老服务体系逐步完善，为老年人提供一个安全有保障的生存环境。

（4）交往需要：老年人需要人际交往来结交朋友、沟通思想、交流情感，特别是丧偶老年人也需要寻找爱的寄托。许多社会心理学家认为，老年人需要寻找知心"老伴"，显然这里的"老伴"不是指婚姻关系里的配偶，而是泛指"老年一起做伴"。家庭及社区需要创造条件，支持老年人的社交活动。

（5）家庭的依从需要：几千年"养儿防老"的观念正在受到冲击，许多子女离家，留下老年人独守空房，老年人享受"天伦之乐"的愿望落空。新修订的《中华人民共和国老年人权益保障法》规定，家庭成员应当关心老年人的精神需求，不得忽视、冷落老年人。与老年人分开居住的家庭成员，应当经常看望或者问候老年人。子女关心孝顺，老有所依，是许多老年人对家庭依从的内心需求。

（三）老年人常见心理问题

老年人常见的心理问题有老年期抑郁症、焦虑症、疑病症、孤独感、自我意识障碍、离退休综合征、空巢综合征、高楼住宅综合征等。

1. 老年期抑郁症 老年期抑郁症是老年人最常见的心理问题，以持久的抑郁心境为特征，表现为情绪低落、焦虑、迟滞和繁多的躯体不适等，与增龄引起的中枢神经系统生物学变化、心理-社会及遗传等因素有关。

老年期抑郁症主要表现为以下几点。①情感障碍：表现为情绪低落，郁郁寡欢，终日唉声叹气，孤独绝望。轻者闷闷不乐、无愉悦感、兴趣减退，重者痛不欲生、悲观绝望、度日如年、生不如死。②思维障碍：反应迟钝，主动言语减少，语速明显减慢，声音低沉，不能立即回答问题，思维内容贫乏，严重者交流无法顺利进行。常回忆自己一生中的缺点和错误，自我评价降低，产生无用感、无望感、无助感和无价值感，觉得生活没有意思，生不如死，从而产生自责自罪。严重者出现罪恶妄想和疑病妄想，部分患者可出现幻觉。③抑郁性假性痴呆：主要表现为近时记忆力下降，注意力障碍，反应时间延长，警觉性增高，抽象思维能力差，学习困难，语言流畅性差，空间知觉、眼手协调及思维灵活性等能力减退。80%的患者有记忆力减退的主诉，计算力、记忆力、理解判断力下降，言行迟缓，有时连日期、地点、年龄及家人姓名也一时回答不出来，给人一个痴呆的印象。④意志和行为障碍：活动减少，主动性差，遇事犹豫不决，依赖性强，生活被动、疏懒，不想做事，不愿和周围人接触交往，常独坐一旁，或整日卧床，闭门独居，疏远亲友、回避社交。部分患者表现为烦躁不安，心神不定。出现自杀企图和行为，老年人一旦决心自杀，常常比年轻人自杀成功率高。⑤躯体症状：常有食欲不振、口干、便秘、上腹胀满、乏力、心悸胸闷、性欲减退、体重减轻等表现，头痛也较常见。老年抑郁症表现为躯体症状时，抑郁情绪很容易被忽视，往往发现老年人有自杀企图时，才引起重视。⑥睡眠障碍：睡眠障碍主要表现为早醒，一般比平时早醒2～3小时，醒后不能再入睡；有的表现为入睡困难，睡眠不深；少数患者表现为睡眠过多。

老年人出现持续的情绪低落、自责自罪、回避社交、主动性差等症状，要引起重视，轻度抑郁症状可通过家庭、社区及老年人自我调整来改善，重度抑郁症患者需要住院治疗。

2. 焦虑症 焦虑是个体对外部事件或内在想法与感受的一种不愉快的体验，包括主观上紧张不安的体验、行为上的运动不安以及自主神经唤起症状。它像恐惧那样含有担忧、害怕的倾向，但又不像担忧、害怕那样感到有实际情境在威胁个体，而只是预感到有可能受到威胁。焦虑既是一时性的情绪状态，又可能内化为个体的人格特征。在紧急情况下缺乏主见、身体患有疾病、长期处于紧张状态、缺乏自信的人易患焦虑症。

急性焦虑发作一般可以持续几分钟或几小时，以不安、惊恐为突出表现，病程不长，经过一段时间后会逐渐趋于缓解。老年人慢性焦虑表现为敏感、易激怒，遇到稍不如意的事就心烦意乱，注意力不集中，有时会生闷气、好发脾气，还可伴有腹胀、恶心、食欲下降、睡眠障碍等。

焦虑过度会导致强烈的心理应激，引起血压升高而出现老年人心脑血管意外，老年人长期慢性的焦虑会引起注意力涣散和记忆力减退，还可能导致思维混乱、无所适从，加速衰老速度。

老年人经常或持续地无明确对象和固定内容的恐惧或提心吊胆，伴有自主神经症状或运动性不安者，排除强迫症、恐惧症、疑病症等，应考虑焦虑症，及时就医处理。

3. 疑病症 疑病症是精神异常的一种表现，是由于老年人对自己的身体健康状况或器官的某些功能过分关注，怀疑自己患某种疾病，经常诉说某些不适，但与实际情况并不相符，他人及医生的解释和客观的医疗检查结果也不足以消除其固有成见。老年人由于患病增加，以及职业和社会活动减少，将关注的重心转移到自身健康上，再加上有些老年人具有不良人格特点，如固执、死板、谨小慎微等，易产生疑病现象。

一般来说，疑病者在行为方式上有特点，他们在求医时总是喋喋不休地倾诉自己的病痛，为证实自己所言非虚，总要找出一些很小但很有特点的症状给医生看，唯恐医生疏忽大意。对别人的评论如"瘦了""胖了"等都会反复多想，疑神疑鬼。有时十分留意媒体上的一些医学常识，并常常对照自己的躯体情况，为此心神不定，惶惶不安，多次求医问诊而又不相信医生的结论，常感周围人不理解他。

疑病的老年人往往感觉过敏，除对一般性强度的外来刺激不堪忍受外，有时对内脏器官的正常活动也会有清晰的感知。有时会感到自己体内某器官膨胀、跳动、堵塞、牵扯、扭转、缠绕、流窜、热气上升等。这些内感性不适常成为疑病者的始动因素。疑病症状多种多样，有轻有重，轻者可仅为全身不适、疼痛，严重者卧床不起，呻吟不已，情绪抑郁、焦虑，并可出现自杀念头和行为。

轻度疑病，可在医护人员的指导下，通过自身心理调节来摆脱对自我身体无休止的认知困境，中重度疑病症，则需要求助于心理医生。

4. 孤独感 孤独是老年人认为自己被世人所拒绝或遗忘，而在心理上与世人隔绝开来的主观心理感受。约有1/3的老年人有时或经常有孤独感，女性多于男性，与子女住在一起的老年人孤独感相对较少，因孤独感而产生的烦躁无聊，在高龄老年人中更为多见。造成老年人孤独感的原因主要有以下几个方面。①生理病理变化：如脑动脉硬化、某些激素水平降低、感知觉功能降低及其他疾病等因素，可使有些老年人性格变得孤独、怪僻。②社会生活变化：退休在家，活动范围变小，生活节奏变慢，生活中出现许多空白点，使老年人感到空虚、孤独。③家庭生活改变：儿女成婚"离巢"，或虽然共处一室，但由于代沟，家庭成员之间共同语言少，缺乏沟通，家庭关系趋于松散，另外，丧偶等因素也会造成老年人心理上的孤独感。

孤独者通常敏感多疑，不善于交往，唯恐在众人面前暴露出自己的弱点和无能，遇事很少与人商量，更不会向人求教，这些脆弱的情感反过来更使老年人产生孤独感，而孤独又促进老年人情感的脆弱。孤独老年人通常伴有情绪焦虑、情感冷漠、意志薄弱、认知偏差和行为退缩，还可能产生自我毁灭的行为。有的老年人因此大量地吸烟、酗酒，甚至产生冒险行为，严重时还有可能自杀。

长期孤独会严重影响老年人的身心健康。

5. 自我意识障碍 自我意识是个体对自己的认识和态度，由自我认识、自我体验和自我调节与控制构成。老年人在自我意识方面容易出现障碍，出现自我扩大、过度自责、自我厌恶和自我失控等各种不健康的心理问题。

自我扩大即老年人盲目地夸大自己的能力和成绩，过分地以自我为中心，认为自己了不起，坚信自己所关注的问题意义深远，见解独到，渴望别人关注和欣赏，希望别人特别地看待自己，不能接受别人的建议和批评。自我扩大的老年人大多自尊心极强，他们一方面对自己的才能夸大其词，自吹自擂，希望受人特别关注，另一方面又不尊重他人，对他人往往不屑一顾，因而无法赢得他人的尊重。另外，对别人的批评极为不满，尽管他们不一定立即表露出来，但内心总是感到愤愤不平、羞愧，甚至感到耻辱。因此自我扩大者往往人际关系非常糟糕，而且越是不适当地夸耀自己，就越是遭人嫌弃，更加剧人际关系的恶化。老年人自我扩大与情绪反常高涨有关。在强烈反常的情绪之下，思维的指向性和正常的逻辑进程会被扰乱，抽象概括过程会受到影响，可能作出错误的判断和推理。老年人情绪高涨，感到精力充沛、无人可比，就会对自我作出过高的评价。

过度自责的老年人认为自己一无是处，无所作为，总是不能容忍自己的缺陷，甚至将自己的缺点扩大化，认为是不能接受的。有些不仅否认自己的工作成绩，责备自己工作中的不足，而且无休止地挑剔自己工作、生活中的毛病；有些坚信自己犯了严重的错误，将许多事情的全部责任都揽到自己身上来，有的甚至毫无根据地认为自己犯了不可饶恕的罪行，连累了亲友，使国家和人民遭受重大损失，认为自己被处死也不能弥补罪过，严重时有可能自伤或自杀。过度自责常与情绪反常的消极和沮丧有关。

自我厌恶包括自我烦恼、自我悲观、自我讨厌、自我憎恨和自我绝望。这些老年人通常处事谨慎，处处提防自己的行为出格，生活中一味退缩，过度忍让，对前途缺乏信心，悲观失望，听天由命，表现出自暴自弃，经常用愤怒和不满来掩饰自己的失意。有些老年人对自己的言行严重不满，认为自己发生了过错行为，甚至犯了罪，带有严重的过错感和罪恶感，因而在良心上与自己过不去，经常强烈地谴责自己，憎恨自己。随着子女离家、退休、配偶死亡等情况的发生，老年人感到自身前景凄凉，便会产生厌世倾向，盼望尽早离开人世。

自我失控表现在认知、情绪和行为上。认知失控方面，有些老年人不读书、不看报，两耳不闻窗外事；有些老年人却对什么都感兴趣，到处打听一些与自己无关的没必要知道的事情，生怕遗漏一点信息。情绪失控可表现为情绪低落，郁郁寡欢，对什么都提不起兴趣；也可以是情绪过度兴奋，对微小的刺激作出强烈的行为反应，不是怒发冲冠，就是拳脚相加，大动干戈。行为失控表现为一些老年人没有明确的目标，优柔寡断，患得患失，不能作出决定，或作出决定而不能付之行动；有些老年人处事武断，不顾他人意见，一意孤行，常与他人发生冲突。

老年人出现自我意识障碍，不能正确认识自我、接纳自我和控制调节自我，会严重影响心身健康。

6. 离退休综合征 离退休综合征是因离退休而出现的一系列适应性障碍。主要表现为：与世隔绝，不与人交往，产生严重的孤独感；有的不愿放弃离退休前的生活模式，频繁地参与社会活动，力图获得离退休前相同的报酬，维持离退休前相似的生活水平，大有"死而后已"之势；有的与社会彻底脱离开来，不愿再扮演任何社会角色，活动范围紧缩在家庭的小圈子里；有的情感失控，大起大落，思维出现混乱，说话前言不搭后语，活动水平低。老年人由此产生焦虑、抑郁、孤独、失眠等心理障碍并因此影响身体健康。

7. 空巢综合征 子女成年后相继离开家庭，剩下老年人独守"老巢"，与老年人原来期望的"儿孙绕膝"的天伦之乐相差甚远，一生的辛劳换来如此结局，老年人会产生怨恨、失落、孤独、抑郁等消极心理，再加上体弱多病，行动不便等，更加重了心理上的不适，久之，机体免疫力下降，为疾病敞开了大门。

8. 高楼住宅综合征 高楼住宅综合征是一种因长期居住于城市的高层闭合式住宅里，少与外界接触，很少户外活动，从而引起老年人生理、心理上异常的一组症候群。老年人表现为性情孤僻、急躁、压抑、难与人交往及身体上的虚弱、抵抗力下降、骨质疏松等，甚至可因丧失生活的意义而自杀。

三、老年人日常康养照护

（一）感官系统日常康养照护

1. 皮肤保健

（1）保护皮肤：不留长指甲，避免损伤皮肤。不直接接触消毒剂、洗涤剂、清洁剂，可戴手套操作。内衣裤、床单整洁柔软，避免化纤织物。老年人使用热水袋，温度不宜过高，特别是瘫痪老年人皮肤感觉丧失者，不宜超过 50℃，热水袋外包布套，应离开皮肤 10 厘米左右放置，以防烫伤。

（2）保持皮肤湿润：清洁皮肤用中性肥皂或不用清洁剂，勿用过热的水洗澡，冬天适当减少洗澡次数，浴后涂润肤霜，避免皮肤干燥，预防皮肤瘙痒症。

（3）预防压疮：长期卧床者，2 小时翻身一次，避免局部受压过久，也可使用水床垫、空气垫等来减轻局部受压，预防压疮。

（4）改善皮肤营养：合理膳食，多吃新鲜的蔬菜水果，经常按摩皮肤，改善皮肤营养。

2. 视力保健

（1）注意用眼卫生：避免用眼过度，看电影、看电视、看书报时间不宜过长，避免长时间使用手机、电脑或其他电子产品。

（2）保护眼睛：室外活动光线过于强烈或晴天雪地里行走、水上活动时，戴合适的墨镜保护眼睛，避免过强的紫外线对眼睛的损伤。

（3）延缓眼睛老化：坚持每天做眼保健操，多进行室外活动。坚持做眼球运动操：坐或平卧于舒适位置，眼睛虚视前方或轻闭双眼，眼球做上下、左右、旋转运动，动作宜慢，避免头晕。

（4）补充维生素 A：经常食用适量的胡萝卜及其他红黄色蔬菜水果，补充胡萝卜素。

（5）定期检查：定期检查视力，佩戴合适的眼镜，积极治疗白内障等眼病。出现视物模糊、虹视现象及眼睛胀痛等症状，应及时就医。

3. 听力保健

（1）改善或延缓听力下降：养成健康的生活方式，维持良好的健康状况。坚持每天做听力保健操：①手掌对擦至热，紧捂双耳；②用手掌按压耳廓或用食指按压耳屏后突然放松，利用外耳道的压力变化来促使鼓膜、听小骨振动，延缓老化；③揉按耳廓、耳垂；④鸣天鼓：双手手心紧捂耳廓，手指紧贴枕部，食指从中指上滑下弹击后枕部；⑤轻拍双耳。每个动作做 4 个八拍，每天做 2～3 次。具体操作视频见二维码 1-2-1。

二维码 1-2-1
听力保健操

（2）促进交流：与听力受损的老年人交谈时应面对老年人；说话速度慢，咬字清楚，语音洪亮清晰，但不要叫嚷；环境安静，尽量减少背景噪声；以手势等肢体语言辅助交流，必要时辅以书面交流。此外，增加生活中的辅助设施，如电话听筒加增音装置，以灯光应门等。

（3）避免听力损害：避免长时间处于噪声环境中，看电视、听广播，声音不宜过大；老年人不宜长时间使用耳机。

4. 嗅觉、味觉保健

（1）保持口腔清洁：经常饮水，保持口腔湿润。早晚刷牙，进食后漱口，保持口腔清洁。

（2）禁烟、限酒：吸烟、嗜酒不仅影响老年人身体健康，也往往使老年人口味较重而过多使用盐等调味品，老年人宜禁烟，有规律、限量饮酒或不饮酒。

（3）适当调味：注意食品的烹调，可利用葱、姜、蒜、醋等来调味，防止过度使用盐、糖等调味品，提供有色彩的天然新鲜食物，利用视觉刺激以补偿嗅味觉的不足。喜食辣味的老年人，可适当使用新鲜的辣椒调味,避免辣油等强烈刺激性的调味品。

(4)预防食物中毒:勿以嗅觉、味觉来判断食物是否变质,要注意食品存放时间和保质期,尽量食用新鲜食物。

(5)预防意外:食物不宜过烫,给老年人喂食要先测温度后喂食,避免烫伤。另外,家庭内煤气、天然气要防止外泄,生活不能自理或失智老年人要有专人照护,避免发生意外事件。

(二)老年人各系统日常康养照护

1. 运动系统康养照护

(1)坚持适宜的运动:运动可以锻炼骨骼及肌肉组织,促进血液循环,有利于骨钙沉着,同时运动还可以增加肌肉的力量和关节的灵活性,减少跌倒引起的骨折。《中国老年人健康指南》指出,老年人可选择步行、慢跑、游泳、八段锦、五禽戏、跳舞等运动项目;每周运动3~5次,每次不少于30分钟,每周不少于150分钟;运动强度以运动后轻微出汗,脉搏不超过"170-年龄"次/分,以无明显胸闷、呼吸困难等不适为宜。

(2)每天晒太阳15~20分钟:多作户外活动,经常接受阳光照射。阳光中的紫外线可使皮肤中的7-脱氢胆固醇转变为维生素D,维生素D促进肠道钙磷的吸收及肾小管对钙的重吸收,促进骨钙沉积,预防骨质疏松。但要避免在烈日下暴晒,老年人可在上午9时以前和下午4时以后外出活动,因为此时的太阳光比较柔和,不会对人体产生危害。

(3)补充钙质:1毫升牛奶相当于补1毫克钙,每天喝一包牛奶,经常食用豆类及坚果,加上其他食物中的钙,基本可以满足人体对钙的需求。

(4)预防跌倒:避免环境光线过暗或强光刺激、地面不平整或潮湿打滑、桌椅摇晃、扶手不稳、家具摆放不当,避免突然转身、闪避、跳跃、爬高、搬重物等容易发生跌倒的因素。预防跌倒是老年人保健的重要内容,老年人跌倒易发生骨折,继而引发各种并发症,会直接影响老年人的生存质量。

2. 循环系统康养照护

(1)锻炼心脏功能:合适的体育锻炼可以锻炼心肌,增强心脏的收缩力,增加心力储备及血管弹性,促进血液循环。老年人每天应坚持适量运动。

(2)延缓心血管老化:坚持健康的生活方式,坚持有规律运动,维持适宜的体重,禁烟限酒,限制如动物内脏、蛋黄、蟹黄、动物油脂等高胆固醇食物的摄入,多食新鲜蔬菜水果,保持心情舒畅及良好的睡眠。

(3)预防直立性低血压:老年人起床宜慢,可用3个半分钟起床——床上肢体活动半分钟,床上坐半分钟,床沿腿下垂坐半分钟,再慢慢起床。尽量避免蹲位,从蹲位或低坐位到站立的速度要慢,防直立性低血压。

(4)预防心脑血管意外:①心情平和,避免过度激动、焦虑、紧张,学会自我控制;②少食多餐勿过饱,戒烟,禁饮烈性酒;③保持大小便通畅,避免用力排便排尿;④运动柔和,避免剧烈运动,勿用力搬重物,避免疲劳;⑤寒冷季节注意保暖,温水洗漱,防受寒;⑥多饮水,一天饮水量在2000毫升以上,有心血管病史的老年人更应注意多饮水,防饮水不足致血液浓缩而诱发脑血栓形成;⑦娱乐有节,下棋、搓麻将要限制时间并控制情绪;⑧有心绞痛发作史的老年人,应遵医嘱携带必备药品。

3. 呼吸系统康养照护

(1)预防呼吸道感染:平时注意气候变化,及时增减衣服,防受凉。多作室外活动,呼吸新鲜空气,进行适当的耐寒锻炼,合理营养,增强机体抵抗力。在呼吸道疾病流行时,尽量少去公共场所。居住环境应阳光充足、通风良好,温度、湿度适宜。戒烟。

(2)保持呼吸道通畅:饮水进食宜慢,防误吸;平时多饮水,稀释痰液有利咳出;卧床老年人定时翻身叩背,使痰液松动易于排出。

（3）呼吸功能锻炼：①腹式呼吸训练：老年人将一只手按住上腹部，在吸气时让腹部对抗手的压力慢慢隆起，呼气时腹部下陷，并用手轻轻下压，重复5~7次后休息片刻。老年人膈肌萎缩，腹式呼吸功能退化，如老年人能够进行一定时间的腹式呼吸训练，重建腹式呼吸，提高膈肌的运动度，可较好地增加肺的通气量，提高呼吸功能。②缩唇呼吸：立位或坐位，用鼻深吸气后，将口唇缩成小孔状，用力将肺内气体从缩小的唇孔中呼出，也可用一个细管代替唇孔呼气。使呼气延长，有利于减少肺的残气量，同时锻炼呼吸肌。

4. 消化系统康养照护

（1）合理膳食：①供给适当的能量、足够的优质蛋白、适量脂肪，增加富含膳食纤维和各种维生素、矿物质的食物；②老年人咀嚼和消化功能减弱，食物加工宜细、软、松，采取烩、蒸、煮、炖、煨等方式烹调，使食物易于咀嚼和消化，同时注意食物的色香味，增进食欲；③合理用膳，避免暴饮暴食；④避免滥用保健品。老年人的一日膳食组成应包括谷类250~300克、瘦肉类及鱼类100克、豆类及其制品100克、新鲜绿色蔬菜300克左右、新鲜水果100克左右、牛奶200毫升、烹饪油20克左右、食盐低于5克、食用糖少于20克、胆固醇控制在300毫克以内，少量饮用酿造酒或不饮酒。

（2）预防误吸、呛咳：老年人宜坐位进食，卧床老年人侧卧并抬高床头，细嚼慢咽，缓慢进食。进食期间集中注意力，勿谈笑，避免进食粉状食物，喝汤喝水易呛咳者，可将食物加工成糊状。

（3）预防噎食：坐位进食，食物细软，避免过于干燥、粗糙的食物，小口进食，特别在进食蛋黄、栗子、糯米团子等食物时，更应细嚼慢咽，吃干食易发噎者，备水或汤类。

（4）防治便秘：①补充水分：便秘者增加饮水量是基础治疗，应充分补充水分，软化大便。②调节饮食：饮食上多选择富含膳食纤维的食物，如未经过度加工的谷物、水果和蔬菜。另外，饮食选择上可多食用一些寒性食物，如菊花茶、蜂蜜、西瓜、梨、苦瓜等。③肠功能训练：每天在餐后留出一定的时间进行排便训练，餐后肠道活动活跃，有利于形成排便反射。早餐后是如厕最佳时间，晨起喝一杯水，可起到刺激肠蠕动、促进排便的作用。④促进排便：平常坚持有规律地参与健身活动，延缓器官功能老化。每天早晚用手掌作腹部环形按摩，同时进行会阴部的舒缩锻炼，以促进肠蠕动，锻炼肛门外括约肌、肛提肌及耻骨直肠肌的收缩能力，促进排便。⑤解除影响排便的各种因素：为老年人创造独立、隐蔽、宽松、方便的如厕环境，提供坐式便器，排便时不看书报或听广播，精神集中。避免滥用泻药。

5. 泌尿系统康养照护

（1）预防泌尿道感染和结石：①每天保证饮水2000毫升左右，出汗者要增加，如老年人尿液颜色较深、尿量少，说明须增加饮水量。②勤排尿：老年人应避免憋尿，以免使膀胱过于胀大而收缩力下降，导致残余尿增多，增加感染机会。③保持会阴部清洁：每天清洗会阴、更换内裤，老年女性避免盆浴。④积极治疗泌尿道梗阻性疾病如前列腺肥大、结石等，避免不必要的导尿或泌尿道的器械检查。⑤加强营养，锻炼身体，提高机体抵抗力。

（2）排尿功能训练：老年人因膀胱收缩能力降低、尿道括约肌控制能力下降等，易发生尿失禁、排尿困难等健康问题，长期坚持以下方法的锻炼，可以改善排尿功能。①盆底肌肉锻炼：指盆底肌肉收缩练习，即紧缩肛门的运动（提肛运动）。方法：选择平卧位或坐位，在不收缩下肢、腹部及臀部肌肉的情况下自主收缩耻骨、尾骨周围的肌肉，即收缩会阴和肛门，尽量收紧提起盆底肌肉并维持10秒，然后放松休息10秒，收缩、放松为1次，如此反复进行20~30次为1组，每天做3~4组。盆底肌肉锻炼使尿道外括约肌、肛提肌等盆底肌肉得到锻炼，对于压力性尿失禁及混合性尿失禁患者均有良好的疗效。②重复排尿训练：即排尿结束后，暂等几分钟，再作一次排尿动作，尽量排尽尿液，减少残余尿量，对于充盈性尿失禁老年人有一定的作用。③膀胱训练：用于急迫性尿失禁老年人，如果老年人每3小时尿湿1次，就应当接受训练。根据尿失禁时间长短而确定如厕时间，如3小时失禁一次，则可让其每2小时排尿1次，缓解尿急症状，然后逐步延长排尿间隔，反复训练。有认知障碍的老年人不能配合此项训练的，可以用促进排尿来代替，不管患者是否需要，都要求间隔 2 小时排尿 1 次，可改善尿失禁症状。

6. 内分泌与免疫系统康养照护

（1）坚持健康的生活方式：合理营养，有规律地生活起居，心态平和，控制情绪，坚持适量运动，延缓组织器官的衰老，提高机体应激能力，改善代谢，增强免疫功能。

（2）适当滋补：目前市场上保健滋补品种类繁多，老年人可根据自身健康情况及病情特点，在医生指导下有针对性地服用一些滋补品。灵芝多糖、枸杞多糖、人参皂苷有增强免疫、延缓衰老的作用，老年人根据自己的经济情况，结合中医辨证施治的方法，服用适当的保健滋补品，对提高免疫功能，延缓衰老能起到一定的作用，但不可滥用。

（3）预防感染：老年人免疫力降低，特别要预防皮肤、呼吸道、泌尿道及消化道的感染。因此，老年人要注意环境及个人卫生，预防皮肤损伤，保持皮肤及会阴部的清洁，注意食品卫生，多饮水，并注意气候变化，及时增减衣服防受凉，在呼吸道疾病流行时，应尽量减少外出。同时注意有规律地生活，合理补充营养，积极锻炼，提高机体免疫力。

（4）定期体检：老年人应每年作一次全面的体检，及时发现糖尿病、肿瘤等病症，及时治疗。

7. 神经系统康养照护

（1）坚持锻炼：锻炼可以提高大脑皮层神经活动的敏感性和灵活性。如身体条件许可，最好去空气清新的公园进行锻炼。这些地方空气中的负氧离子浓度高，有利于调节神经系统和心理活动，消除紧张、疲劳等。

（2）坚持用脑：坚持学习，积极思考，过富有生气的生活，避免脑力退休，防止大脑的"废用性萎缩"。老年人可以写日记、写回忆录，或根据自己的兴趣，培养爱好，如学习书法、绘画、种植花卉、烹饪、缝纫等。但要注意科学用脑，按照大脑兴奋抑制的规律，做到劳逸结合。

（3）尽可能长久地维持老年人的社会活动和日常生活能力：老年人离开工作岗位，社会交往减少，应尽可能多地参加一些老年活动，相互间交流思想，获得心理支持，从而重新调适自我，过有意义的晚年生活。老年人如因慢性病出现身体活动能力下降或者残障，则应积极进行康复锻炼，尽可能地自理生活，避免过度依赖他人。良好的社会活动能力和日常生活能力的保持，是老年人生活质量的保证，也是延缓各系统功能衰退的重要措施。

（4）重视营养：均衡饮食，常食适量硬壳类食物，可提供脑细胞所需的必需脂肪酸及微量元素，多食含丰富维生素 E、维生素 C、维生素 A 及锌、镁等营养素的食物，可抗氧化，促进代谢。

（5）预防脑血管意外：老年人动脉硬化，凡影响血压或脑血管血流供应的各种因素都可成为脑血管意外的诱因，老年人应尽量避免这些因素，如过度疲劳、情绪激动、用力过猛（如搬运重物、用力大小便等）、体位突然改变、饮食过饱、饮酒过量、受寒、看情节惊险的电视节目等。同时积极治疗糖尿病、高血压等慢性病。

（6）积极进行康复治疗：对于老年人因脑血管意外而出现的残障或由其他原因所致的躯体功能下降等，应有计划地运用康复手段，积极进行康复治疗，预防肌肉萎缩、器官功能衰退，尽可能地维持老年人自理生活的能力，使其争取重返社会。

（7）提供必要的生活照料：随着机体的老化进程，老年人可因器官功能衰退或因病而失去或部分失去生活自理的能力，社区、家庭应提供良好的环境，耐心做好老年人的生活护理，并为老年人提供心理上的支持。

（三）老年人心理康养照护

1. 提高老年人自我心理调节能力

（1）正确面对生活事件：生老病死是自然规律，是人生必由之路。面对退休、衰老、疾病、家庭冲突等事件，要能以平常心态积极对待，学会自我解脱。遇到难题，有时需要积极去面对、解决，有时需要"难得糊涂"避开一些烦心事，发扬"阿Q精神"，自得其乐，避免埋怨、指责、愤怒、悲观等不良情绪。

（2）懂得动、静、乐、寿的道理：①动：指运动，体育锻炼是保持身心健康的重要办法，它既能使身体功能得到锻炼，又能调整心理情绪。当然，老年人的运动不宜过于剧烈，可在早晚散步，或打太极拳、慢跑、练气功等。同时积极参加一定的社会活动，从中找到体验生活的乐趣。②静：就是安静，遇事冷静，不急躁。对人、对事、对生活要有正确的态度，不过分追求生活待遇、职位地位，不要得不到满足就发牢骚、发脾气。遇冲突，先深呼吸放松自己，事后再冷静理智地解决问题。平时锻炼和培养自己不轻易生气，努力做到"胜"者不过喜，"败"者不过悲，遇到气愤的事不暴怒。③乐：就是乐观。"笑一笑十年少"，乐观对健康十分重要。面对生活，多舍少求，学会满足，知足常乐。面对不愉快的事情，学会暂时转移思想到感兴趣的事情上去，同时要善于向人倾诉心中不快，使自己的心情及时转晴。

（3）坚持学习：心理是脑的功能，用进废退。坚持学习，积极思考，会延缓脑功能衰退，延缓衰老，同时在学习中了解信息、获得新知，得到心理上的满足。

（4）亲近大自然：饲养小鸟、鱼等小动物或栽植花、草、果、菜等植物，可起到排遣烦恼、调节情绪的作用。经常去公园晨练，或去郊游、爬山等，不仅能够锻炼身体、放松精神、结交朋友、增长知识，同时还能开阔心胸。

（5）发展多方面的兴趣：广泛的兴趣，能开阔视野，扩大知识面，丰富生活，陶冶性情，增进心脑健康。集邮、钓鱼、摄影、下棋、打牌、练拳击剑、欣赏音乐戏剧、编制手工艺品、烹调、缝纫、种花木、养鱼鸟、旅游观光等都是可供老年人选择的有益活动。

（6）寻求必要的帮助：人在一生中会遇到许多事，有时心理失衡也是难免的。在某些场合下，有时很难完全通过自我心理调节来超越，老年人应有勇气去求助他人。可以与亲人或朋友交流，一方面给自己创造一个极好的倾诉和宣泄的机会，同时他人的理解、劝慰、支持也会促使自身情绪的好转；另一方面，如果别人也有类似的问题，可以产生共同的兴趣，相互进一步沟通，起到自然疏导的作用。同样，寻求心理医生的帮助也十分重要。精神心理方面的问题也是"病"，有病就不应"讳疾忌医"，可求助于心理医生，借助于心理咨询和心理治疗摆脱心理问题，维护心理健康。

2. 营造和睦欢乐的家庭氛围

（1）为老年人的衣、食、住、行、学、乐、医等创造条件：敬老爱老是传统美德，养老是每个家庭成员的义务。鼓励老年人"老来俏"，鼓励他们参与社会活动，并为老年人提供便利和必要的经济、物质上的帮助。

（2）理解、尊重老年人：尊重老年人在他们的人生历程中形成的观念，不要刻意改变老年人对事物的看法，学会理解他们。平时关心体贴老年人，主动帮他们做家务或帮助他们进行日常生活中无法独立完成的活动，经常与老年人沟通，交流思想，促进相互理解，与老年人和睦相处。

（3）常回家看看：子女为人正派，努力工作，生活上互敬互爱，相互照顾，在不让老年人为自己过于操心的同时，常回家看看，接纳老年人的关爱和"唠叨"，营造和谐融洽的家庭氛围。

（4）丧偶老年人，支持再婚。

3. 利用社区资源解决老年人的后顾之忧 大力宣传尊老、敬老、助老的优良传统，形成良好的社会风尚，为老年人的生活创造一个优良的社会环境。与社区的为老服务机构、养老服务组织、志愿服务组织、老年大学、老年活动中心、老年协会、社区卫生服务中心等建立联系，帮助解决老年人的实际问题，丰富老年人的生活，促进老年人的社会参与，建立心理沟通渠道。

4. 掌握老年人心理康养照护的一般方法

（1）耐心倾听：倾听是一种心理治疗的方法，也是一种艺术。倾听过程中不要急于打断对方诉述，要善于引导。老年人通过倾诉、畅所欲言，会觉得对方是在认真关心自己的问题，这往往比滔滔不绝的解说教导更有效果。

（2）解释指导：采用通俗易懂、深入浅出的道理，讲清疾病或问题的性质及具体的要求，切忌用复杂高深的术语使老年人感到难以理解。指导意见亦要简明扼要，必要时可书写下来交给老年人，让他们事后反复参照执行。

（3）鼓励、保证：针对消极悲观、缺乏自信的老年人，通过鼓励使其振作精神，鼓起勇气，提高应对危机的信心。保证则是以充分的事实为依据，用坚定的语调来表达，常针对多疑和情绪紧张的老年人。

（4）避免阻抗：老年人几十年来形成的思维定式很难改变，在有些观念上，避免简单地与老年人说"对"或"错"，要站在老年人的角度去理解，多用移情的方法去获得老年人的信任，这样才能取得更好的心理疏导效果。

5. 及时发现老年人的异常心理问题　抑郁症患者可能自杀，焦虑可引发老年人心脑血管意外，老年期痴呆症患者可发生走失等意外事件，在日常照护工作中应注意早期发现，及时治疗。

（1）老年抑郁症：对于情绪低落原因不明且持续两周以上者，应进行抑郁症的筛查评估。筛查评估时可进行如下提问："我想了解一下您最近两周左右的心情，您经常感到伤心或抑郁吗"或者"您的情绪怎样"，如回答"是"或者"我想不是十分好"，为初筛阳性，进一步用抑郁量表测评。

（2）阿尔茨海默病：对于有记忆和行为异常的老年人，进行认知功能的筛查，方法是告诉老年人"我现在想检查一下您的记忆力，请注意听"，"我将要说3件物品的名称，如铅笔、卡车、书，请立刻重复，过1分钟后再次重复"。如无法立即重复或1分钟后无法完整回忆3件物品，为初筛阳性，进一步行简易精神状况检查（mini-mental state examination，MMSE）。

（3）焦虑：老年人经常或持续地无明确对象和固定内容的恐惧或提心吊胆，伴有自主神经症状或运动性不安者，要考虑是否有焦虑，可用焦虑量表测评。

6. 安抚情绪，避免应激　老年人情绪失常会引发心脑血管意外，老年人自身和照护者都应掌握基本的平息情绪的方法。可用松弛疗法、精神胜利法、合理化等方法。

（1）深呼吸放松法：选择舒适坐姿，闭上双眼，用鼻深吸一口气（可默数4下），憋气（默数4下），然后缓慢用嘴呼气（默数8下），并在呼气的同时放松肌肉。

（2）凝神法：静坐，反复默念一个单词如"松"或"静"等，同时放松全身肌肉，以此来集中意念，从而达到松弛的目的。

7. 鼓励"老来俏"，利用积极的暗示增强信心　鼓励老年人"老来俏"，经常利用"年轻、精神好、状态好、好多了、真棒"等正面的语言交流，利用积极的语言暗示作用来提高老年人对生活的主动性，克服无助、无望、缺乏活动动机的现状，帮助老年人量力而行，适当降低生活的目标，扬长避短，以增强自信。避免"没用""不行"等消极语言，以免强化其负面情绪。

（四）老年人精神慰藉

慰藉即安慰、抚慰之意，精神慰藉就是在精神层面给予安慰，在思想上给予鼓励，增添力量，平息内心的不安、担心、恐惧、悲伤、无望、失落、愤怒等情绪，获得安宁、满足和信心。

1. 老年人精神慰藉的法律保障　《中华人民共和国老年人权益保障法》由第十一届全国人民代表大会常务委员会第三十次会议于2012年12月28日修订通过，自2013年7月1日起施行。该法规定，家庭成员应当关心老年人的精神需求，不得忽视、冷落老年人。与老年人分开居住的家庭成员，应当经常看望或者问候老年人。根据此法律要求，各地将相关老年人精神慰藉的相关内容纳入当地养老服务的制度之中，作为社区为老服务及社会工作的内容之一。

2. 精神慰藉重点对象与时机　精神慰藉的重点对象主要是空巢、独居老年人，以及在老年人遭遇丧偶、失独、病痛、失能等事件的时候，还有人生临终阶段，这是精神慰藉的重点对象和重点时机。此外，在一些重要的节假日里，如春节、端午节、重阳节、劳动节、国庆节及老年人个人生命中的重要节日如生日、结婚纪念日、亲人的忌日等，在老年人期待的时间里为老年人提供心灵的抚慰。

3. 精神慰藉方式

（1）基于信息技术的沟通：空巢、独居的一些高龄老年人，特别担心身体出现意外时无法联系外界。由于听力的丧失，他们不能很好地与子女及他人进行电话沟通，出现担心、害怕和焦虑等心理。目前许多社区利用现代信息技术，给老年人安装呼叫铃、配备应急呼叫手机或其他装置，也有的利用居家智慧养老服务信息技术安装方便老年人交流的人机交互平台，社区人员、家人可以每天通过这个平台与老年人进行直观的视频交流，从而解除老年人及其家人的顾虑，交流情感，抚慰情绪。

（2）定期探访：安排为老服务人员、社区志愿者、社会工作者等，为社区中符合优抚条件的老年人提供无偿的定期探访服务，解决老年人的实际困难，了解老年人身心状况，及时发现问题和提供心理安慰服务。非优抚对象也可根据自身需要，获得低偿的定期探访服务。

（3）节日慰问：在一些重要的节假日如春节、重阳节等，社区及社会团体组织人员对一些高龄老年人和有特殊贡献的老年人进行节日慰问，让老年人感受政府、社会及他人的关心、关爱，在他人的问候中体会人间温暖。

（4）心理援助：政府支持，社会公益组织参与，一些地区设立了老年人心理援助机构或援助中心，在老年人丧亲或其他心理应激事件中，组织专业的心理工作者为老年人提供心理服务，或者通过常年设置的热线电话为老年人提供心理服务。

（5）陪伴：陪伴是老年期最重要的精神慰藉方式，包括：①身体的陪伴：在老年人失能、病痛时提供良好的照护，使身体获得舒适和友好的对待，使老年人体会到被爱护的感觉，促进愉悦与满足的正向情绪回馈；②情绪的陪伴：体会、辨识、理解和回应老年人的情绪，关注老年人的感受、内在想法或者事件背后的许多意义，不作认知上的调整和想法上的更正，安稳、沉静地陪在老年人身旁，陪伴他细说人生，陪伴他处理情绪，陪伴他安顿心灵。

1）陪伴策略：陪伴的焦点不是"事"与"是非"，不是去评价和判断事情的对错和给出建议，是心灵接触，是一种感受对方气息与情感起伏的共同存在，需要有从对方角度看景致的心智。良好的陪伴是让对方感受到自己并非独自一人，而是有人和他共同分享、共同承担。

2）不同状态老年人的陪伴策略：①丧亲者陪伴：人生最大的丧失莫过于丧偶、丧子，这会造成老年人重大的心理失落和痛苦、悲伤、愤怒、无助等情绪，需要较长的时间才能调适。丧亲初期，需要陪伴者默默陪伴，容许软弱与悲伤，理解并疏导老年人的情绪发泄，提供生活上的照顾。在随后的较长时间内，在许多重要节日里，需要陪伴者倾听老年人诉说难过、不舍、哀伤等心情，抒发悲伤情感。②其他丧失者陪伴：遭遇关系、爱、希望或者投注许多心力的目标的失落、失去是老年期经常遭遇的事件，无论是有形的还是无形的失落，都需要有足够的支持和陪伴，陪伴的重点是善于倾听诉说，重建老年期的替代关系、人生目标和生活信心。③抑郁者陪伴：抑郁有失落部分，但更多的是无望与自我否定感，也会对生命感到乏味而想放弃生命，陪伴者要有足够的耐心去倾听，让抑郁者慢慢感受自我的存在，同时传递一份尊重与接纳。④愤怒者陪伴：愤怒是难以面对的一种情绪状态，先设法平息这种情绪，注意不要成为老年人愤怒的对象，试着理解老年人愤怒背后的内容和意义，与老年人站在同一心理战线上去面对愤怒情绪。⑤临终陪伴：老年人开始回顾生命的过往，回忆那些生命的选择与难关，以及自己是否选得对、做得好，也会反复述说过去那些引以为傲的经历。临终阶段的陪伴，给老年人的生命状态以正向的肯定，传递关怀，理解老年人对生命的尽力与付出，陪伴老年人安宁地走完人生之旅。

（陈雪萍　杭州师范大学/浙江省时代养老服务评估与研究中心）

第二章　老年人日常活动

【学习目标】
1. 了解老年人日常活动的内涵、作用及老年人日常活动的伦理原则。
2. 熟悉马斯洛的需求层次论、活动理论、角色理论、社会建构理论。
3. 掌握老年人活动所需的社会背景，指导老年人社会活动的开展。
4. 能根据活动性质、活动功能、活动内容、活动的专业性、活动的形式等熟练进行老年人日常活动分类，能指导老年人开展日常活动。
5. 能撰写、实施、评价老年人日常活动方案。

第一节　老年人日常活动概述

老年人的日常活动涵盖了各个方面，包括生活自理、社交互动、体育锻炼等。在生活自理方面，老年人需要独立完成日常的个人卫生工作，如洗漱、洗澡、穿衣等。能够自理饮食，合理摄取均衡的营养，注意饮食健康，避免过度依赖加工食品或高糖、高盐食物。在社交互动方面，老年人参加社区或老年活动中心的社交活动，与朋友、邻居交流，拓展社交圈；参加社团组织、志愿者活动，积极参与社会公益事业。在体育锻炼方面，适度的体育锻炼对老年人的健康至关重要。老年人的日常活动应该因人而异，根据个人的健康状况和兴趣爱好进行调整。保持积极的生活态度和社交互动，加强体育锻炼和认知训练，有助于提高老年人的生活质量，延缓生理和心理老化的过程。同时，家人和社会也应给予老年人关爱和支持，创造一个积极、健康的老年生活环境。

一、老年人日常活动

1. 老年人日常活动的内涵　日常生活活动（activities of daily living，ADL）是指人们在每日生活中，为了照顾自己的衣、食、住、行，保持个人卫生整洁和独立生活所必需的一系列基本活动。老年人日常活动是指老年人在生活中所参与的一系列活动，包括家庭活动、社会活动等。日常活动与老龄群体的健康水平息息相关，规律性的活动对老年个体的身体机能、心理状态及社会适应能力等均有积极作用。

2. 老年人日常活动的作用　对于老年人而言，日常活动是其获取与外界接触机会的重要途径之一，拥有良好的日常活动模式有利于个体的全面健康发展，对老年个体的身体机能、心理状态及社会适应能力等均有积极作用。老年人对日常活动的感知和参与水平可在一定程度上反映老龄群体开展活动的积极性，感知是参与的重要前提，参与可加深感知的程度，二者相互作用共同影响着老年人的日常活动模式以及健康生活质量。

老年人日常活动的作用是多方面的，它们对老年人的身体、心理和社交健康都有积极的影响。以下是老年人日常活动的主要作用。

（1）促进身体健康：体育锻炼和适度的运动可以维持老年人的身体健康，增强肌肉力量和骨骼稳定性，减少跌倒和骨折的风险。积极的饮食习惯有助于维持营养均衡，防止营养不良和健康问题。

（2）改善心理健康：社交互动和文化娱乐活动可以减轻孤独感和抑郁情绪，改善心情，增加生活的乐趣和满足感。认知训练和学习新技能可以保持大脑活跃，预防认知衰退和老年期痴呆症。

(3)增进社交联系：参加社交活动和志愿者组织可以扩大社交圈，增加与朋友和邻居的联系，获得更多的支持和帮助。参与社区活动可以增强对社会的认同感和参与感。

(4)提高生活质量：文化娱乐活动提供愉悦的体验和心灵满足，丰富了老年人的生活内容。参与家务活动和社区服务可以使老年人感受到自己的重要性和价值，增加对生活的满足感。

(5)延缓老化过程：积极的日常活动有助于保持身心健康，延缓生理和心理老化的过程，提高老年人的生活品质和延长寿命。

总体而言，老年人日常活动的作用是综合性的，它们不仅有益于老年人个体的健康和幸福，还会对家庭和社会产生积极的影响。通过积极参与各类活动，老年人能够保持积极的心态和良好的躯体功能。同时，家人、社区和政府的支持和关爱也是确保老年人日常活动有效发挥作用的重要保障。

3. 老年人日常活动的伦理原则

(1)从价值观上尊重老年人：尊重老年人是社会传统美德，它体现了对老年人智慧、经验和贡献的认可。尊重老年人不仅是一种优良品德，更是一种文化传承。在尊重老年人的价值观下，我们应该珍视老年人的意见和建议，关心他们的生活需求，并且给予他们应有的尊严和尊重。这种价值观也体现在社会对老年人的权益保护和社会福利的提供上。

(2)热爱老年人活动：热爱老年人活动意味着积极参与和支持老年人日常活动，理解并认可这些活动对老年人身心健康的积极影响。这种热爱体现在为老年人提供丰富多样的文化、娱乐和社交活动的机会，帮助老年人保持活跃和快乐的生活态度。同时，也鼓励社会各界为老年人提供更多支持和关爱，构建以爱心和尊重为核心的社会氛围。

(3)尊重老年人的自决权：尊重老年人的自决权是指在老年人日常活动中，应该尊重他们对自己生活的选择权和决策权。老年人也应该被视为能够自主决策的主体，而非被动的接受者。这意味着在安排老年人的日常活动时，应该充分尊重他们的个人意愿和需求，不强行干预，给予他们选择的权利。这种尊重是对老年人人格和尊严的尊重，也有助于提高老年人的生活满意度和幸福感。

(4)个别化原则：个别化原则是指在安排老年人日常活动时，应该根据老年人的个体差异和特点来制订相应的活动计划。不同老年人拥有不同的兴趣、能力和健康状况，因此需要针对性地设计活动内容，以满足每个老年人的需求。个别化原则也体现在对老年人的日常护理和服务上，应该根据老年人的个体差异来制订个性化的护理计划，以提供更贴心和有效的照顾。

综合来看，从价值观上尊重老年人、热爱老年人活动、尊重老年人的自决权以及个别化原则都是构建一个尊老爱老的社会环境的重要方面。只有在这样的环境下，老年人才能得到应有的关爱和尊重，享受健康、幸福的晚年生活。同时，这也是社会文明和进步的重要表现。

二、老年人日常活动的相关理论

(一)马斯洛的需求层次论

1. 理论简介 马斯洛的需求层次论，由美国心理学家马斯洛于1943年提出，是一种解释人类需求和动机的心理学理论。这一理论认为，人类的需要可以划分为不同的层次，形成了一个金字塔状的层次结构。按照此理论，人们在满足低层次需要后，才会追求更高层次的需要。

马斯洛将人类需要划分为五个层次，自下而上依次为：

(1)生理需要：包括食物、水、睡眠、性欲等基本的生存需要。

(2)安全需要：指对物质安全、身体安全、稳定的环境和保障感的需要。

(3)社会需要：包括归属感、友谊、家庭和社会交往的需要。

(4)尊重需要：即获得他人认可、自尊、自信和成就感的需要。

(5)自我实现需要：指追求个人潜能、实现自我价值和理想的需要。

马斯洛的需求层次论认为，当一个层次的需要得到满足时，人们会转向更高层次的需要，直至最终追求自我实现的目标。这一理论在心理学和管理学领域具有广泛的应用。

2. 理论借鉴　马斯洛的需求层次论为我们理解人类行为和动机提供了重要的借鉴和启示。

（1）满足基本需求是先决条件：马斯洛的需求层次论强调，人类的需要是逐层次递进的，满足基本的生理需要和安全需要是满足更高层次需要的先决条件。在工作、教育等领域，我们应该首先关注基本需要的满足，才能激发个体更高层次的动机。在日常照护工作中，要优先解决和满足老年人呼吸、进食等最基本的生理需要。

（2）个体差异和个性化：理论中强调了每个人的需要不同，个体差异性较大。在管理团队、培训员工等场景，需要考虑员工个体差异，为他们提供个性化的激励和发展计划。在老年人服务中，更要考虑老年人个人的疾病、经济、家庭、生活背景、教育背景及个人的身心现状和意愿等情况，提供个性化的服务。

（3）自我实现的价值：马斯洛的需求层次论提醒我们，个体在满足基本需要后会追求自我实现的目标。在工作和教育中，给予个体更多的发展空间和自主权，有助于激发他们的内在动机，实现个人潜力。

（4）需要层次的动态变化：人的需要是动态变化的，随着生活阶段和成长经历的改变，需要层次可能会调整。因此，理解个体的需要是一个持续的过程，需要不断观察和适应。

综合来看，马斯洛的需求层次论为我们提供了对人类需要和动机的深刻理解。在实际应用中，我们可以根据这一理论，针对个体的需要特点，制定更有针对性的管理和教育策略，帮助个体实现自我价值和更全面的发展。同时，这一理论也引导我们从更宏观的角度思考人类需要的本质，为老年人服务提供参考和指导。

（二）活动理论

1. 理论简介　活动理论（activity theory）是一个多学科的研究领域，它起源于20世纪20年代的苏联，最初是由心理学家列夫·维果茨基（Ler Vygotsky）提出的。这一理论是俄罗斯学派文化-历史心理学的重要组成部分。活动理论认为，人类的心理活动是通过参与不同类型的活动来实现的。活动在这里是指人类与外部环境的相互作用，包括物质活动和精神活动。

活动理论强调活动在个体心理发展和社会认知中的重要性。个体通过参与活动来获取经验、实现自我价值，以及逐渐掌握和塑造自己的心理特质。活动被视为文化和社会环境对个体产生影响的重要媒介，也是个体与社会交往的重要桥梁。

在活动理论中，活动被划分为三个层次。①日常活动（日常生活中的例行事务）：涉及日常生活中的基本活动，如吃饭、穿衣、工作等，是人类生活的基础。②具有目的性的活动：涉及个体有明确目标的行为，例如学习、娱乐、社交等，这类活动对于个体的心理发展和成长至关重要。③本质活动：是最高层次的活动，反映了个体最深层次的心理特点、动机和价值观，这类活动对个体的心灵成长和自我实现起着至关重要的作用。

2. 理论借鉴　活动理论为我们理解个体心理发展和社会认知提供了重要的借鉴和启示。①活动导向的教育和培养：活动理论强调活动对于个体的发展至关重要，我们应该注重为个体提供丰富多样的活动机会，鼓励积极参与，从而促进他们的全面发展和自我实现。②日常活动的重要性：日常活动是构建个体心理发展的基础，在生活中，我们应该重视日常生活中的例行事务，它们对于个体的身心健康和稳定有着重要的作用。③关注目标导向：具有目的性的活动对于个体心理健康具有重要作用，我们应该明确目标，通过参与有目的性的活动来实现发展和进步。④理解本质活动：本质活动反映了个体最深层次的动机和价值观，我们应该理解个体参与本质活动的动机，为他们提供支持和鼓励，帮助他们实现个人价值和自我成长。

综合来看，活动理论为我们提供了一种全面理解个体心理健康与发展和社会认知的视角。通过关注个体参与活动的过程，我们可以更好地理解人的行为和动机，这一理论也强调了个体与社会环境的互动关系，提醒我们在进行老年人心理服务时，要注重文化和社会背景的影响。

（三）角色理论

1. 理论简介　角色理论是由美国社会学家罗伯特·K. 默顿（Robert K. Merton）于20世纪中期提出的。这一理论是社会学的一个重要分支，旨在解释人类在不同社会环境下扮演不同角色的行为和动机。

角色理论认为，社会是由各种角色组成的，每个人在社会中都有特定的角色扮演。角色是社会对个体期望的集合，不同角色对应着不同的社会行为和责任。人们在社会中的行为和决策往往受到他们所扮演的角色的影响。

默顿将角色分为两种类型。①预期角色：是社会对个体在特定情境下的期望和要求，是人们根据社会地位和职责所应扮演的角色。②实际角色：是个体在社会实践中真正扮演的角色，可能与预期角色一致，也可能存在差异。

2. 理论借鉴　角色理论强调社会对个体的影响，个体在社会中扮演不同角色时，会根据社会预期和压力来调整自己的行为和态度。这一理论对于理解社会行为、角色冲突和角色转变等具有重要意义。角色理论为我们理解社会行为和个体适应社会环境提供了重要的借鉴和启示。①角色的影响：角色理论强调社会对个体的预期角色和实际角色的影响，在组织管理和日常老年人服务工作中，我们应该理解个体所扮演的角色对其行为和态度的塑造作用，从而更好地指导和激励他们。②角色冲突和转变：在现实生活中，个体可能扮演多个角色，这可能导致角色冲突，了解角色冲突的原因和影响，有助于我们寻找解决方案，帮助个体实现角色转变和更好地适应社会要求。③社会期望和个体自我：个体在扮演角色的过程中，有时可能面临社会期望与个人自我认同之间的差距，我们应该关注个体的自我认知和自我价值，让他们在角色扮演中保持内在的一致性和自信。④角色的灵活性：角色并不是静态的，随着社会和环境的变化，角色可能会发生调整和演变。我们应该鼓励个体具备灵活性和适应性，以应对社会变化和多样化的角色需求。

综合来看，角色理论为我们提供了一种理解社会行为和个体适应社会的重要视角。通过关注个体在不同社会角色中的表现，我们可以更好地把握社会变化和个体发展的趋势，为组织管理、社会政策和老年人服务提供更有针对性的指导。这一理论也提醒我们重视社会对个体的影响，促进个体在不同角色中实现自我价值和全面发展。

（四）社会建构理论

1. 理论简介　社会建构理论是一种社会学理论，强调社会现实和意义是通过人类共同构建和理解的。该理论的核心观点是，人们通过社会互动、语言和符号的使用来共同构建现实，而不是单纯地接受客观存在的现实。

社会建构理论的出现可以追溯到20世纪初的象征互动主义和符号学派的理论发展。后来，社会建构理论进一步发展为一种广泛应用于社会学、心理学、教育学和组织行为学等领域的理论。该理论强调人们在社会互动中共同创造和共享意义，从而构建出社会现实。

在社会建构理论中，重要概念如下。①符号和意义：人们通过使用符号（如语言、象征、象征物）来交流信息，并赋予这些符号特定的意义。这些共同构建的意义是人们共享的社会现实的基础。②社会互动：个体通过社会互动参与到社会构建现实的过程中，在这个过程中，他们会从他人那里学习和理解符号的意义，形成共识，并共同构建社会现实。③社会化：社会化是个体逐渐学会和接受社会共同构建的意义和价值观的过程，通过社会化，个体被纳入社会共同构建的现实中。

2. 理论借鉴　社会建构理论为我们理解社会现实的建构和人类行为的意义提供了重要的借鉴和启示。①意义的相对性：社会建构理论提醒我们，人类行为和意义的理解是相对的，而不是绝对的，在不同文化、群体和社会背景下，符号和行为可能有不同的意义和解释。在跨文化交流和多元社会中，我们应该尊重和理解不同文化间的差异，避免片面主义和歧视。②符号和传播媒介：理解符号和其所带来的意义对于社会交流和传播媒介的有效运用至关重要。在媒体传播、广告和教育教学中，我们应该注重符号的选择和使用，以确保信息传达的准确和有效。③社会互动和群体影响：社会建构理论强调社会互动对于意义和行为的共同构建的重要性。在组织和团队中，我们应该重视群体互动和合作，以促进共识形成和社会建构的效率。④社会化和个体发展：社会化是个体学习和接受社会共同构建意义的过程。在个体成长和教育中，我们应该重视社会化的过程，帮助个体逐步融入社会现实，形成积极健康的价值观和行为模式。

综合来看，社会建构理论为我们提供了一种全面理解社会现实和人类行为的视角。通过关注社会互动和符号的使用，我们可以更好地理解社会意义的构建和传播，从而促进社会发展和个体成长。这一理论也强调了社会共识和社会化对于社会和个体的重要作用，提醒我们关注社会文化背景对行为和意义的影响。

三、开展老年人活动的社会背景与社会支持

1. 开展老年人活动的社会背景 老年人活动是其获取与外界接触机会的重要途径之一，拥有良好的日常活动模式有利于个体的全面健康发展，对老年个体的身体机能、心理状态及社会适应能力等均有积极作用。老年人社会参与是指老年人在社会互动过程中，通过参与经济活动、政治活动、志愿活动、家庭照料活动等以满足自身需求、实现自身价值的行为。

目前，我国老年人社会参与呈现以下几个特点。

（1）高意愿低参与：我国老年人整体社会参与意愿较高，超过七成老年人愿意参与社区志愿服务，如帮助邻里和调解纠纷、维护社区卫生环境和社会治安等。但由于受到参与渠道、参与能力等限制，实际参与人数仅占四成左右。

（2）城乡差别较大：从城乡老年人就业来看，超过三成农村老年人仍在参与劳动，而城市老年人在业比例明显低于农村。

（3）家庭参与度高：在我国，老年人是提供家庭照料的主力军，超过一半的老年人在帮助子女照顾孩子。然而，在社会转型和家庭结构变迁的背景之下，老年人在家庭中的高参与度到底有多少是出于主动承担家庭责任的考虑，有多少是被迫选择，值得我们进一步关注和思考。

2. 老年人活动的社会支持 一是倡导全社会积极看待老年群体。尽管人口老龄化已经成为我国的基本国情，但"老年歧视"现象仍然存在。在大众媒体的渲染和各种"防衰老"产品潜移默化的影响下，不仅其他年龄群体将老年人视为"负担"，老年人自己也容易产生消极的老化观念，这对老年人社会参与意愿和社会组织提供参与机会的意愿造成了严重的负面影响，亟须从观念上打破对年龄的限制，帮助社会和老年群体构建积极的老龄观。例如，充分调动老年人参与社会的积极性和主动性，如鼓励老年人参与基层社会治理，开展多样化的志愿活动，结合时间银行和互助养老鼓励城乡老年人参与居家养老服务建设等。

二是增强制度设计的统筹性。我国当前的志愿服务、教育培训和劳动就业等体系设计都将年龄作为重要的界限和门槛。这些年龄限制让我们习惯了"上学—工作—退休"这种"三段式"的生活方式，把步入老年后就退出一切生产性活动看作理所当然。而在老龄化社会，60 岁也许反而正值壮年，70 岁也许还能开启一项新的爱好，因此需要从社会制度安排上打破对年龄的限制。例如，将学习和工作视为终身的权利，倡导生活方式多样化；提高现有政策的年龄包容性，使老年人社会参与的权利得到充分保障。此外，通过探索弹性退休、灵活就业制度，提高志愿服务项目参与灵活性等，加强各类社会参与的协同性，避免因时间冲突阻碍参与。

三是建设适老化社会参与环境。在认识到老年人口素质提高的同时，也必须承认老年群体与其他年龄群体在生理方面的客观差异。参与环境的适老化不足，会阻碍部分有意愿、有机会但行动能力有限制的老年人的社会参与。因此，亟须从环境建设上打破对年龄的限制，从社区、公共空间和企业工作环境等方面为老年人提供适老化的参与环境。例如，重点对楼梯、电梯、坡道等公共建筑进行改造，为老年人开展社会活动提供必要的场所和设备；对城市公共交通、道路以及运动场所、

图书馆等空间开展适老化改造,确保老年人能够安全便捷地到达各种场所;引导企业做出相应改造以适应老年员工的生理特点,为老年员工提供年龄友好的工作环境。

四是提升老年人社会参与的能力。老年教育是增强老年人社会参与能力的重要方式。目前智能技术快速发展,老年人面临较大的"数字"鸿沟。因此,亟须通过发展终身教育体系为老年人提升社会参与能力提供支持。例如,可以引入外国经验,开展年龄友好高校试点;支持在老年大学中开设人力资源开发、信息技术等相关课程;鼓励社区、图书馆等为老年人开展培训和讲座,拓宽老年人学习渠道。

第二节 老年人日常活动种类

老年人在进行日常活动时应根据自身情况来进行个体化制定,因人因时而异,根据个人的年龄、体质、健康状况、年轻时的活动基础、场地条件、个人爱好等来选择活动,规律、适度,并持之以恒。

一、根据活动性质分类

(一)按能量代谢分类

1. 有氧活动 有氧活动指躯干、四肢等大肌肉参与为主、有节律、时间较长、能够维持在一个稳定状态的身体活动,如长跑、骑自行车、游泳、瑜伽、健身操等。这类活动以有氧代谢为主要供能途径,也叫耐力运动。

2. 无氧活动 无氧活动指以无氧代谢为主要供能途径的身体活动形式,一般为肌肉的强力收缩活动,如短跑、举重、跳远、投掷、拔河、俯卧撑、仰卧起坐、单双杠等。特点如下。①高强度:无氧活动通常需要较高的力量和速度,导致身体能量需求迅速增加。②短时间:由于无氧代谢产生的能量供应有限,这类活动的持续时间通常较短,一般不会超过数分钟。③无氧代谢:在无氧活动中,身体主要依赖无氧代谢产生能量。这意味着糖分(葡萄糖)在缺氧条件下分解,产生能量和乳酸,而不像有氧运动那样有足够氧气的参与。

(二)按生理功能分类

1. 有氧耐力运动 根据老年人年龄、性别和兴趣的差异,可选择步行、慢跑、跳舞、骑车、游泳和太极拳等,同时鼓励老年人参加日常生活中的身体活动,如园艺、旅游、家务劳动、购物等。对于高龄及体质差的老年人,不需要强调锻炼一定要达到中等强度,应鼓励老年人靠运动的积累作用和长期坚持产生综合的健康效应。

2. 抗阻力活动(肌肉耐力和肌力运动) 健康老年人的肌力可通过对抗人力或器械阻力的运动进行训练,可借助哑铃、沙袋、弹力橡皮带和拉力器等,也可徒手进行。对老年妇女或伴有骨质疏松症或腹部脂肪堆积者,建议采用以弹力橡皮带编排的体操,进行腰背肌、腹肌、臀肌和四肢等肌肉的练习。肌力训练的动作可分组进行,每组的动作不宜过多、阻力不宜过大,中间休息时间根据身体情况可长可短。进行上述运动时,要以大肌肉群运动为主,运动中避免憋气和过分用力,以预防发生心脑血管意外。

3. 灵活性和协调性运动 指上肢、下肢、肩、臀和躯干部关节屈伸练习,如广播操、韵律操和专门编排的关节活动操等。各种家务劳动、舞蹈、太极拳等也包含关节灵活性和动作协调性的成分。灵活性和协调性运动可作为准备运动的一部分,也可以在步行中配合四肢和躯干的体操动作。

二、根据活动功能分类

不同的日常活动具有不同的功能,与老年人的身心健康息息相关。

（一）学习发展型

这类活动主要是老年人通过参加活动来学习新的知识或技能，自身获得发展，从而更好地适应周围的环境，提升自信心，如上老年大学和各类老年辅导班、听宣传讲座、学习使用电脑等。通过此类活动，可以充分发挥个体的积极性、创造性和主动性，锻炼老年人的思维，降低患老年期痴呆症的风险。

（二）娱乐休闲型

这类活动指老年人根据个人兴趣爱好选择、以休闲娱乐为目的的活动，如下棋、钓鱼、绘画、书法、听音乐等。这类活动可以帮助老年人培养兴趣、放松心情、缓解压力，保持积极愉悦的心理状态。

（三）运动健身型

这类活动是指以身体活动为基本形式，以强身健体为主要目的的日常活动，主要包括各种类型的体育活动，如跑步、爬山、打太极拳、游泳、打羽毛球等。运动健身活动能够提高老年人身体机能，防止心脑血管疾病，与一般效能感和主观幸福感相关，并能够防止认知老化。

（四）社会工作型

让身体情况允许、具有相应知识技能且有意愿的老年人参与到社会服务工作中来，能提升老年人的自信心，肯定自我价值，帮助自我实现，调节退休后不适应产生的不良情绪。

（五）休息型

这类活动指如独坐静卧、闭目养神等以休息为主要目的的活动。休息的意义在于促进健康，减轻或消除疲劳，维持机体生理调节规律性。睡眠也是休息的一种方式，但应适可而止。如果睡眠过多，不但容易使人发胖，而且会让人逐渐消沉，影响健康。

（六）治疗/康复型

这类活动主要是由专业的康复治疗师、医生、专家等进行指导，对老年参与者身体或心理上存在的问题进行康复治疗，帮助提高机体功能障碍者的生活自理能力，预防身体情况恶化，或改善其消极情绪，保持积极的心态。

三、根据活动内容分类

（一）体育锻炼相关活动

这类活动主要是指根据身体需要进行自我选择、运用各种体育手段，以发展身体、增进健康、增强体质、调节精神、丰富文化生活和支配余暇时间为目的的体育活动，包括运动、比赛等活动内容，如各种球类运动、水上运动等。

（二）文化娱乐相关活动

文化娱乐相关活动是以文化娱乐为主要内容的活动，活动可以通过多种方式进行，根据个人或群体的实际情况进行选择。

文化类活动是以观看、收听、阅读、创作文化产品为主要形式的日常休闲活动。该类活动主要是通过活动主体的视听感官去感受、创作社会文化成果，如看电影、读书看报、参观展览、欣赏文艺表演、绘画、书法等。

娱乐类活动是根据个人兴趣选择的、以休闲娱乐为目的的日常活动，如下棋、唱歌、烹饪、旅游等。

文娱活动具有多样性，可以从不同方面满足不同层次的人的需求，对于营造文明、健康且科学的生活方式具有积极作用，能让人们得到休息，舒缓压力，有助于身体健康。

（三）人际交往相关活动

这类活动是一种以人际关系占主导地位的休闲活动，通过与人交往和交谈、参与集体活动，老年人能提高自信心，减轻孤独感，促进身心健康。研究表明，在考虑了社会人口学变量、认知损伤、健康水平等基线因素后，老年人的社会网络广度和社会参与度越高，其认知能力衰退的可能性越低。相反，那些社会参与度较低的老年人，他们的认知功能可能面临更大的衰退风险。此外，社会网络的广泛性、社会融合性以及社会参与性的水平被发现与认知老化的风险有关，可以作为预测认知老化的指标之一。

（四）日常生活相关活动

该类活动包括家务劳动、实用性活动等日常活动内容。

Monda 等进行追踪研究发现，多参加家务劳动能减轻老年男性的体重，Lawlor 等研究发现，做家务比较多的女性报告的抑郁症状更少。此外，烹饪等参与家庭分工的活动能够让老年人在家庭中保持自我肯定、自我重视。

实用性活动是一类家庭生活与体力劳动相结合的、具有生活意义的活动，是创造、审美、娱乐的结合，具有自由度，而不是不得不去完成的活动，如小家具制作、园艺、针织、缝纫等。

四、根据活动的专业性分类

（一）专业活动

主要以社会工作者、康复治疗师等为带领者，运用专业技能和专业方法开展团体治疗性、发展性的活动，起到治疗、社会支持、娱乐、促进社会交往等作用。

（二）业余活动

组织者可以是任何一位老年人或者社团、单位。活动人员本着共同的兴趣、爱好、目标，积极策划、组织、参与活动，主要体现娱乐性、自我满足、再创造原则。

五、根据活动的形式分类

（一）线上、线下活动

1. 线上活动　线上活动是指依托于网络，在网络上发起，并全部或绝大部分在网络上进行的活动，于网络上发布活动信息，募集活动人员，在网络上进行活动的流程，包括线上讲座、线上交流会等。

线上活动的类别更加多元化和具有新意，且放低了参与人员的条件限制，使得各个年龄段和不同地域的老年人都可以参加；与此同时，线上活动减少了线下活动现场召集等环节，节约了场地、人力、物力等成本，能让更多老年人参与进来。但由于其依赖网络来进行，也会受到一定限制。

2. 线下活动　线下活动是当面的、真实开展的人与人交互的活动，如集体聚会、会展等。

（二）集中、分散活动

1. 集中活动　集中活动即集体活动，指多人参与、聚集进行的活动，如聚餐、聊天、游戏等。

2. 分散活动 分散活动指个人就可以进行的活动，不需要多人间的协调，更多的是自由支配行动。

（三）动态、静态活动

1. 静态活动 静态活动将老年人的日常休憩、休闲、交往类活动归为一类，此类活动主要为静态的，有固定的活动场地、设施，如休息、看电视、读书看报、棋牌娱乐、邻里交往等。

2. 动态活动 动态活动指具有动态特征、需要一定空间的活动，包括遛宠物、散步、慢跑、打羽毛球、做操、跳广场舞等。

第三节 老年人日常活动组织与管理

老年人日常活动的组织与管理对于他们的生活质量至关重要。通过提供结构化和多样化的活动，可以促进老年人的身心健康和社交互动。合理规划并及时调整活动内容，确保符合老年人的需求和兴趣，是成功管理的关键。同时，积极听取老年人的反馈和意见，不断改进和创新活动，能够进一步满足他们的期望和期待。在温馨、活跃的环境氛围中，老年人可以继续发展兴趣爱好、结交朋友，并保持积极向上的生活态度。有效的组织与管理，为老年人提供了愉快、有益和充实的日常活动体验，提高了他们的幸福感和社会参与度。老年人日常活动的组织与管理需要全面考虑老年人的需求和权益，并通过合理的资源配置、团队协作和社会合作，为他们提供高质量的服务。这不仅有助于老年人保持身心健康和积极的生活态度，也提升了整个社区对老年人的关注和支持，共同创造一个更加宜居和有爱的社会环境。

一、老年人日常活动组织方法和程序

（一）老年人日常活动一般组织方法

1. 评估需求，设定目标 首先，对老年人的活动需求进行评估，了解他们的兴趣爱好、身体状况、社交需求和其他特殊需求。根据评估结果，设定合适的活动目标，如增强身体活动水平、促进社交互动、提高认知能力等。

2. 选择活动种类、内容 根据老年人的兴趣和需求，选择适合的活动种类和内容。

（1）身体活动：如散步、晨间体操、简单瑜伽、太极拳、健身操等，帮助老年人保持身体灵活性和健康。

（2）认知活动：例如数字游戏、字谜游戏、记忆训练等，有助于锻炼大脑和保持认知能力。

（3）手工艺活动：如绘画、手工制作、陶艺等，让老年人发挥创造力和享受创作的乐趣。

（4）社交活动：组织社交聚会、老年人俱乐部、亲子活动等，促进老年人与他人的交流和社交联系。

3. 安排活动时间、地点 根据老年人一天的作息规律安排活动的时间和地点。活动时间避开空腹时和饱餐后，一般选择上午9时到11时、下午午睡后14时到16时这两个时间段。活动场所要选择安全、舒适、易于到达的地方，最好有充足的自然光线，通风良好。有条件者最好安排在户外自然环境中活动，接受日照，呼吸新鲜空气。

4. 做好安全预案，配备人力和医疗辅助用品 在组织活动时，要注意老年人的安全问题，根据活动和老年人情况制订安全预案。同时配备医务人员参与，提供必要的急救药物和用品，确保在活动中出现意外时能够及时应对。

5. 引导、协助活动 组织者或活动引导者需要具备一定的专业知识，了解老年人的特点和需求，以便在活动中提供必要的指导和协助。活动引导者应该耐心细致，鼓励老年人积极参与，同时注意不给他们过大的压力,适时给予合适的帮助。老年人活动不应过于剧烈,注意现场维护,预防人际冲突事件。

6. 评价效果,反馈促进　每次活动后进行总结,定期对活动效果进行评价,了解老年人的反馈,根据反馈结果,适时进行调整和改进,以确保活动的持续吸引力和效果。

(二)老年人日常活动具体流程

1. 确定活动选题和目的　首先须明确开展什么样的活动,也就是活动内容的主题选择和确定,同时明确活动开展的目的。选题一般需要经过三个层次的工作。

(1)组织者充分思考:组织者对每项活动的选择都要事先调研,重点注意:①活动是否适合老年人;②参与活动的老年人情况如何,是否有急需解决的热点问题;③根据老年人的日常活动情况设定合理的活动时间。

(2)组织者之间充分讨论:召开组织者讨论会,将选题内容与活动设想充分讨论,在大家畅所欲言的基础上进行调整、确定。

(3)征求老年人意见:采取个别交谈或开小型座谈会的方式征求老年人意见,认真收集、整理老年人反馈的信息,作为组织活动的重要参考。

2. 设计活动方案,筹备人、财、物　确定好活动主题后,组织者进一步设计整个活动方案,统筹参与的人员,明确需要的财务支持和物品准备等内容。可按以下"5W、2H"的基本思路来进行活动方案设计和策划。

Why:为什么举办这个活动,需要说明活动的目的、意义、宗旨和方向。

Who:谁是活动的受益者,主要说明活动的参与者、赞助人、组织者、发起者。

When:什么时候举行,需要说明活动的具体时间,并考虑到与传统节日、双休日等的时间协调。

Where:在哪里举行,需要说明活动所在的地点,如是在社区活动室还是在风景区、是室内还是室外。

What:活动主要内容是什么,需要说明主题活动分为哪几个部分,每个部分的关键环节是什么,每个环节的注意点是什么。

How:工作技术和方法,需要说明活动的具体组织方法、任务分工、宣传方式等,以及活动期间的安全注意事项、可能遇到的风险分析以及采取的措施。

How much:财源和预算,需要说明资金的预算、应变方案。

3. 制订活动计划,落实组织工作　确定整体的活动方案之后,由组织者和老年人共同制订活动计划,并且落实组织工作。

活动计划应该包括以下内容:活动内容、目标、场地与活动方式,活动的组织领导,时间安排,准备工作,安全管理及活动评价等。活动计划应该由这次活动的负责人书面完成,每一项内容反复斟酌,以便落实。

在组织工作中,有两点应该特别注意。一是尽最大的努力发动和安排老年人参加活动。针对老年人群体存在的问题开展活动,更要注意与问题有关的老年人的活动"角色",选择适合的"角色"让他们承担,以突出活动主题,发挥老年人的主观能动作用。二是考虑可以借助的力量,邀请能为活动"增色"的其他人员参加。

4. 活动预热与准备　正式活动开展前进行必要的预热和推广,好的预热活动会帮助活动和老年人之间建立更紧密的互动,从而获得老年人的认可。预热活动中,可以在互动中制造一些悬念,如逐次揭晓活动内容、相关参与人选等,事先让老年人知晓相关活动信息,激发参与热情。

主要负责人在活动前落实每一项任务的安排,检查各个环节的准备工作,如安全预案、人员及分工安排、物品与环境准备情况,老年人组织等。

5. 活动实施　活动实施前对参与活动的老年人进行适当分组,建立一定的老年人组织,尽量让老年人在活动中自我组织、自我管理，尽可能地让各位老年人根据身体状况以合适的角色参与合适的活动。

按计划组织老年人有序参加活动，工作人员在旁引导、协助、鼓励和观察，适时提供适当的帮助，预防和处理人际冲突或其他意外，确保活动顺利开展。

6. 活动结束与总结 活动结束，注意留出时间让老年人发表感想、体会或意见、建议，一些创作类活动让老年人展示作品、学习类活动让老年人展示学习成果或学到的技能、竞赛类活动则进行必要的评奖和颁奖等。

组织者进行小结，对活动过程、成效进行评价，收集意见与建议，撰写活动总结。

（三）常见的老年人日常活动

1. 保健与功能恢复类活动

（1）康复体操：康复体操是针对老年人身体机能恢复的一种有效方法，可以帮助老年人增强肌肉力量、改善关节活动度和增强平衡能力。在活动中，可以邀请专业康复师给老年人指导，让老年人逐渐适应体操的强度和幅度，达到逐渐恢复身体机能的目的。

（2）传统体育运动：太极拳、八段锦、五禽戏等传统体育运动都非常适合老年人，可以组织老年人学习，以教练或组长引领的方式每天定时集中练习，定期开展各种方式的竞赛活动，从而促进老年人坚持锻炼。长期坚持可以增强体质，改善代谢，提高免疫力，延缓衰老。

（3）日常生活活动和认知训练活动：与衣、食、住、行、乐相关的日常生活活动既是日常生活的一部分，是老年人乐意参与的日常聚会交流的重要媒介，也是自理能力训练的内容。游戏活动、回忆活动、作业活动、手指操等，既是常见的休闲娱乐活动，也是认知障碍老年人认知训练的内容。这一类活动在老年人服务机构中广泛开展，可以与不同的人力资源、环境资源等相结合，创新性地设计活动内容。

（4）康复训练活动：针对不同程度失能失智老年人情况，开展一些集娱乐与康复于一体的老年人活动，如步行与平衡训练活动、关节灵活性训练活动、结合瑜伽冥想的柔韧性训练活动、结合中医适宜技术如推拿按摩、艾灸、刮痧等的体验学习活动等，这些活动在促进老年人功能康复的同时，娱乐身心，锻炼体格，增进交流，促进健康。

（5）健康咨询活动：常见慢性病治疗、康复和日常照护等都是老年人关心的问题，通过健康咨询活动，老年人针对自身健康问题与医护人员对话，更愿意接受并践行相关健康指导。可以定期组织各类医护专家来进行健康咨询，或定期收集老年人需求信息，有针对性地安排咨询活动。

2. 休闲娱乐类活动

（1）戏曲演出：戏曲表演是一种具有丰富文化内涵的艺术形式，可以让老年人欣赏戏曲或者学习戏曲表演。可以邀请戏曲演员来表演，与老年人交流学习，增进彼此间的文化交流和认识；也可以帮助有戏曲特长的老年人组织"戏曲社"，定期开展活动。

（2）绘画展示：绘画展示是一种良好的放松和心灵治疗方式。可以为老年人准备绘画用品，让老年人通过绘画展示自己的艺术才华和情感表达，并举办展览，让老年人更加自信，同时适当给予其一定的自由畅想和表现自己的机会。

（3）广场舞：广场舞是一种社交娱乐性强的运动方式，可以让老年人迈开脚步，放开自己，沉浸在活泼愉快的音乐节奏中，享受舞蹈的自由和快乐。

（4）文化讲座：文化讲座是一种传递知识和经验的方式，可以邀请艺术家、文化爱好者、学者等来给老年人讲授传统文化和当下社会发展的最新知识，增加老年人的见识、拓宽视野、开阔心胸。

（5）陶艺制作：陶艺制作是一种极具娱乐性的创作活动，可以通过手工创作来传递文化、情感和值得信仰的品质。可以为老年人准备需要的手工材料，并定期举办手工制作教学及展示活动，增强老年人的体验感和成就感。

（6）手工制作活动：集体的手工制作活动可以激发老年人的兴趣，使其体验手工制作的乐趣，增进人员之间的互动和认识。同时手的作业活动有利于手功能的维护和康复，增进成就感。

（7）各类竞赛活动：趣味体育竞赛、歌唱比赛、书法比赛、烹饪比赛、猜谜比赛等，可以激发老年人参与的乐趣，活动身体、动手动脑、人际互动，增进老年人身心健康。

3. 学习教育类活动

（1）数字科技培训：数字科技培训旨在帮助老年人熟练使用数字设备和应用，包括智能手机、平板电脑以及社交媒体，以提高他们的数字素养和社交参与度。可以调查参与者的数字经验水平，以了解他们的需求和兴趣。根据数字技能水平，分组进行培训，确保培训内容与参与者的实际水平相适应。将培训内容结合实际操作，通过实践巩固所学知识，提高学习效果。提供定期的跟进支持，确保老年人能够持续运用数字技能。

（2）文化课程学习：文化课程学习包括艺术、历史、文学等领域的课程，通过学习丰富的文化知识，促进老年人的认知发展和精神的丰富。设计丰富多彩的文化课程，包括艺术画廊参观、历史讲座和文学小组讨论等。邀请有经验的导师，以专业且深入的课程，激发学习兴趣。鼓励小组互动，促使老年人分享观点、经验和理解，增进社交互动。安排参观活动，如博物馆、艺术展览等，为学习提供实地体验。

（3）生活技能培训：生活技能培训致力于提高老年人在日常生活中的自理能力，包括烹饪、购物、财务管理等方面的技能。可以着重培训实用的生活技能，如简便烹饪、购物技巧和基本财务管理。组织有互动性的烹饪班，让老年人亲自动手，提高实际操作能力。邀请专业嘉宾，如厨师或财务专家，进行专题讲座和示范，提供实用建议。与当地超市或商家合作，组织购物活动，让老年人在真实环境中学习。

（4）各类专项知识学习活动：如金融理财、法律、交通、保健、防诈骗等各类专项知识学习活动，可扩展老年人对财务规划和投资、自身权益维护和遗产继承、交通标识和安全出行、日常保健与疾病防控、非法集资和网络诈骗等方面的认知维度，预防不良事件，保障人、财、物的安全，促进社会稳定。

（5）兴趣课程学习活动：摄影、绘画、书法、编织、烹饪、面点制作等课程都是老年人特别喜欢的课程，可以开设不同层次的课程，老年人根据自身喜好参与学习，结合定期的成果展示活动，提升老年人的成就感、获得感和归属感。

4. 社交类活动

（1）舞会：舞会是一种有趣的社交方式，可以为老年人提供许多机会认识新朋友，交流文化，展现自己的魅力。可以定期举办或组织老年人参与舞会活动，增进人际交往的同时也锻炼身体。

（2）野餐活动：野餐是一种非常好的户外活动，老年人可以在阳光下享受美食和自然风景。同时可以穿插一些互动游戏，增加老年人的乐趣和归属感。

（3）团体健身活动：老年人根据兴趣爱好参与一些健身小组，进行散步、跑步、瑜伽等集体活动，这些体育活动不仅可以增进老年人身体健康，同时能够增进人际交流，可以让老年人在锻炼身体的同时与其他老年人建立联系。团体成员相互交流和鼓励，也促进健身活动的持续开展。

（4）志愿服务：老年人参与社区志愿服务，为社区发展贡献智力和具体的服务，维持较好的社会参与。利他服务有利于提升老年人的自我价值感，增进归属感，促进身心健康。

（5）兴趣小组活动：组织老年人参与兴趣小组活动，比如读书俱乐部、唱歌小组等，让他们有机会结识有共同兴趣的朋友，与人分享愉悦，增进情感交流。

（6）聚会活动：组织老年人参加各种社交聚会活动，比如旅游、茶话会、舞会等。通过参与各种活动，老年人可以扩大自己的社交圈，找到自己的归属感，从而提高自信心和自我价值感。

5. 心理疏导类活动

（1）心理健康讲座：邀请心理专家来为老年人开展心理疏导讲座，使老年人学习心理知识，学会自我调整情绪和寻求帮助，积极应对生活中的各种事务。

（2）心理访谈活动：定期邀请心理咨询师开展老年人心理咨询活动，可以团体辅导，也可以一对一心理辅导，疏导老年人的不良情绪，提高心理调节能力。

（3）共同志趣情感交流：组织老年人参与兴趣小组活动，比如读书俱乐部、唱歌小组等，让他们有机会结识有共同兴趣的朋友，享受到与别人分享的愉悦和情感交流。

（4）心路历程分享会：组织老年人进行小组聚会，让他们可以讲述自己的故事和经历，以此来增强和巩固自我信心。通过分享自己的人生经历，以及自己取得的成就，让他们认识到自己是有价值的，从而提高自信心。

二、老年人日常活动策划

为使活动顺利开展并达成预定的目标，需要对整个活动的各个细节进行策划并形成一定形式的策划书，方便团队成员共同开展工作。以下是活动策划书的一般内容。

1. 活动的目的 老年人退休后，闲暇时间多，生活可能会变得枯燥乏味，也很容易产生孤独感和自卑感。为此，我们要为老年人提供一系列的活动，来丰富他们的精神生活、扩大他们的社交圈子，提高他们的生活品质和幸福感。组织老年人活动的目的有以下几点。①促进老年人身心健康：老年人在日常生活中保持活动，能够拥有一个良好的身心状态和积极的精神状态，从而更好地适应生活环境。②促进老年人的社交活动：老年人在日常生活中可能会感到孤独和无助，通过定期的活动，他们可以和老朋友相聚交流，同时结识新朋友，接收新信息，不与社会脱节，维持较好的社会参与度。③让老年人获得乐趣，增加老年幸福感：活动开拓老年人的兴趣爱好，提升他们积极的生活态度，增加获得感、成就感、价值感和归属感，提高他们的生活幸福度。④建立健康行为：在各类活动中开展相关健康教育，在老年人之间的"现身说法"中相互交流，使其领悟营养、运动、养生保健及心理健康等内涵，可以帮助老年人养成良好的生活习惯，例如定时锻炼、健康饮食、定期监测身体状况等。

2. 活动的时间、主题 养老服务单位或者社区一般以一周的活动安排来提前预告，这就需要制作一周活动安排表，表2-3-1是某养老机构老年人活动一周安排表。

表2-3-1　某养老机构老年人活动一周安排表

主题及时间	周一	周二	周三	周四	周五
主题	我的世界 我的兴趣	温暖故事 真诚交流	健康生活 从我做起	阳光家园 健康生活	生命不息 学习不止
8:00~9:00	运动健身课	早间舞会	康复体操	伸展运动	漫步游园
10:00~11:00	品茶赏花会	故事分享会	学习教育	技能分享	书法教育
14:30~16:00	创意手工坊	戏曲大赏	游戏互动	心理疏导	参观博物馆

3. 活动的内容及时间安排 制作一周活动安排表后，再针对每一天每一项活动制订活动细则，写清活动的内容和时间安排，并说清活动的目的、时间、内容及具体的活动过程、注意事项等，方便工作团队执行和老年人选择，如表2-3-2所示，制订一周安排表中的活动细则。

表2-3-2　周一活动细则

周一："我的世界　我的兴趣"	
目的：让参与者在轻松、愉快的氛围中寻找自己感兴趣的事物并培养兴趣爱好，缓解压力，提升心理健康和自信心	
活动名称	具体事宜
1.运动健身课	●活动时间 8:00~9:00 ●内容 低强度有氧运动、轻柔的力量训练、平衡性训练和柔韧性训练

续表

活动名称	具体事宜
1.运动健身课	●教师 老年健身教练***全程授课并引导练习 ●适宜参与对象 能站立行走的老年人，尤其适合患有骨关节退行性变、骨质疏松症、平衡困难或患有其他慢性病的老年人 ●主要作用 ①改善心肺健康：通过有氧运动，促进心肺功能，提高耐力。②增强肌肉力量：通过轻柔的力量训练，预防肌肉萎缩，提高日常功能性活动的能力。③提高平衡和协调：针对老年人容易出现的平衡问题进行特殊训练，减少摔倒的风险。④维持关节柔韧性：通过柔韧性训练，提高关节的灵活性，减少关节疼痛。⑤促进社交互动：通过课程促进老年人之间的社交，提高生活质量 ●注意事项 ①医疗咨询：老年人在参加运动健身课程前咨询医生建议，进行血压、脉搏测量，并在活动中遵循医护人员建议。②活动前准备：正式活动前如厕，喝一杯温开水，按教练指引进行准备活动。③渐进性运动，个性化调整：课程强调运动的渐进性，逐渐增加运动强度，逐步适应，避免突然增强运动强度，老年人根据自身身体状况自我调整，教练应根据老年人个体差异调整课程内容。④适度休息：老年人在感到疲劳或不适时应及时休息，关注身体信号，出现疼痛、头晕、胸闷等不适时，及时停止运动并报告教练与工作人员
2.品茶赏花会	●活动时间 10：00～11：00 ●内容 包括品茶仪式、欣赏花卉艺术、花道演示以及互动讨论，以创造轻松愉快的氛围 ●教师 茶艺师和花道老师将共同负责这个活动。茶艺师将介绍茶的文化和品茶技巧，花道老师将分享花卉艺术的知识和技巧。他们提供专业的指导，使老年人更好地理解并享受品茶和赏花的乐趣 ●适宜参与对象 意识清醒能坐立的老年人，尤其是对茶文化和花卉艺术有兴趣者 ●主要作用 ①促进社交：通过品茶赏花，与他人分享兴趣，结交朋友，建立友谊。②学习茶艺、花艺，愉悦心情：品茶和赏花的过程可以带来愉悦感，有助于缓解压力，提升心理健康，同时在愉快的氛围中学习品茶和欣赏花卉艺术，欣赏美，有助于保持大脑活跃。③培养饮茶习惯：体验茶文化的深厚内涵，多饮水，促进健康 ●注意事项 ①茶品选择：茶品应该根据老年人的健康状况进行选择，避免过于浓烈或有刺激性的茶。②花卉选择：考虑到花卉的香气和色彩，避免易引起花粉过敏的花卉。③场地选择：品茶场地旁边有厕所，如厕方便，同时活动场所座位舒适，地面防滑，老年人穿防滑鞋，及时拖干地面。④细品慢饮，交流平等：控制品茶节奏，在活动中鼓励老年人积极交流，确保每个人都有机会分享自己的想法和感受
3.创意手工坊	●活动时间 14：30～16：00 ●内容 本次创意手工内容是"花艺明信片"制作，是手绘、饰品手工制作系列活动之一。课程注重创意和个性，鼓励学员发挥想象力，创造属于自己的作品。这个创意手工坊旨在为老年人提供一个轻松愉快的创作空间，通过手工艺品制作促进创意表达和社交互动

续表

活动名称	具体事宜
3.创意手工坊	●教师 专业的手工艺老师负责指导课程，他们拥有丰富的手工经验，能够耐心教授各种手工技巧，并鼓励学员发挥创意。教师还将提供所需的材料和工具，并在课程中分享有关艺术和手工的知识 ●适宜参与对象 能坐立，上肢及手指能较好活动的老年人，特别适合那些对手工艺品有兴趣、想要尝试新事物或者希望通过手工制作活动结交新朋友的老年人，也适用于需要进行上肢和手指灵活性康复的老年人 ●主要作用 ①认知和手功能锻炼：通过手工制作，动手动脑，提高手眼协调能力，同时开发思路，表达个性和情感。②社交互动：与他人分享经验、互相帮助，促进社交互动和团体感。③创造价值，体验成就感：创造属于自己的有意义的作品，为自己带来成就感 ●注意事项 ①安全第一：提供安全的工具和材料，确保老年人在手工制作过程中遵循安全操作规范，失智症老年人参与活动，刀剪等用具的使用有专人协助管理。②个性化指导，鼓励分享：根据学员的手工水平和兴趣，提供个性化的指导和建议，鼓励学员分享彼此的创作，营造积极的学习氛围。③尊重差异，注重乐趣：尊重手工水平和兴趣的个体差异，避免过度劳累，应尊重每个人的创作选择，不过分强调技巧，注重乐趣和愉悦的心理体验

4. 活动人员分工及安排 一项活动从设计策划到安全实施并获得较好成效，需要各个部门的配合和各个环节的把关，需要团队力量去完成。团队成员要既有合作又有分工，齐心协力推进。老年人活动一般需要以下的分工安排。①统筹者：负责整个活动的策划和组织，保证每个环节的质量和水平。②摄影和媒体报道者：负责拍照和摄影并撰写文稿，在相关官网、社交媒体等来宣传活动、展示老年人风采，增加活动的知名度。③志愿者：活动中的服务者，提供帮助或专业服务，帮助老年人更好地参加活动，也可以请专业志愿者为老年人提供如理发、化妆、咨询等服务。④主持人：负责整个活动的主持工作，包括介绍活动内容、邀请嘉宾、引导积极参与等，负责公布活动的信息和动态，用真诚的话语让老年人感受温暖。⑤厨师团队：负责准备丰富多样的食材、制作美味的餐点，确保老年人的营养供给。⑥运营团队：负责活动现场的布置、物料准备、安全管理、后勤服务等。⑦外联人员：联系、接送外请的教师、专家或其他为此次活动聘请的嘉宾，并安排好外请人员的生活和安全问题。

5. 活动营销宣传 各类活动需要发挥老年人的主观能动性，使其积极主动参与，确保活动安全、高效地开展。①借助社区广播、大屏幕等方式，在社区内宣传和推广活动，增加老年人参与的意愿；②利用官方网站、社交媒体、微信公众号等渠道广泛宣传活动，吸引更多的老年人参与；③通过社区志愿者、社区工作者等途径，加大活动的宣传力度，并吸引更多的志愿者参与活动。

6. 活动需要的物料准备 根据活动内容准备相应的物料，一般有如下几种。①礼品或奖品：为参加一些互动游戏获胜的老年人准备；②照相机或高像素手机：在活动现场拍摄照片，作为宣传和相册制作的素材；③广告：需要印制传单、海报或者手册之类，以传达活动信息；④食材：各种新鲜的食材或成品，包括蔬菜、肉类、水果等，并要保证食材的安全；⑤器具：根据需要准备烹饪器具、餐具、桌椅、授课投影仪等；⑥其他物料：包括各种文化、艺术、体育活动所需要的教材、道具、工具等。

7. 活动预算 综合考虑策划、物资、场地、工作人员、外请专家劳务等成本，作出合理预算并报批。

8. 活动危机管理 保证安全是老年人各类活动开展首先要考虑的问题，要对常见意外事件进行预判和管理，预防人际冲突、跌倒、食物中毒、疾病突发等安全事件。要做好以下几方面的工作。

①安全管理：贯彻于活动的始终，在活动现场设立安全警示牌提醒老年人注意安全，配备必要的医疗急救装备、药品和人员，活动过程中工作人员与老年人配备对应关系，随时沟通和观察；②双重保险措施：在与各方签订相关协议时，确保合同条款，合理规避风险，对管理措施进行严格的监督；③应急预案：需要制定完善应急预案，组织团队和老年人进行应急演练，以应对意外事件。

9. 撰写老年人活动公告和邀请函　前述所有活动方案完成后，就需要考虑如何组织老年人参加，拟定邀请函和老年人活动公告，组织老年人参与。

三、老年人日常活动组织与管理

1. 活动时间管理　老年人活动需要考虑老年人的生理和心理特点及活动性质，来安排每次活动的时间长短。每次活动的时间不宜过长，活动前有准备、中间有休息、活动后有整理活动，避免老年人产生疲劳。运动类低强度活动每次控制在 1 小时以内，或者分段进行；中等强度及以上的活动时间应控制在半小时以内，或根据老年人个体差异经专人评估沟通后落实；手工类活动不宜超过 2 小时，中间需要有休息；参观、考察类活动宜分段进行，避免疲劳。

2. 活动强度管理　老年人活动不宜过强，应避免过度用力、屏气和爆发性的运动，如搬重物、举重、跳跃等。活动强度因人而异并渐进性地增强，以不感到过度疲劳，没有头晕眼花、胸闷心悸等症状为宜。

3. 活动频度管理　活动频度根据活动性质和老年人身心状况来安排，健康锻炼类活动、功能康复类活动以每天进行为好，也可以每周安排 3~5 次；兴趣学习类活动每周安排 2 次左右，健康教育、文化艺术类活动每月安排几次；安全演练可以每半年安排一次。

4. 活动场地管理　老年人日常活动场地应选在安全、交通便利、阳光充足、风景优美的地方，养老服务机构内的各类活动室、多功能厅、室外花园都是较好的场所，艺术类活动可以到影院，旅游、写生等则到自然环境中去。不管去哪些地方，首先要结合老年人的情况评估环境，需要活动空间宽敞、明亮、通风良好，地面无高差、防滑倒并有安全保护标识，设置舒适的座椅和茶水等设施，有方便老年人如厕的厕所等。总之，活动场地首先要考虑安全问题，同时进行合适的布置，配备必要的设施、设备和急救药品等。

5. 活动人员管理　活动人员管理包括工作人员和老年人的管理。每次老年人活动都必须有足够的工作人员参与并做适当的分工，活动前进行针对性培训。讲课老师或活动引领者负责活动的进行，控制活动节奏；医护人员负责对老年人的身体情况进行监测，应对突发情况；志愿服务者和工作人员可以分别对应管理多位老年人，在现场指导、协助，同时分别负责现场环境和秩序。

老年人的组织管理要细致，配对的工作人员在活动前对参与的老年人进行评估，了解疾病、服药和兴趣等情况，测量血压、脉搏，针对活动进行健康教育，说明注意事项和意外事件预防措施；活动过程中观察老年人情况，询问感受，有不适及时停止活动；活动后对老年人进行评估，了解活动量和老年人感受、意见等，赞赏、鼓励老年人，并对后续活动进行沟通、安排。

6. 活动危机管理　老年人活动危机主要指在活动的组织和实施过程中出现的有损老年人身心健康的各类事件，主要有：人际冲突、心理应激、跌倒、肢体受伤、疾病突发等。

活动负责人首先对活动的过程进行全程审视，预测可能出现的一些问题，同时综合参与活动的老年人身心评估信息，制订危机预防和应急处置预案，配备医务人员和必要的物资；再对参与活动的所有人员包括志愿服务者进行针对性培训，活动前对老年人进行详细说明，强调自我安全措施；老年人配备对应的服务人员，在活动期间全程协助、协调、观察和保护。

四、老年人活动评价

1. 评价的方法　在评价组织老年人参加日常活动的效果时，选择合适的评价方法和标准至关重要。为了确保评价的准确性和可靠性，需要采用多种数据收集方法，以便全面了解活动的效果。

（1）数据收集方法：数据收集常用的方法有三种。①问卷调查：设计针对参与者的问卷，内容涵盖活动的组织、流程、内容以及个人感受和收获。通过在线或纸质形式进行调查，确保覆盖到各个层面的参与者，从而获取广泛的反馈。②访谈：对部分参与者进行深入访谈，了解他们对活动的整体评价、具体环节的感受以及活动给他们的生活带来的影响。访谈可以采用面对面的形式，也可以通过电话或视频通话进行。③观察法：组织观察员对活动进行全程观察，记录活动过程中的亮点和不足，以及组织方的协调和应急处理能力。观察员可以由专业人士或经过培训的志愿者担任。

（2）评价指标体系：建立一个完善的评价指标体系是评价活动效果的关键环节。指标体系应全面反映活动的各个方面，不仅包括参与度、满意度等直观指标，还可以包括活动对老年人的身心健康、社交能力、生活质量等方面的提高程度。每个指标都应尽可能具体、可量化，以便进行客观评估和比较。

（3）统计分析：对收集到的数据进行统计分析是评价活动效果的必要步骤。通过统计分析，可以揭示活动效果的关键因素，如哪些环节最受参与者欢迎、哪些改进措施最为有效等。此外，统计分析还可以发现需要改进的方面，为未来的活动提供有针对性的建议。

在进行统计分析时，可以采用描述性统计和推断性统计相结合的方法。描述性统计用于描述数据的分布、集中趋势和离散程度等特征；推断性统计则用于对总体进行推断和预测，如通过样本数据来推断总体的性质。通过综合运用这些统计方法，可以对活动效果进行深入分析，为组织方提供有价值的反馈和建议。

总之，选择合适的数据收集方法、建立完善的评价指标体系以及进行有效的统计分析是评价组织老年人参加日常活动效果的三个关键环节。通过科学、客观的评价，可以全面了解活动的效果，为未来的活动提供有益的借鉴和改进方向。

2. 活动实施效果评价 对活动实施效果的评价是整个评价过程中的核心环节。在评价活动实施效果时，需要从多个方面进行全面考察，以确保评估的准确性和客观性。

（1）活动组织的评价：对活动的组织主要从以下几个方面去评价。①策划阶段：评估活动策划的周密性和创新性，是否充分考虑了老年人的需求和特点。②分工情况：分析活动的组织结构和人员分工是否合理，各环节是否有专人负责，以确保活动的顺利进行。③协调与沟通：评估活动组织过程中的协调机制是否有效，信息传递是否畅通，各部门或成员之间是否能够协同工作。

（2）流程评价：主要评价以下几个方面。①流程设计：分析活动流程的设计是否科学、合理，是否充分考虑了时间、场地、资源等方面的因素。②流程执行：观察活动实施过程中流程的执行情况，有无出现混乱、延误或不符合预期的情况。③调整与改进：评估组织者对活动中出现问题的应对能力和流程调整能力，能否及时解决问题并优化流程。

（3）实施过程评价：主要评价以下内容。①内容评价：根据参与者的反馈和观察结果，评估活动内容是否符合老年人的兴趣和需求，是否具有针对性和实用性。②氛围营造：评估活动氛围是否和谐、友好，参与者之间是否能够互相尊重、交流互动。③互动与参与度：观察活动过程中参与者的互动情况与参与度，分析影响参与度的因素，并评估活动的吸引力。

（4）安全性评估：主要对以下几方面进行评价。①安全措施：检查活动过程中安全保障措施是否完备，包括场地安全、设备安全、医疗急救等方面。②突发事件及应对：评估组织者对突发事件的应对能力，是否有应急预案，以及应对措施的有效性。③反馈与改进：通过参与者的反馈和观察结果，了解他们对活动安全性的评价，并针对问题进行改进，以提高未来的活动安全性。

3. 对老年人影响的评价 活动对老年人的影响是评价活动效果的核心内容。需要从身心健康、社交能力、生活质量、个体变化等方面进行考量，以确保活动真正有益于老年人的生活。

（1）身心健康：主要评价以下内容。①身体机能：通过对比活动前后的身体检查结果，评估活动对老年人身体机能的影响，如肌肉力量、心肺功能等。②心理状态：通过心理测试和访谈，了解活动对老年人心理健康的积极作用，如减轻焦虑、抑郁等情绪问题等。③健康行为：观察活动后老年人在饮食、运动等方面的健康行为变化，以及生活习惯的改善情况等。

(2)社交能力:主要评价以下内容。①社交参与度:观察活动后老年人在社交场合的表现,如主动交流、结交新朋友等。②人际关系改善:了解活动对老年人人际关系的影响,如家庭关系、邻里关系的和谐程度。③沟通技巧提升:评估活动对老年人沟通技巧的帮助,如倾听、表达能力的提高等。

(3)生活质量:主要评价以下内容。①生活态度转变:观察活动后老年人在生活态度上的积极变化,如更加乐观、积极面对生活等。②日常活动丰富度:了解活动对老年人日常活动内容的影响,是否增加了新的兴趣爱好和活动。③应对压力能力:评估活动对老年人应对压力能力的提升,如更好地处理家庭、健康等问题。

(4)个体变化:主要评价以下内容。①个体成长与进步:关注个体老年人参与活动后的成长与进步,如学习新技能、实现自我价值等。②个性化需求满足:评估活动对满足老年人个性化需求的能力,如特殊兴趣、文化背景等方面的满足程度。

通过以上方面的评价,可以全面了解活动对老年人的积极影响,并为未来的活动提供改进和发展的方向。同时,与老年人的直接交流和反馈也是评估的重要依据,有助于更好地理解他们的需求和期望。

4. 可持续性与长期效益评价 为了确保活动的长期效益和持续发展,对活动的可持续性进行评估至关重要。

(1)经费保障:主要评价以下内容。①资金来源稳定性:评估活动的经费来源是否多样化且稳定,如政府拨款、企业赞助、个人捐赠等。②资金使用效率:分析活动经费的使用情况,是否合理、高效,并关注是否有浪费或不必要的支出。③财务透明度与公开性:评估组织者是否公开财务报告,接受公众监督,以确保资金使用的透明度和公信力。

(2)志愿者参与:主要评价以下内容。①志愿者招募与培训:关注组织者在志愿者招募、选拔和培训方面的机制,确保志愿者的素质和能力满足活动需求。②志愿者参与度与满意度:了解志愿者的参与情况和满意度,以及组织者对志愿者的关心和支持程度。③志愿者保留与发展:评估组织者是否具备有效的志愿者保留和发展策略,如提供成长机会、认可和鼓励等。

(3)长期规划:主要评价以下内容。①目标与愿景:了解组织者对活动的长期目标和愿景,以及实现这些目标的具体计划和策略。②灵活性与适应性:评估组织者在面对环境变化和挑战时的灵活性和适应性,以及调整活动内容和形式的能力。③持续发展计划:分析组织者是否有明确的持续发展计划,包括资源调配、合作伙伴关系建设等方面。

(4)社区与老年人受益情况:主要评价以下内容。①社区影响力:评估活动对社区整体氛围、文化和价值观的积极影响,以及社区居民对活动的认同和支持程度。同样,养老服务机构内部的活动,需要评估对本机构全体老年人的影响和认同。②老年人生活质量提升:持续关注活动对老年人生活质量的影响,如身体状况提高、社交能力提升、心理满足感增强等。③代际交流与融合:分析活动是否促进了老年人与其他年龄层人群的交流与融合,增强了凝聚力。

(5)反馈与改进机制:主要评价以下内容。①参与者和观察者反馈收集:建立定期收集参与者和观察者意见和建议的机制,以便及时了解活动效果和改进方向。②问题诊断与改进措施实施:对收集到的反馈进行分析,诊断存在的问题,并制订具体的改进措施和实施计划。③持续改进文化培育:在组织内部培育持续改进的文化氛围,鼓励员工和志愿者积极提出改进建议,并不断完善和优化活动内容和形式。

通过对以上方面的全面评估,可以判断活动是否具有可持续发展的潜力,并为未来的活动提供有针对性的改进建议和发展方向。

(曾玲晖 林允照 浙大城市学院)

第三章　康养照护常用技术

【学习目标】

1. 熟悉梳发、运目、叩齿、浴面、咽津、弹耳、摇头、呵浊、揉腹、拍背、摆腰、提肛、扭膝、抖肢、搓脚及经络穴位拍打养生操的作用。
2. 熟悉刮痧、腹部按摩、艾灸、拔气罐、中药足浴、穴位按摩、大黄穴位贴敷、耳保健操、耳穴贴压及体质辨识与食疗的作用。
3. 掌握梳发、运目、叩齿、浴面、咽津、弹耳、摇头、呵浊、揉腹、拍背、摆腰、提肛、扭膝、抖肢、搓脚及经络穴位拍打养生操技术的方法和注意事项。
4. 掌握刮痧、腹部按摩、艾灸、拔气罐、中药足浴、穴位按摩、大黄穴位贴敷、耳保健操、耳穴贴压技术的方法及注意事项以及体质特征与饮食调理方法。
5. 能熟练进行梳发、运目、叩齿、浴面、咽津、弹耳、摇头、呵浊、揉腹、拍背、摆腰、提肛、扭膝、抖肢、搓脚及经络穴位拍打养生操的技术操作，能熟练进行刮痧、腹部按摩、艾灸、拔气罐、中药足浴、穴位按摩、大黄穴位贴敷、耳保健操、耳穴贴压技术，能指导老年人练习。

第一节　日常养生技术

生命在于运动，老年人根据自身的健康状况选择适宜的运动方式、运动量和运动频率，可以锻炼心肺功能，减少肌肉流失，预防失能和促进康复。传统中医养生方法与身体活动相结合，可以调养气血，增强免疫力，延年益寿。本节介绍常用的中西医相结合的日常养生技术，这些方法适合身体功能不同状态的老年人日常锻炼，也可与其他耐力运动相结合进行锻炼。

一、常　梳　发

（一）概述

中医认为：头为"精明之府，诸阳之会"。发为"血之余，肾之外华"，故头部汇集了五脏六腑之精华。手、足三阳经和督脉都上达于头部，头部还分布有40多个穴位，如图3-1-1。故有"日梳三遍百病除"之说。

梳发能健脑提神、调理脏腑、聪耳明目、消除疲劳、乌发固发，能有效防治头痛眩晕、白发脱发、失眠健忘等症。

（二）操作方法

1. 顺梳法

（1）手掌互搓至发热，两手十指插入发间；从前发际向后发际、从前额发际向耳侧发际方向梳捋。

（2）要求速度缓慢，节奏均匀，以头皮有温热感为宜，早晚各梳100次。

2. 叩击法　两手手指弯曲，以手指罗面从头顶正中向两侧轻轻叩击；然后两手从头顶逐渐向后移动，叩击整个头部5～10遍。

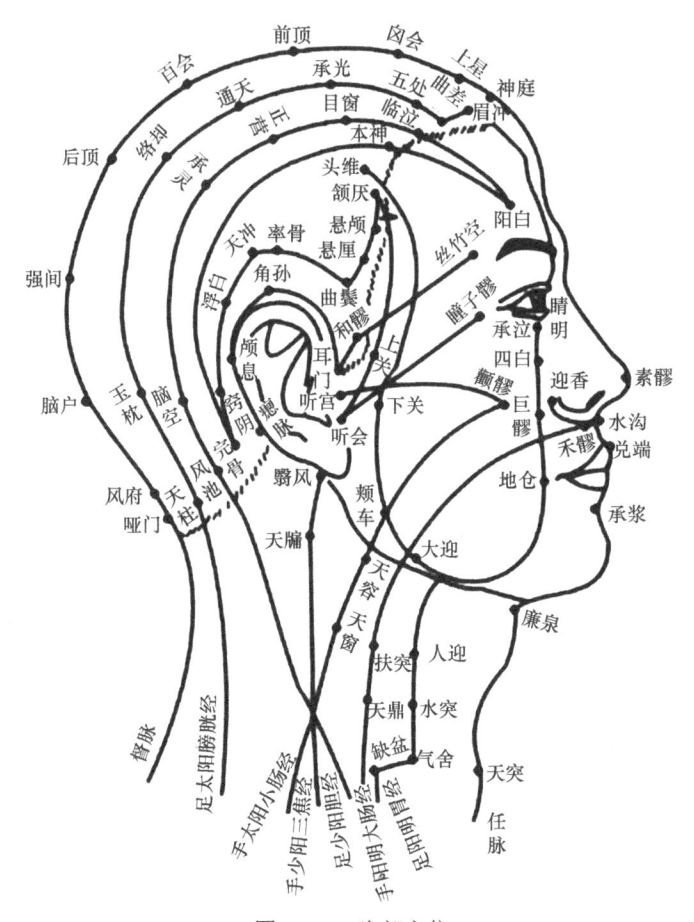

图 3-1-1 头部穴位

3. 拿捏法 两手五指分别拿捏头皮，从头部中间的督脉开始向两旁的膀胱经、胆经移动；然后向后移动，拿捏整个头部 5~10 遍。

4. 啄百会 五指并拢成梅花状，左右手轮流啄百会穴（百会穴位于头顶，在正中线与两耳尖连线的交叉处，如图 3-1-2 所示）；或用掌心轻轻拍击百会穴。

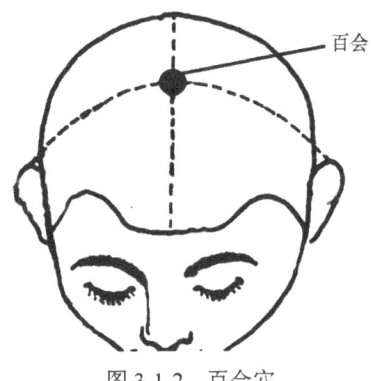

图 3-1-2 百会穴

（三）注意事项

1. 梳具 一般用手指或选用天然材质的木梳、牛角梳，梳齿圆润疏松为佳。不能用塑料梳子，易产生静电。避免梳齿又细又尖，以免损伤头皮。

2. 梳法 梳发方向始终是由前向后，即从前发际向后发际、从额角处向耳后缓慢梳理。

3. 力度 用力要均匀适中，速度宜缓慢，每个部位都要反复梳到。梳到以头皮微微发热、发麻、发胀为度。

4. 时间 结合日常生活习惯，早晚梳发最佳，早晨梳头有醒神开窍的功效，睡前梳理能起到催眠安神的作用。早上配合扣击法，晚上结合拿捏法则效果更佳。每次梳 5~10 分钟。

二维码 3-1-1 常梳发

梳发操作视频见二维码 3-1-1。

二、常运目

(一) 概述

目是五脏六腑的缩影。《灵枢·大惑论》曰："五脏六腑之精气,皆上注于目而为之精。""目者,五脏六腑之精也。营卫魂魄之所常营也,神气之所生也。"中医五轮学说认为:瞳仁属肾为水轮,黑睛属肝为风轮,目眦及血络属心为血轮,白睛属肺为气轮,眼睑属脾为肉轮。如图3-1-3。

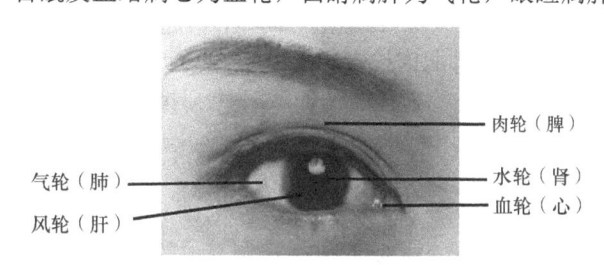

图 3-1-3　五轮学说

运目可明目醒脑、消除眼睛疲劳、提高视力、预防近视,延缓眼的老化,改善眼部皱纹、黑眼圈及头昏目眩等症。

(二) 操作方法

1. 快速眨眼　睁眼抬头,头颈不动,快速眨眼20下,然后眯眼10秒再睁开,如此反复数次。

2. 运目转睛　微闭眼,眼球依次向上、右、下、左顺时针转动10圈,再逆时针转动10圈。或上下、左右转动10次。

3. 掌心敷眼　双手摩擦到掌心发热,然后闭上双眼,将发热的掌心敷上眼部,重复数次;或用毛巾热敷双眼3~5分钟。

4. 远近凝视　看远处事物20~30秒,室内可以抬头看看窗外;再看近处(约30厘米)物体或者书报20~30秒,努力看清,交替3~5次,每日数次。

(三) 注意事项

(1) 长时间电脑前工作、看手机、看书报后进行快速眨眼,可以改善和预防眼睛干涩和视疲劳。

(2) 注意眼部卫生,运目前洗净双手,勿用手揉搓眼睛,敷眼时掌心正对眼球,不能捂得太紧而压住眼球。

(3) 运目转睛时头部尽量保持不动,眼球转动要慢、速度要均匀、范围要大。

(4) 远近凝视睁眼看远方最好看绿色植物,看近处约30厘米的物体要看细节,如手指的横纹等。

运目操作方法见二维码3-1-2。

二维码 3-1-2　常运目

三、常叩齿

(一) 概述

"清晨叩齿三百下,到老牙齿不会落。"牙齿的生长与脱落,与肾中精气的盛衰有密切的关系,"肾主骨,齿为骨之余"。牙齿是人体骨骼的一部分,而骨的生长依赖于肾的精气,故曰:肾衰则齿豁,精固则齿坚。

经常叩齿可起到疏通经络,强肾固精,健脾助运,益智固齿,延年益寿的作用,能有效预防牙齿和口腔疾病的发生。

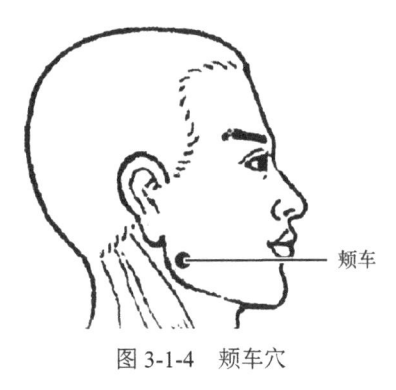

（二）操作方法

1. 叩牙法 口微微合上，上下排牙齿互叩。先叩臼齿，再叩门牙，然后叩犬齿，各叩 30 下。叩臼齿时下颌骨稍后缩，叩门牙时下颌骨稍向前方推移。

2. 鼓漱法 闭口，鼓起两腮与唇部；然后收缩腮部，利用腮部肌肉拍击牙齿和牙龈，即两腮做漱口动作 30 次。

3. 按颊车 两手大拇指指腹按揉颊车 30 下，颊车位于咀嚼时咬肌隆起最高点处。如图 3-1-4。

图 3-1-4 颊车穴

（三）注意事项

（1）叩牙时间：最好是每日早起和晚间进行，全身放松，心神合一。可以每次叩击 100～300 下。

（2）力度和顺序：叩牙的力度可轻叩、重叩交替进行，叩牙的顺序为先叩臼齿，再叩门牙，然后叩犬齿。互叩时须发出声响才能奏效。

（3）鼓漱法：利用腮部肌肉拍击牙齿和牙龈起到按摩作用。

叩齿操作视频见二维码 3-1-3。

二维码 3-1-3 常叩齿

四、常浴面

（一）概述

浴面又称摩面、干洗脸等。中医认为"头为诸阳之会，面为五脏之华"。手足三阳经与督脉、任脉都经过头面部，且分布有 30 多个穴位，如图 3-1-5、图 3-1-6 所示。故常浴面能畅通经络，祛风散寒，提神醒脑，增强面肤弹性，减少皱纹，滋润脸色，延缓衰老。可有效防治感冒、头疼脑涨、迎风流泪、牙痛鼻塞、面瘫流涎等疾。

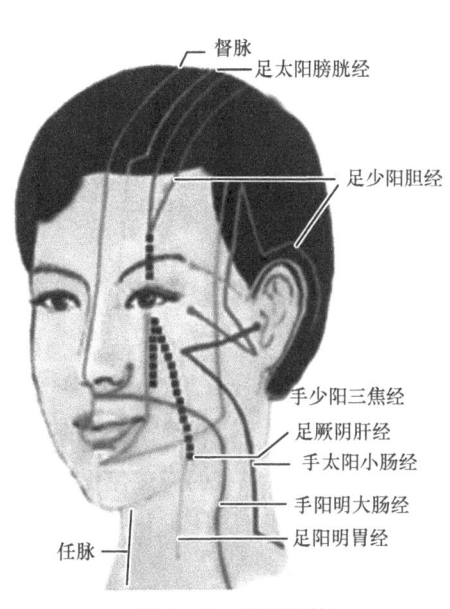

图 3-1-5 头面经络

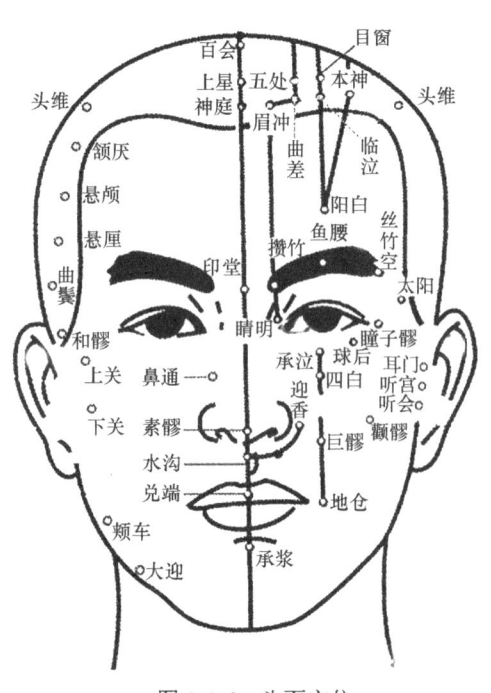

图 3-1-6 头面穴位

（二）操作方法

1. 双掌浴面　掌心互擦至发热，双掌覆于两腮及下颌部，五指并拢，无名指贴于鼻翼两侧迎香穴处；掌指上推，经眉间印堂，至额部发际；然后向两侧擦至两鬓，经面颊、耳根至腮部下颌。如此反复擦至面部红润微热为度或往返30次。

2. 点按穴位
（1）两手无名指从迎香、鼻通至睛明穴来回搓擦。
（2）两手拇指按太阳穴，食指弯曲，轮刮攒竹、鱼腰、丝竹空。
（3）食指分别点按颧髎、地仓、承浆等穴。

3. 轻拍脸部　用手掌或指腹轻轻拍打整个面部。

4. 击打下巴　微微抬头以两手背交替击打下巴。

（三）注意事项

（1）浴面时要清洁脸部和双手，动作要轻柔均匀，不宜过急过重，以免损伤皮肤。
（2）向上推时可稍用力，向下擦时则用力宜轻，点按穴位以酸胀感为宜。
（3）每日至少做两遍，面部患有疮疖未愈时禁忌按摩、按压。
（4）冬天气候干燥，可涂抹上润肤霜或润肤油后再浴面。

浴面操作视频见二维码3-1-4。

二维码3-1-4
常浴面

五、常咽津

（一）概述

"日咽唾液三百口，一生活到九十九。"《黄帝内经》曰："五脏化液，心为汗，肺为涕，肝为泪，脾为涎，肾为唾，是谓五液。"唾液有金津玉液的美称，是养生延年不可多得之宝。唐代名医孙思邈在《养生铭》中说，"晨兴漱玉津"可祛病益寿。

咽津能起到调养肾气、健脾和胃、增进食欲、补益脑髓、抗衰延年的作用。可有效防治咽炎、口腔疾病、消化不良等症。

（二）操作方法

1. 舌搅沧海　舌头伸出牙齿外，舌尖紧贴牙齿外面及牙龈，从上颌至下颌牙齿外面，顺时针、逆时针各慢慢转动10圈；舌头放口腔内，用舌尖围绕上、下牙龈转动，顺时针、逆时针各转动10圈；然后将唾液分三次徐徐咽下至丹田。

2. 舌舐上下腭　全身放松，匀呼吸，口微闭，舌头舐上腭或来回转动；然后舐下腭或来回转动，以刺激唾液的分泌。待唾液满口时，将唾液分三次缓缓咽下。

3. 鼓腮漱口　闭口，唾液满口时，漱口数次，分三小口缓缓咽下，吞咽时喉中发出"噜噜"声最好。

（三）注意事项

（1）在用舌尖搅动时产生的唾液不要随时吞咽，等转动结束后产生大量唾液再慢慢咽下，同时可用意念将唾液送至丹田。
（2）如舌头转动不灵活，可改为持续用舌尖轻轻抵住上腭或下腭数分钟，自可满口生津。
（3）可在清晨醒来时进行，凝神静气，心无杂念，用舌搅出唾液，徐徐咽下。其他时间亦可。采用站、坐、仰、卧姿练习均可。

咽津操作视频见二维码3-1-5。

二维码3-1-5
常咽津

六、常 弹 耳

（一）概述

耳朵与脏腑、经络的关系十分密切。"肾开窍于耳"，耳的听觉功能依赖于肾中精气的滋养。人的耳朵就像一个倒置的胎儿，人体的每一个器官和部位在耳朵上都有相应的穴位，耳朵上的260多个穴位，关联着五脏六腑。因此，保养耳朵，可调理人体脏腑机能。耳部穴位如图3-1-7、图3-1-8所示。

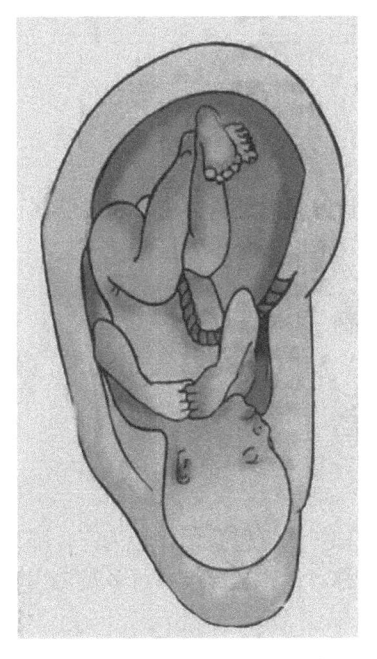

图 3-1-7　人体各部位与耳穴对应位置　　　　　图 3-1-8　耳穴

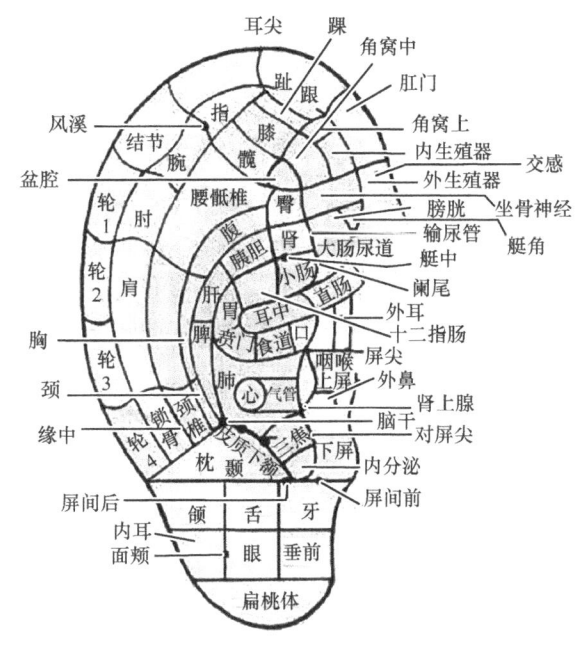

常弹耳可促进耳部血液循环，起到提神醒脑，聪耳助听，调理脏腑的作用。可以防治眩晕耳鸣、失眠头痛、神经衰弱等。

（二）操作方法

1. 掌心震耳　两掌搓热后，掌心贴紧双耳，用力向内压；然后突然松开，负压牵引震动耳膜，起到震耳作用，重复做10次。

2. 指插外耳　用两手食指插入外耳道，然后突然拔出，使耳道内产生振动。

3. 双手拉耳　双手握空拳，用拇指、食指分别捏住耳尖、耳轮、耳垂，分别向上、后、下牵拉耳朵各10次。

4. 指擦耳背　两手的食指、中指分开，中指在耳前，食指在耳后，搓耳根及耳后降压沟，一上一下为一次，做10次。

5. 掩耳弹枕　两掌分别掩住左右耳，手指托住后脑部，食指压在中指上，食指从中指上滑下弹击后枕部，可听到"咚咚"之声，如击天鼓。重复弹10下。也可用双手掌掩耳，双手食指、中指、无名指三指轻轻叩击后枕部。

（三）注意事项

（1）弹耳时双掌心要紧贴双耳，才能起到震耳和鸣天鼓的作用。

（2）弹耳按摩时，应根据自己的耐受力，掌握速度和压力。

（3）按摩耳廓，闲暇时可随时做，每次约 5~10 分钟，以稍感发热为度。
（4）耳廓有红肿或耳道炎症时不宜弹耳朵。
（5）要先剪指甲，避免伤到耳部皮肤。
弹耳操作方法见二维码 3-1-6。

二维码 3-1-6 常弹耳

七、常摇头

（一）概述

脖子上承头颅，下接躯干，是人体的"交通要道"，督脉和手、足六条阳经都从颈部通过。但是此处"路窄车多"，容易气血淤滞。长时间久坐不动、持续低头看手机、体位不佳、睡眠姿势不当等不良习惯（图 3-1-9、图 3-1-10、图 3-1-11），均可导致血凝气滞、经络受阻、肝肾亏虚而损伤颈椎，故八段锦有"摇头摆尾去心火"之说。

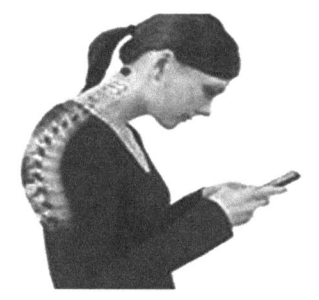

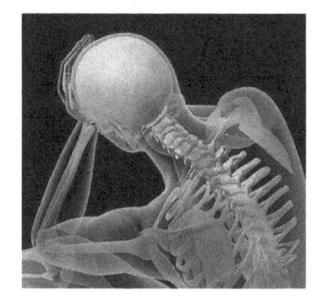

图 3-1-9　长时间低头　　　图 3-1-10　不良体位　　　图 3-1-11　不当睡姿

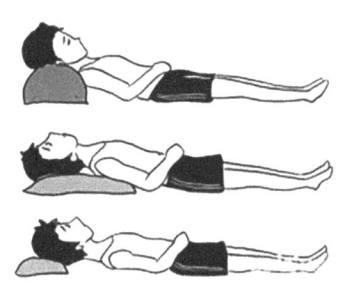

颈部活动能缓解颈、肩、臂肌的痉挛，消除肌肉紧张，促进血液循环，防治颈椎病，有效减轻头痛头晕等症。

（二）操作方法

1. 旋肩舒颈　两脚分开与肩同宽，双手置两侧肩部，掌心向下；两臂先由后向前旋转，再由前向后旋转，如此反复各 10 次。

2. 左右划圈　双手叉腰，头部转向左侧上方，沿"左上→右上→右下→左下"方向画圈，停留片刻后，反方向转回左上方；头部转向右侧上方，沿"右上→右下→左下→左上"画圈，停留片刻反方向转回右上方；结束后头部返回中位。反复各做 10 次。

3. 上下画圈　颈向前伸，就如"仙鹤饮水"，脖颈扬起，再向前、向上抬头；接着微微低头，收回下颌，向前、向下、向内低头画圈收回。

4. 伸颈晃脑　抬脖挺胸，拔伸颈部，双肩下垂，摇晃头部。

5. 米字操　以头为"笔"，反复书写"米"字：头由左到右画"一"，回正位；头颈尽量向前上方拉伸，自上而下画"丨"，回正位；头向左上方拉伸成 45°角，画"丶"，回到正位；同法向右上方拉伸成 45°角，画"ノ"，回正位；头向右上方拉伸后往左下方画"ノ"，回正位；头向左前上方拉伸后往右下方画"へ"，恢复正位。

（三）注意事项

（1）站立位摇头宜两脚分开，与肩同宽，双手叉腰，力求安全稳定。
（2）动作宜柔和缓慢放松，切忌用力过猛，运动后以感觉头、颈、肩轻快和舒适为度。
（3）每个动作分别做 20~30 次，拉伸和转动幅度量力而行，因人而异，灵活安排运动时间，持之以恒。

（4）运动时若感眩晕不适即停止活动。患颈椎病者遵医嘱运动，疼痛较重时不宜运动。

摇头操作视频见二维码 3-1-7。

八、常 呵 浊

（一）概述

肺主气，司呼吸，是人体内外气体交换的场所，肺的呼吸运动对全身气机起着重要的作用。心窝处有个穴位叫膻中穴，又称"气会穴"，如图 3-1-12 所示。凡和"气"有关的疾病，如气滞、气虚等都可以在这个部位调治。

"呵浊"即吸入清气，呼出浊气，能开胸顺气、补益五脏、扩大肺活量，改善心肺功能，减少肺部感染，改善胸闷气短、咳喘不适等症。

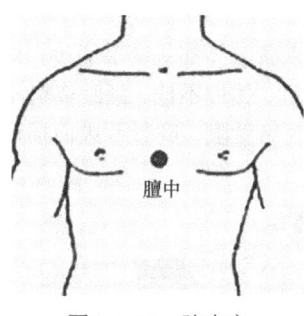

图 3-1-12 膻中穴

（二）操作方法

1. 吐故纳新 腹式呼吸：用鼻吸气，以意念引至腹部丹田，当胸腹气满时，张口将体内浊气徐徐呼出，呼气时舌尖放平，念"呵"字，一呼一吸为一次，呼吸 10 次。

结合上肢运动：用鼻吸气，吸气时缓慢抬双臂，鼓起胸腹，再内收立掌前推，大吼"哈"声，将浊气呼出，如此反复 10 次。

2. 扩胸运动 双手握拳或握哑铃，直臂合于胸前；吸气时向两侧打开，呼气时向中间内收，手臂伸直，一开一合为一次，重复 20 次。

3. 按摩胸部 两掌相叠于胸部膻中穴，以掌根着力做顺时针、逆时针按摩 30 圈；或用虚拳叩击 30 次。

4. 掌拍中府 先以右手拍打左上胸部，然后用左手拍打右上胸部，或左右交替，各 30 次。亦可用手掌按摩。

（三）注意事项

（1）腹式呼吸的要点是鼻子吸气，嘴巴呼气，腹部吸鼓呼凹，呼气时尽量呼尽浊气。

（2）哑铃有不同的重量，要根据自己的上肢力量选择。老年人不适合举重物，选择哑铃宜轻些，也可以用矿泉水瓶等代替哑铃进行练习。整个过程手臂不要弯曲，让胸腔随之开合。

（3）练习体位坐、站、卧均可，最好在室外环境优美、空气清新之所，放松身心练习。

呵浊操作视频见二维码 3-1-8。

九、常 揉 腹

（一）概述

腹部为五脏六腑之宫城，阴阳气血之发源。腹部又是人体十二经脉必经之途，重要穴位遍布其中，实为养生保健之重地。宋代诗人陆游的"揉腹功"和道家的"丹田功"及佛家的"铁肚功"等，皆注重摩腹之功用。因此有"饭后百步走，常把手摩腹"及"每天揉腹一百遍，通和气血调脾胃"之说。

常揉腹可强健脾胃、温暖丹田、促进肠胃蠕动、增进消化和食欲，消除腹胀便秘，防治肝、胆、胃、肠、胰、盆腔诸病。对许多慢性病如高血压、冠心病、肺心病、糖尿病等有辅助治疗作用。

（二）操作方法

1. 摩腹 两掌搓热相叠按于脐中，顺时针方向旋转按摩，按摩圈由小到大 30 圈。然后逆时针方向由大至小按摩 30 圈。

2. 擦腹 用手掌从两胁肋部的上方，斜向下推擦到肚脐下方，来回往返 30 次。以感觉该区域微微发热为宜。

3. 点穴 中脘穴是治疗消化系统疾病的第一要穴；天枢穴既可治便秘，又可治泄泻；气海、关元为强身保健要穴。用食指、中指点按这些穴位，每穴 1 分钟。相关穴位如图 3-1-13 所示。

4. 拍腹 双手稍用力拍打腹部 30 次。

（三）注意事项

（1）揉腹的力量适度，速度缓慢，呼吸自然。一般宜选择在晚上睡前、早上醒来时进行，按摩前要排空小便，坐位、站位、卧位均可。

（2）揉腹范围由中心向外围慢慢扩大，也可分小圈、中圈、大圈依次按摩，分别按摩 10 次。

（3）腹胀便秘者以顺时针方向揉按，同时结合点按天枢穴。需减肥者可顺逆时针方向转圈并用，且加大力度。

揉腹操作视频见二维码 3-1-9。

图 3-1-13 腹部重要穴位

二维码 3-1-9 常揉腹

十、常 拍 背

（一）概述

背为人身之柱，督脉处于脊柱中央，主一身之阳气。脊柱两边是贯穿全身的足太阳膀胱经，人体五脏六腑相关的穴位都在背部，更有华佗夹脊穴分布脊椎两旁。背部穴位见图 3-1-14。这些经穴是运行气血、联络脏腑的通路，故历代医家和养生家都非常重视人身之背。

拍打刺激背部经络，能舒经活血、振奋精神、消除疲劳、固肾强腰、健体强身。可有效防治腰背酸痛、腰肌劳损及相应脏腑的病变。

（二）操作方法

1. 虚掌拍背 用虚掌自上而下拍打背部，二人一组互相捶拍，被拍者端坐或蹲立均可。拍 30 遍。

2. 拳叩督脉 用虚拳击打背部正中督脉经，由上往下叩击 30 次。

3. 侧击膀胱经 用掌根、侧掌击打两侧第一膀胱经（正中线旁开 1.5 寸），由上往下 30 次，再用侧掌击打第二膀胱经（正中线旁开 3 寸）30 次。

4. 背撞墙或背撞树 如若无人合作，则找适合撞的墙或树当按摩工具，背对着大树约 30 厘米撞击，部分穴位和经络也会受到点压，起到按摩的作用。

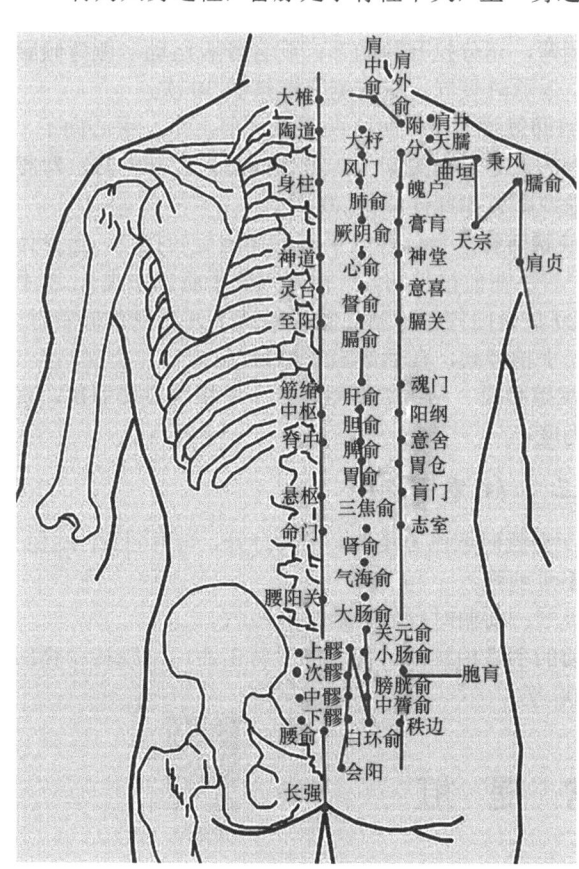

图 3-1-14 背部穴位

（三）注意事项

（1）叩拍时动作应协调均匀、和缓有力，着力要有弹性，可用每分钟叩拍 60~80 次的速度叩拍，可用单手或双手叩拍。

（2）叩拍背部最好在夫妻间进行，每晚睡前，互相叩拍，双方得益。

（3）背部要常暖，在日常生活中要注意背部保暖，避免受寒邪侵袭，尤其是气候变冷时，应及时添加衣服，预防背痛、落枕及感冒等病症。

拍背操作视频见二维码 3-1-10。

二维码 3-1-10
常拍背

十一、常 摆 腰

（一）概述

"腰为肾之府"，即肾位于腰部，在脊柱两侧。肾为先天之本，肾的精气在人体生长壮老已的过程中起了至关重要的作用。腰在人体中部，又起承上启下的作用，人体的俯仰转动等都以腰为中心，因此养护腰部对于延缓衰老，鼓舞肾气十分重要。

常摆腰能鼓舞肾气、强腰壮肾、健脾和胃，延缓衰老，防治腰腿疼痛、腰肌劳损、胃痛、消化不良等症。

（二）操作方法

1. 侧弯运腰 取站位，双手叉腰，拇指在前其余四指在后，中指按在肾俞穴上（肾俞穴位于第二腰椎棘突下两侧二指宽处，如图 3-1-15 所示）；分别向左右侧弯，充分拉开胁肋部；配合呼吸运动，侧弯倾腰时呼气，返原时吸气；左右侧弯连续做 30 次。

2. 俯仰健腰 吸气时，两手从体前上举，手心向下，一直举到头上方，指尖朝上，身体向后仰；呼气时，弯腰两手触地或脚。如此连续做 30 次。

3. 旋腰转脊 身体和双手有韵律地旋转摆动，当身体向左时，右手在前拍神阙穴（神阙穴位于脐部中央），左手在后击命门（命门穴位于第二腰椎棘突下）；当身体向右时，在前的左手拍神阙，在后的右手拍命门。

4. 掌擦腰骶 两手放后腰，上下摩擦腰及腰骶部，直至发热为度。

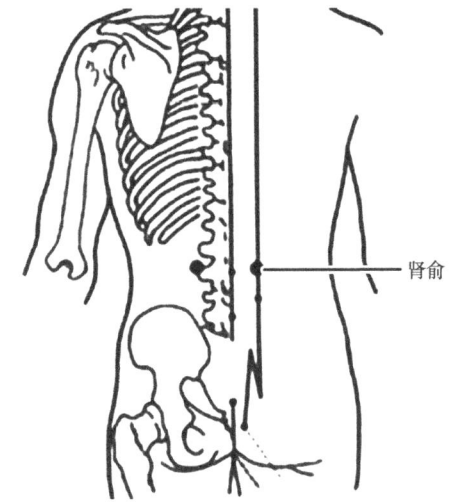

图 3-1-15 肾俞穴

（三）注意事项

（1）摆腰时取站立姿势，两脚分开，与肩同宽，站稳。

（2）前俯弯腰时两手触地或脚尽力即可，不可勉强。

（3）摆腰配合呼吸，侧弯时呼气，返原时吸气；前俯时呼气，后仰时吸气。

（4）旋腰转脊时身体与双手要配合好，在前的手掌拍神阙，在后的手背击命门，既转动腰部又拍打穴位打通任督二脉。身体允许可反复做 100 次。

摆腰操作视频见二维码 3-1-11。

二维码 3-1-11
常摆腰

十二、常 提 肛

（一）概述

"日撮谷道一百遍，治病消疾又延年。"提肛通俗地讲，就是做收缩肛门的动作。肾开窍于耳及前后二阴，二阴的功能依赖于肾的气化。唐朝医学家孙思邈极为推崇此法，他在《摄养枕中方》一书中规劝世人："谷道宜常撮。"认为肛门周围的肌肉要间歇性地处于运动状态才能养生益肾健体。尤其对防治痔疮有益。

常提肛可促进肛门周围的血液循环，接通任督脉气，益肾补精，防治痔疮、尿频尿急、遗尿、泄泻脱肛、子宫脱垂、前列腺炎等症。

（二）操作方法

1. 踮脚缩肛 站立，双手叉腰，双脚分开与肩同宽；吸气时踮起脚跟，同时肛门会阴紧缩上提，持续 5 秒钟；呼气时还原，重复 10 次。

2. 坐立提肛 坐姿，双足分开；吸气时双手叉腰并起立，同时肛门收缩上提，持续 5 秒钟；呼气时放松坐下，重复 10 次。

3. 夹腿提肛 仰卧屈膝，吸气时臀部及大腿用力夹紧，肛门用力上提，持续 5 秒钟左右；然后放松呼气，双膝分开。可逐渐延长提肛的时间，重复 10 次。

4. 搭桥提肛 仰卧屈膝，双足跟尽量靠近臀部；吸气时伸髋、抬臀，同时收缩肛门，持续 5~10 秒钟；呼气时放松还原。

（三）注意事项

（1）提肛可根据个人情况选择，站立、坐位、卧位均可，最好每天早晚各做一遍。
（2）操作时摒除杂念，周身放松，配合呼吸，吸气时提肛，呼气时放松。
（3）肛门会阴收缩时应带动腹部也用力同时向上收缩，并逐渐延长提肛的时间。
（4）有心脑血管病患者屏气时间不宜过长，以防意外。

提肛操作视频见二维码 3-1-12。

二维码 3-1-12
常提肛

十三、常 扭 膝

（一）概述

腿是人体主要承重器官，它有着人体中最结实的关节和骨骼。肾主骨，随着年龄的增长，肾的精气逐渐衰退，神经系统、肌肉和骨骼出现不同程度的退化，血管弹性也逐渐减弱，因此下肢活动的准确性和速度随之降低。所谓"人老腿先老、肾亏膝先软"，要延年益寿，老年人应经常甩腿扭膝。

常扭膝能促进下肢血液循环、疏通经络、强肾壮骨、缓解腿部酸痛、增强膝部关节韧带的柔韧性与灵活性，延缓衰老。可有效防治关节炎、膝关节退行性变等症。

（二）操作方法

1. 双掌摩膝 双手互擦发热，两脚分开与肩同宽，微微下蹲；双掌心捂膝，顺、逆时针按摩膝部至微微发热。

2. 内外绕膝 站立位，两脚分开与肩同宽，微微下蹲，双手按膝，先向内绕膝，然后向外绕膝，各做 30 下。

3. 掌拍膝盖 双掌拍打膝盖各 100 下。也可以坐位拍膝部。

4. 叩足三里 站立位，两脚分开与肩同宽，微微下蹲，双手握虚拳，同时叩击足三里各 100 下（足三里穴位：在小腿前外侧，当犊鼻下 3 寸，距胫骨前缘一横指处）。如图 3-1-16 所示。

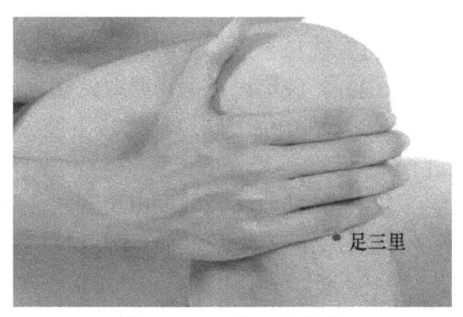

图 3-1-16 足三里穴位

5. 靠墙下蹲 背部靠墙，两脚分开与肩同宽，慢慢下蹲；使小腿大腿间呈 90°虚坐，两手交叉互握向前；下蹲至腿部酸胀微微发热为止。

（三）注意事项

（1）靠墙下蹲保持正确的姿势，虚坐注意膝盖不能超过脚尖，鞋子要防滑，或者脚前放置障碍物，防止跌倒。

（2）下蹲角度和时间根据个体情况灵活运用，量力而行、循序渐进，一般蹲至腿部肌肉酸胀发热为止。

（3）若关节内有游离体，则不宜做内外绕膝动作。

扭膝操作视频见二维码 3-1-13。

二维码 3-1-13
常扭膝

十四、常 抖 肢

（一）概述

俗话说"动不如走，走不如抖"。抖即运动之意，肢即肢节，指人体的四肢关节。四肢得以运动，犹如转动的门枢不会腐朽。十二经脉循行在四肢，直接络属于脏腑，并有 80 多个穴位分布在四肢。故有"百步走不如抖一抖"，"常抖肢节百骸，关节日趋灵活"等说法，因此抖肢是有效的养生保健方法。

常抖肢可促进内脏及全身气血运行，舒筋通络、滑利关节，防治"废用性肌萎缩"和骨关节疾病，增强体质，延缓衰老。

（二）操作方法

1. 抖四肢 站立位，两脚分开与肩同宽，肢体放松；上肢下垂伸展，微微颤抖或晃动四肢，由下而上，幅度由小到大；也可以坐位，上、下肢分开进行或者同时进行。抖动 2～3 分钟。

2. 展凤翼 双臂像鸟儿翅膀一样开合。以肩关节为轴，两臂先向后挺胸摇转，再向前含胸摇转各 20 圈。

3. 起波浪 双手十指交叉相握于胸前，作波浪状起伏，带动肩肘腕指关节运动。左右环绕 20～30 次。

4. 转脚踝 站立，一手扶墙或扶椅背，重心放在一只脚上，另一只脚踮起脚尖，向外、向内旋转，带动膝、髋关节一起转动；左右脚轮换各环绕 20～30 次。

5. 摇膝部 站立，一手扶墙或扶椅背，重心放在一只脚上；另一只脚提起膝盖，小腿环绕左右打圈或前后屈伸、左右摆动；两脚轮换各环绕 20～30 次。

坐位或卧位，双下肢可踩水车样轮番踩踏 20～30 次。

（三）注意事项

（1）选择合适的场所，练习时全身放松，心无杂念。

（2）抖肢可以根据需要取站立位或坐位，上下肢可以一起进行，也可分开进行。

（3）站立位上肢运动时，下肢分开与肩同宽，下肢活动时一手扶墙壁或椅背，两下肢分别进行。

（4）转动或环绕幅度由小到大，频率由慢到快，循序渐进。

抖肢操作视频见二维码 3-1-14。

二维码 3-1-14
常抖肢

十五、常 搓 脚

（一）概述

"养树需护根，养生需护足。"脚是足三阴经之始，足三阳经之终，双脚还一共分布有60多个穴位和各个脏器的反射区，如图3-1-17所示。脚心的涌泉穴是足少阴肾经的起点，也是养生保健长寿之要穴。"搓脚心胜过吃人参"，为历代养生家所推崇，北宋大文豪苏东坡年逾花甲仍精力旺盛，其原因之一就是"搓脚心"。

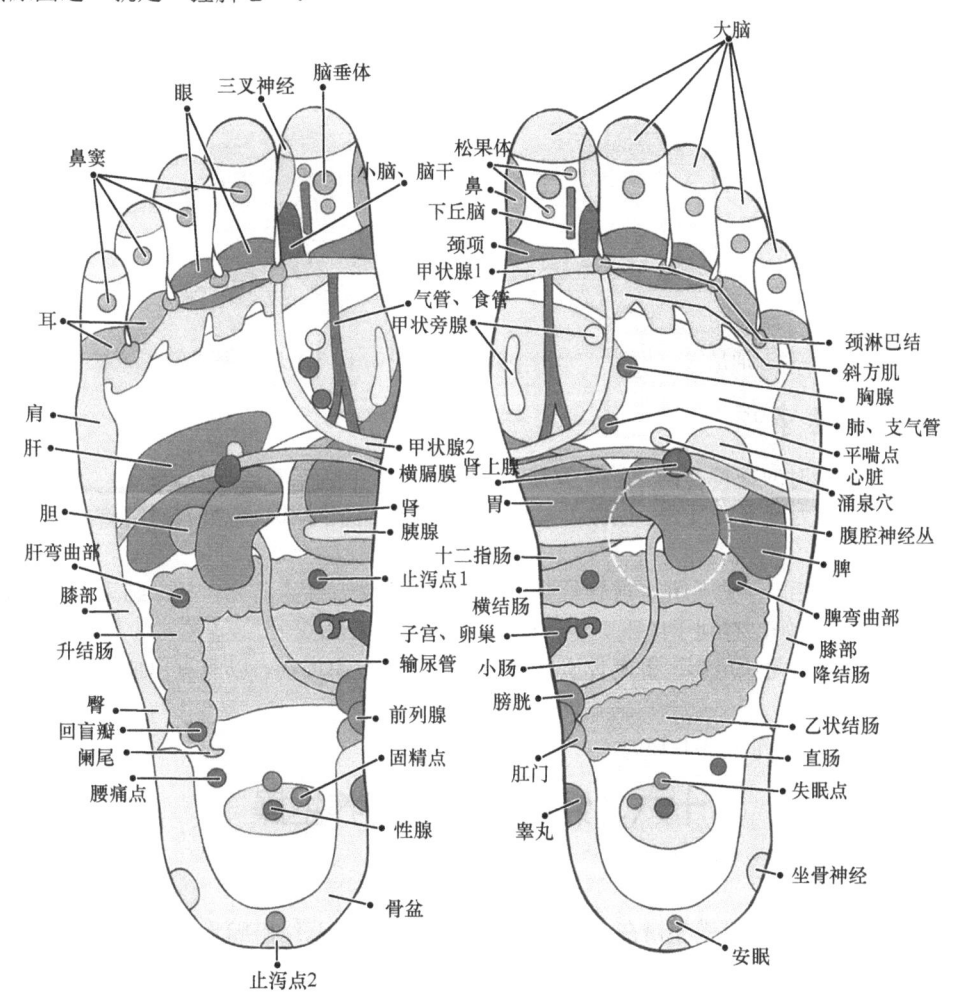

图 3-1-17 足底反射区

常搓脚按摩脚底穴位和刺激相应反射区，可使诸阳上升，浊气下降，提神健脑、养心固肾、颐养脏腑，延缓衰老。可防治眩晕头痛、失眠健忘、神经衰弱、耳鸣失聪、腿脚麻木、高血压、心脏病等症。

（二）操作方法

1. 握脚转踝 坐位，先用温热水泡洗脚。把脚架在另一条腿上，一手固定脚踝，另一手握住脚趾顺时针、逆时针方向环转脚踝，同法换脚，各做30下。

2. 干搓脚底 搓热手掌，一手握足趾，另一手的小鱼际或掌心缓慢地搓擦足底部，以产生温热感为度；然后再以同法搓另一只脚足底。各搓 30 下。

3. 指按脚心 两手大拇指轮流按压脚底涌泉穴，或用食指屈指点按，右手按左脚，左手按右脚，各按压 30 下。

4. 掌拍涌泉 搓热双掌，以掌心劳宫穴拍打脚心涌泉穴，使心肾相交。左手拍右脚，右手拍左脚各 100 下。涌泉穴、劳宫穴如图 3-1-18、图 3-1-19 所示。

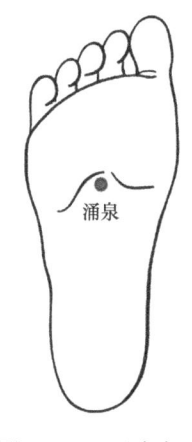

图 3-1-18　涌泉穴　　　　　　　图 3-1-19　劳宫穴

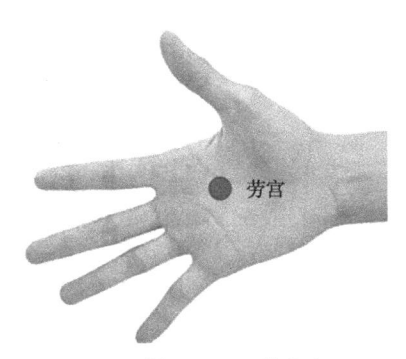

（三）注意事项

（1）足部按摩时应保持室内安静、整洁、通风，饭后不宜立即搓脚心。

（2）干搓脚心力度不宜过大，以微微发热为宜。掌拍涌泉时掌心劳宫穴对准脚心涌泉穴进行，使之心肾相交。

（3）搓完脚心后，手脚毛孔、血管舒张，严禁冷水擦洗，注意防寒。按摩结束后 30 分钟内应饮一杯温开水或热牛奶，有利于助眠。

（4）患有糖尿病足、足癣、重度骨质疏松症、急性软组织损伤，以及有出血倾向等的老年人，不建议搓脚。

搓脚操作视频见二维码 3-1-15。

二维码 3-1-15
常搓脚

十六、经络穴位拍打养生操

（一）概述

经络好比一棵大树，纵横交错在人体，是人体运行气血，联络脏腑形体官窍，沟通上下内外的通路。穴位分布在经络上，是脏腑经络之气在体表的反应，也是针灸推拿施术的地方。

经常拍打经络穴位可以调节脏腑、经络、气血，不仅能防治疾病，还能增强机体的免疫力，提高抗病能力。

（二）操作方法

1. 准备运动

（1）握拳击掌：一手握拳，一手张开，以拳击对侧掌心劳宫穴，双手互换。

（2）甩手弯腰：吸气时两手向上伸展，掌心在前，两膝微屈；呼气时两手向下向两侧往后甩，膝关节伸展。

（3）内外绕膝：两脚并立，微微下蹲，两手捂膝向顺时针环绕，再向逆时针环绕。

2. 经络操

（1）拍肩井穴：站立位，两脚分开，一手叉腰，一手握拳或掌击对侧肩井穴，换手掌击另一侧肩井穴。肩井穴如图 3-1-20 所示。

（2）击大椎穴：两脚分开与肩同宽，两手交叉向前弯腰向下，再两手向上过头顶，以大拇指侧面击打大椎穴，两手上举击打大椎穴时膝盖稍弯曲。大椎穴如图 3-1-20 所示。

（3）拍手三阴经：一手往旁边伸展，手心向上；另一手虚掌沿上臂内侧从肩胛拍至手掌，左右手轮换。

（4）拍手三阳经：一手往旁边伸展，手心向下；另一手虚掌从上肢远侧手掌部位拍到肩胛，左右手轮换。

（5）拍足三阳经。①足阳明胃经：两手虚掌从胸部上方沿足阳明胃经由前胸到腹股沟经膝部拍到足背。②足少阳胆经：两手虚掌沿足少阳胆经从臀外侧经膝部向外踝处拍打。③足太阳膀胱经：背部膀胱经以二人为一组，用虚掌自上而下互相拍打，被拍者端坐或蹲立均可；下肢后侧则以自拍为主，两手从后臀部往下经腘窝拍至后足跟。

（6）拍足三阴经：两手由下肢内侧内踝拍至腹股沟内侧。

（7）叩足三里：两脚分开与肩同宽，微微下蹲，两手握虚拳叩击足三里。

（8）叩三阴交：两脚分开与肩同宽，屈膝下蹲；两手握虚拳叩击三阴交。三阴交穴位如图 3-1-21 所示。

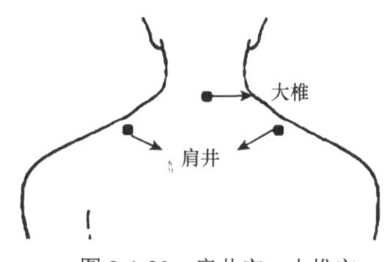

图 3-1-20　肩井穴、大椎穴

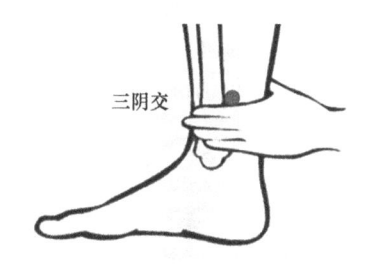

图 3-1-21　三阴交穴

3. 整理运动

（1）抱头颠足：两脚分开与肩同宽，两手交叉置于后颈；吸气时踮起足跟，呼气时放松还原。

（2）下蹲摇臂：两脚分开下蹲，两手下沉手臂交叉，吸气缓缓起立向上至头顶展开双臂；呼气时还原。

（3）气沉丹田：两脚分开站立，吸气时两手向外侧打开上举至头；呼气时两手指相对，手心向下缓缓还原。

（三）注意事项

（1）老年人可根据自身身体状况进行锻炼，每个动作可以做 2~4 个八拍。

（2）做操之前要做准备运动，使身体预热，达到最佳运动状态；结束时要做整理运动，以消除疲劳。

（3）拍打经络时要按经络的体表循行方向拍打：手三阴经从胸走手，手三阳经从手走头，足三阳经从头走足，足三阴经从足走腹。

（4）足三阳经要分前、中、后三线拍打。足太阳膀胱经体表线在背部和下肢后侧，背部可二人互拍，也可排成一队互拍。被拍者要扎马步或扶住椅背站稳。

经络拍打操操作视频见二维码 3-1-16。

二维码 3-1-16
经络拍打操

（章冬瑛　陈雪萍　杭州师范大学）

第二节 常用中医照护技术

随着我国人口老龄化发展，老年人优质护理服务受到了社会各界关注，为了让老年人感受到全面的关怀，国家对他们的起居、运动以及药膳等投入都很重视，并且结合中医护理操作技术，使他们的需求得到全方位的满足，以此达到防治疾病和健康养生的效果。本节介绍常用的中医护理技术，这些方法适合身体功能不同状态的老年人日常保健。

一、刮 痧

（一）概述

刮痧是应用边缘钝滑的器具，如牛角类、砭石类等刮板或匙，蘸上刮痧油、水或润滑剂等介质，在体表一定部位反复刮动，使局部出现瘀斑，从而疏通腠理，驱邪外出；疏通经络，通调营卫，调理脏腑功能，达到防治疾病的目的。多用于治疗夏秋季疾病，如中暑、感冒等。

（二）操作方法

1. 操作要领

（1）操作前准备。①操作前洗手，修剪指甲，做好身体评估与解释。②根据症状确定刮痧部位，排空二便，保持情绪稳定。③检查刮具边缘情况，边缘必须光滑，无缺损，并用75%乙醇溶液棉片对刮痧器具进行消毒，如图3-2-1、图3-2-2所示。

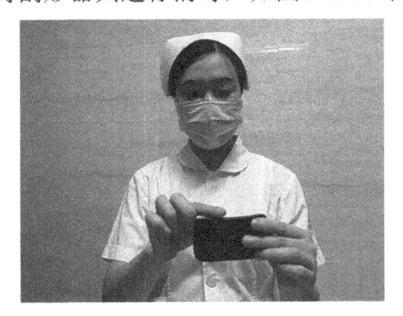

图 3-2-1 检查刮痧工具　　　　图 3-2-2 消毒刮痧工具

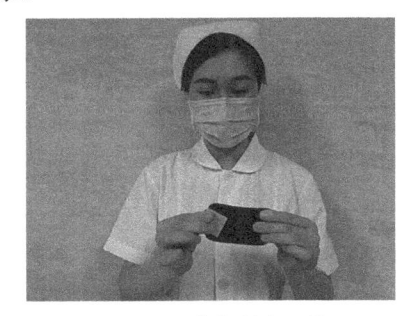

（2）协助取合理体位，暴露刮痧部位，注意保护隐私及保暖。

（3）用刮痧板蘸取适量介质涂抹于刮痧部位。

（4）根据不同的目的进行刮痧：单手握板，将刮痧板放置掌心，用拇指和食指、中指夹住刮痧板，无名指、小指紧贴刮痧板边角，从三个角度固定刮痧板。刮痧时利用指力和腕力调整刮痧板角度，使刮痧板与皮肤之间保持约45°夹角，以肘关节为轴心，前臂做有规律的移动。

（5）刮痧顺序：一般为先头面后手足，先腰背后胸腹，先上肢后下肢，先内侧后外侧，逐步按顺序刮痧。

（6）用力与出痧要求：刮痧时用力要均匀，由轻到重，以能耐受为度，单一方向，不要来回刮。一般刮至皮肤出现红紫为度，或出现粟粒状、丘疹样斑点，或条索状斑块等形态变化，并伴有局部热感或轻微疼痛。对一些不易出痧或出痧较少的患者，不可强求出痧。刮痧方向一般背部、腹部、四肢从上向下刮，前胸从内向外刮痧，肩部从内上到外下斜向刮，如图3-2-3所示。

（7）刮痧时间：每个部位一般刮20～30次，局部刮痧一般5～10分钟。

（8）观察：整个刮痧过程中注意与患者沟通，注意病情及局部皮肤颜色变化，询问有无不适，随时调节手法力度。

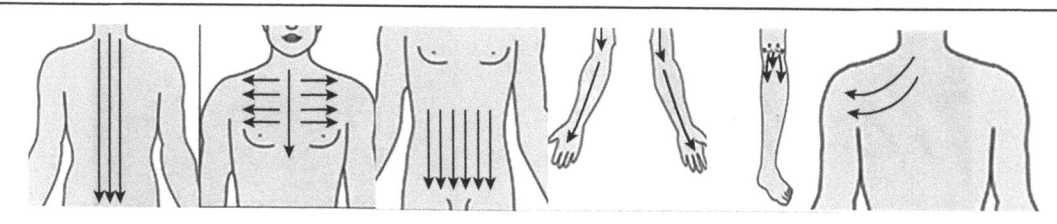

图 3-2-3　刮痧方向

（9）刮痧后处理：刮痧完毕，清洁局部皮肤，协助穿衣，取舒适体位休息，喝一杯温开水，避免直吹对流风，出痧后 1 天内忌洗凉水澡，2 小时之后可洗热水澡，头部刮痧后，最好当日不洗头。

2. 常用刮痧手法

（1）按补泻方式分类。①补法刮痧：刮板与皮肤的角度为 15°，刮痧速度慢，时间较长，力度小，适用于气血不足、身体虚弱的人，以及对疼痛敏感的人，如图 3-2-4 所示。②平补平泻法刮痧：刮板与皮肤的角度为 45°，力度、速度适中，时间因人而异，适用于亚健康人群和健康人群的保健，如图 3-2-5 所示。③泻法刮痧：刮板与皮肤的角度为 90°，刮痧的速度快，时间较短，力度大，适用于身体强壮的人、实证或者瘀证，以及骨关节疼痛的人，如图 3-2-6 所示。

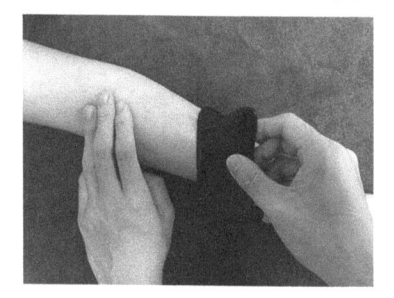

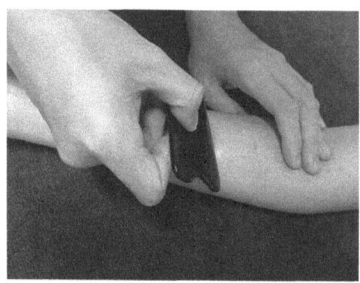

图 3-2-4　补法刮痧　　　图 3-2-5　平补平泻法刮痧　　　图 3-2-6　泻法刮痧

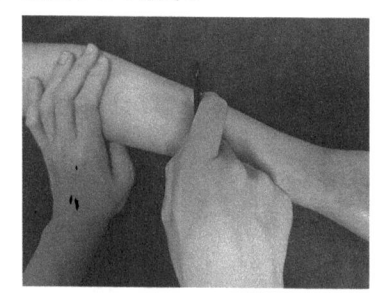

（2）按刮拭方向分类。①直线刮痧：适用于身体比较平坦的部位，如背部、胸腹部、四肢，如图 3-2-7 所示。②弧线刮痧：适用于肩胛内缘、肋间隙、肩关节、膝关节、肘关节等处，如图 3-2-8 所示。③逆行刮痧：与常规的刮拭方向相反，由下而上刮拭，适用于面部及下肢有静脉曲张、浮肿者，如图 3-2-9 所示。④旋转刮痧：有规律地顺、逆时针方向旋转刮拭，适用于肚脐周围、肩胛周围等处，如图 3-2-10 所示。⑤推法刮痧：刮拭者所站立的位置与刮拭的方向相反，适用于颈肩部等处，如图 3-2-11 所示。

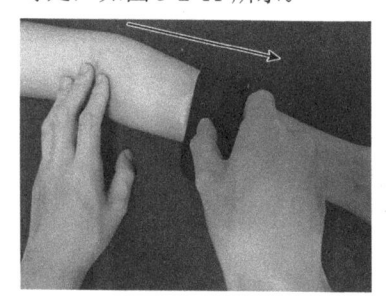

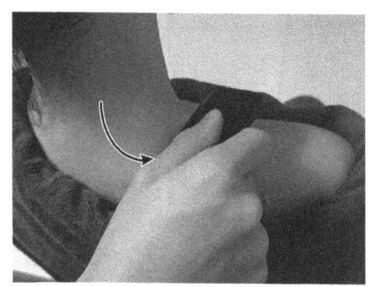

图 3-2-7　直线刮痧　　　图 3-2-8　弧线刮痧　　　图 3-2-9　逆行刮痧

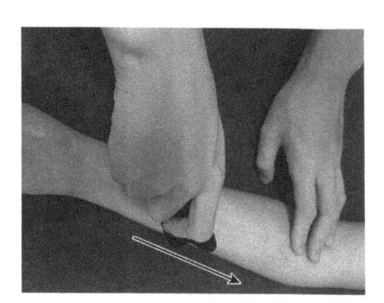

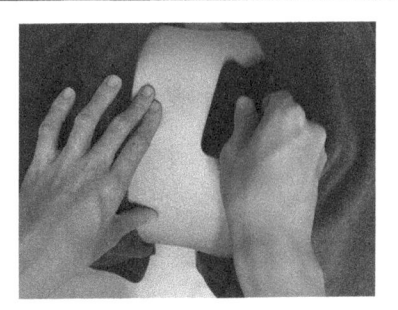

图 3-2-10 旋转刮痧　　　　　　　　图 3-2-11 推法刮痧

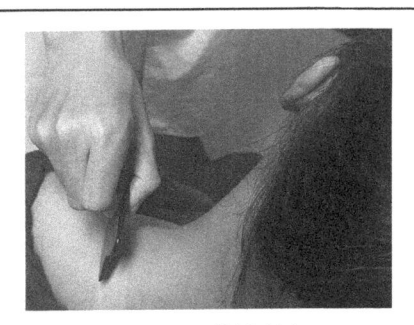

3. 刮痧部位

（1）头部：一般采用梳头法，由前向后梳头或以头顶正中为中心，呈放射状进行全头部刮拭，次数不限，力度以被刮拭者能接受为宜，刮拭过程中如果遇到有疼痛感比较明显的"结节"，说明本部位循行经络运行不畅，可以采用重手法多次刮拭，疏通经络。如图 3-2-12 所示。

（2）颈项部：先沿着后发际正中直上 1 寸的风府穴至大椎穴刮，再沿着风池穴到肩膀左右两侧的肩井穴构成的弧形刮拭，如图 3-2-13 所示。

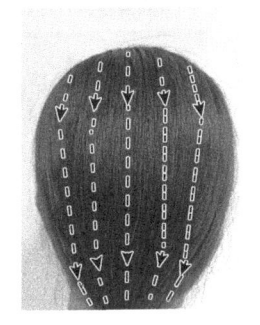

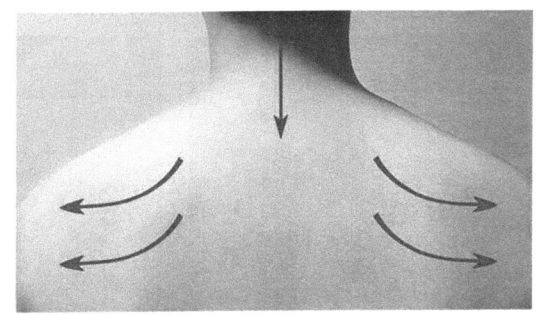

图 3-2-12 头部刮痧顺序　　　　　　图 3-2-13 颈项部刮痧方向

（3）背部：背部一般先自上向下刮拭膀胱经，再沿肋间向脊椎左右两侧呈弧状刮拭，如图 3-2-14 所示。

（4）胸部：胸部正中用刮板角部自上向下刮拭。胸部两侧以身体前正中线为界，由内向外沿肋间隙刮拭，注意避开乳头部位。如图 3-2-15 所示。

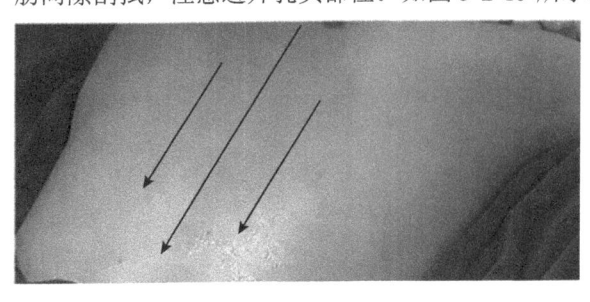

图 3-2-14 背部刮痧方向　　　　　　图 3-2-15 胸部刮痧方向

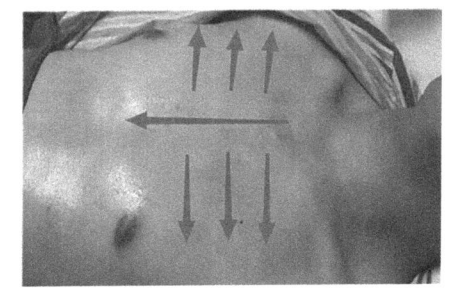

（5）腹部：腹部由上向下刮拭。有内脏下垂者，应由下向上刮拭。如图 3-2-16 所示。

（6）四肢：四肢由近端向远端刮拭，关节骨骼凸起部位顺势减轻力度。有下肢静脉曲张者由远端向近端刮拭。如图 3-2-17 所示。

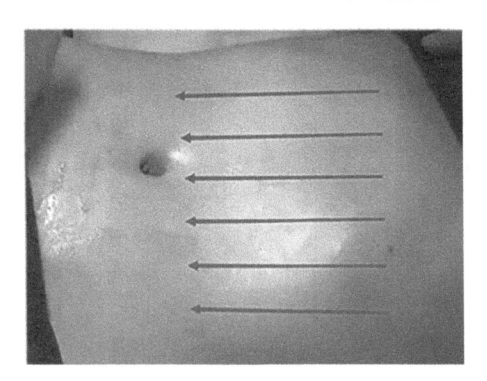

图 3-2-16 腹部刮痧方向

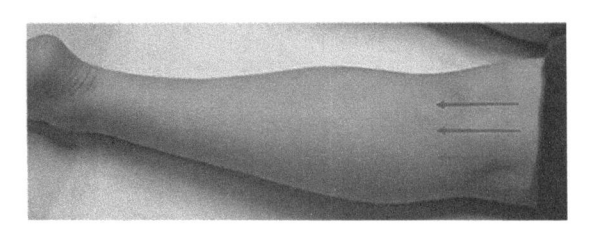

图 3-2-17 四肢刮痧方向

4. 刮痧工具 常用的刮痧工具有黄牛角刮痧板、铜钱、银圆、瓷碗、瓷调羹、木梳背、小蚌壳、檀香木、沉木香刮板、小水牛角板等。如图 3-2-18 所示。

（三）注意事项

（1）操作前应了解病情，特别注意不宜刮痧的情况。①严重心血管疾病、肝肾功能不全、出血倾向疾病、感染性疾病、极度虚弱、皮肤疖肿包块、皮肤过敏者等不宜进行刮痧；②空腹及饱食后不宜进行刮

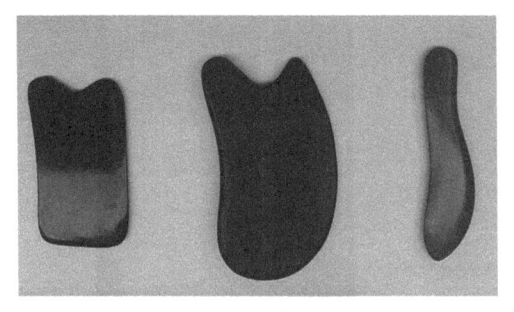

图 3-2-18 刮痧工具

痧；③急性扭挫伤、皮肤出现肿胀破溃者不宜进行刮痧；④醉酒者、精神分裂症者、抽搐者等不配合者不宜进行刮痧；⑤孕妇的腹部、腰骶部不宜进行刮痧。

（2）刮痧过程中若出现头晕、目眩、心慌、出冷汗、面色苍白、恶心欲吐等晕刮现象，应立即停止刮痧，取平卧位休息。

（3）观察刮痧后病情变化，病情无好转或加重，应立即送医院诊治。

刮痧操作视频见二维码 3-2-1。

二维码 3-2-1
刮痧

二、腹部按摩

（一）概述

揉腹可通和上下，分理阴阳，去旧生新，充实五脏，驱外感之诸邪，清内生之百症。现代医学认为，揉腹可使胃肠等脏器的内分泌功能活跃，加强对食物的消化、吸收和排泄，明显改善大小肠的蠕动功能，可起到排泄、防止和消除便秘作用，这对老年人尤其需要。

（二）操作方法

（1）取仰卧位，双膝屈曲，全身放松，让自己心静下来，节奏慢下来，用大拇指指腹以肚脐为中心，顺时针按摩 3～5 分钟。如图 3-2-19 所示。

（2）推腹，左手按在腹部，右手放在左手手背上，从上往下推，先中间再左边，最后右边，每方向各推 9 下。如图 3-2-20 所示。

（3）从胸骨到带脉推腹，从带脉到小腹，先左边后右边，每个位置各 9 下。如图 3-2-21 所示。

（4）如果腹泻，可以逆时针按摩腹部，与第一步一样，方向为逆时针，按摩 3～5 分钟。如图 3-2-22 所示。

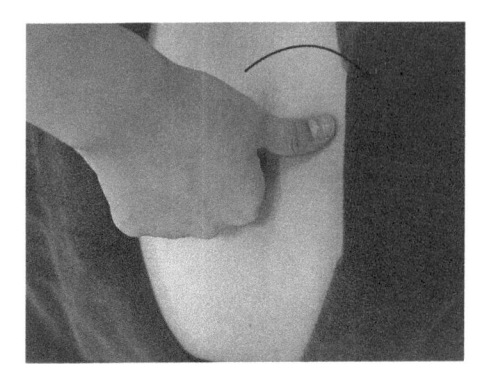

图 3-2-19　顺时针腹部按摩方法 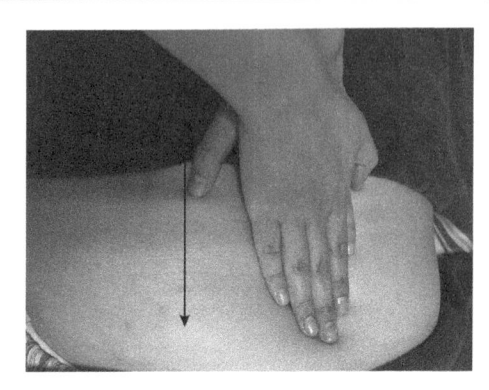　　　　　　图 3-2-20　推腹

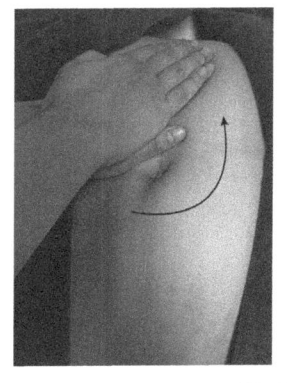

图 3-2-21　从胸骨到带脉推腹 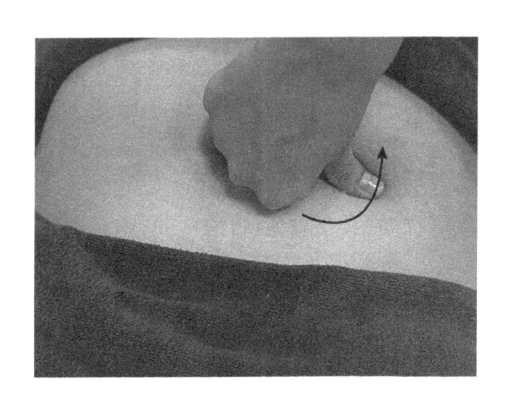　　　　　　图 3-2-22　逆时针腹部按摩方法

（三）注意事项

（1）一般选择夜间入睡前和起床前进行，排空小便，清洗双手再按揉。

（2）腹部皮肤有化脓性感染或腹部有急性炎症（如肠炎、痢疾、阑尾炎等）时，不宜按揉，以免炎症扩散，腹部有癌症，也不宜按揉，以防癌症扩散或出血。

（3）揉腹时，出现腹内温热感、饥饿感，或产生肠鸣音，排气等，属于正常反应，不必担心。

（4）揉腹要慢揉，心静，速度大约一圈为一吸一呼，整套揉腹花时大约 20~30 分钟。

腹部按摩操作视频见二维码 3-2-2。

二维码 3-2-2 腹部按摩

三、艾　灸

（一）概述

艾灸疗法是一种比较有效的中医治疗方法，具有温经散寒、行气通络、扶阳固脱、升阳举陷、拔毒泄热、防病保健的作用。老年人艾灸可以防病抗病，延年益寿。

（二）操作方法

关元、肾俞、足三里、中脘、神阙穴是老年人的五大养生要穴。以上穴位均是人体顾护阳气，强壮保健要穴，每天艾灸一次，每穴 20 分钟，能调整和提高人体免疫机能，增强人的抗病能力，具有补益肾气，健脾和胃，促进脾肾运化的作用。

同身寸取穴比量方法。1 寸：大拇指为 1 寸。3 寸：三指为 2 寸。3 寸：四指为 3 寸。如图 3-2-23 所示。

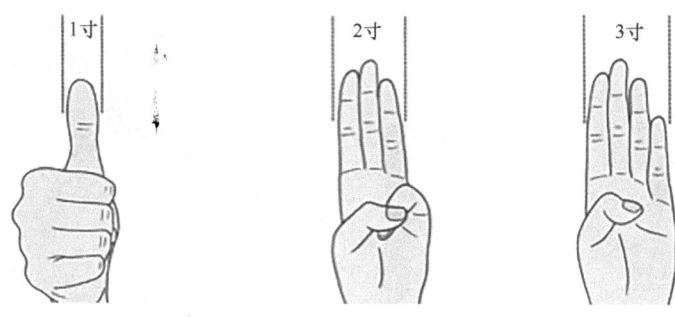

图 3-2-23　同身寸取穴比量方法

(1) 艾灸关元穴：关元穴在下腹部前正中线上，脐中下 3 寸处。关元穴也就是人们常说的丹田，此穴是体内阳气所在之地，更是精气化生之所。从古至今，人们都将此穴置于起死回生的重要穴位。准备迷你随身灸，放入合适艾饼，插上电源，置关元穴，调节时间 15～20 分钟，温度 120～130℃。如图 3-2-24 所示。

(2) 艾灸肾俞穴：肾俞穴位于第 2 腰椎棘突下，旁开 1.5 寸。此穴为双穴，左右各一。人到老年，容易气息不畅、肾气不足。每天散步的时候，若能够双手握拳，边走边轻轻敲打肾俞穴 30～50 次，则能起到降低血压，强健体魄，改善肾功能的作用。每天睡觉之前，舌头抵住上腭，眼睛看向头顶，两手摩擦双肾旁俞穴，每次 10～15 分钟，一样可以达到较好的效果。肾俞穴艾灸方法：准备坐灸仪，将坐灸仪放置在椅子靠背，放入合适艾饼，插上电源，打开开关，调节时间 15～20 分钟，温度 120～130℃，人坐在椅子上并靠向坐灸仪。每天 1 次。如图 3-2-25 所示。

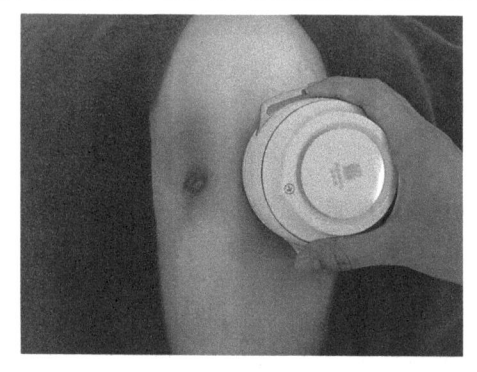

图 3-2-24　迷你随身灸艾灸关元穴　　　　图 3-2-25　坐灸仪艾灸肾俞穴

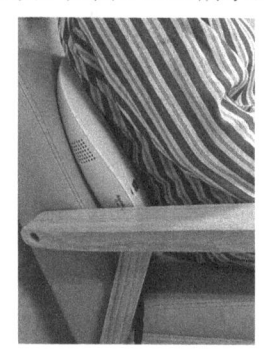

(3) 艾灸足三里穴：足三里穴位于小腿前外侧，在犊鼻下 3 寸，距胫骨前缘一横指。此穴为双穴，左右各一。艾灸足三里穴可养脾胃、滋补气血，且能促进机体的新陈代谢，增强人的消化、吸收、免疫功能，还能消除疲劳、防病健身、延年益寿。用迷你随身灸艾灸此穴，每次 15～20 分钟，每天 1 次。如图 3-2-26 所示。

(4) 艾灸中脘穴：中脘穴位于上腹部前正中线上，当脐中上 4 寸。中脘穴是胃的募穴，主要管理胃的功能。艾灸中脘穴可健脾和胃、宽肠理气，治疗慢性胃炎、胃痛、胃下垂等。用迷你随身灸艾灸此穴，每次 15～20 分钟，每天 1 次。如图 3-2-27 所示。

(5) 艾灸神阙穴：神阙穴在脐中央。艾灸此穴主治泻痢、腹痛、脱肛等病症。用迷你随身灸艾灸此穴，每次 15～20 分钟，每天 1 次。如图 3-2-28 所示。

(6) 涌泉穴：涌泉穴位于人体足底，在足前部凹陷处第 2、3 趾趾缝纹头端与足跟连线的前 1/3 处，左右脚各一。此穴主治神经衰弱、精力减退、倦怠、失眠、高血压、眩晕等病症。准备脚灸仪，放入合适艾饼，插上电源，打开开关，调节温度于 120～130℃。将双足放入脚灸仪内。每天 1 次，每次 15～20 分钟。对于失眠者睡前半小时用脚灸仪艾灸效果更佳。如图 3-2-29 所示。

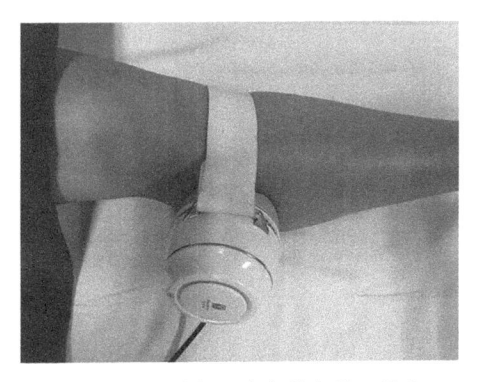

图 3-2-26　迷你随身灸艾灸足三里穴 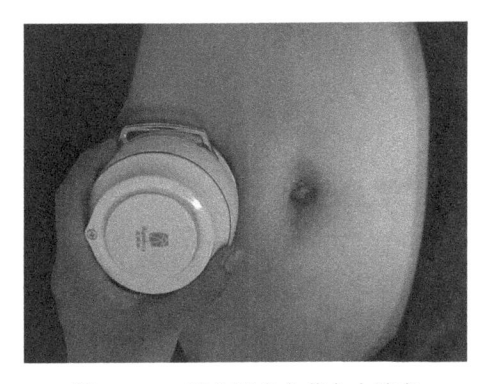　　　　图 3-2-27　迷你随身灸艾灸中脘穴

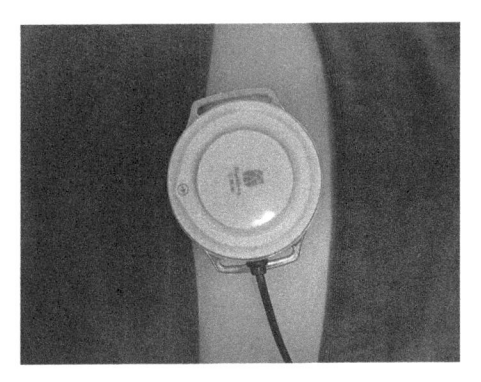

图 3-2-28　迷你随身灸艾灸神阙穴 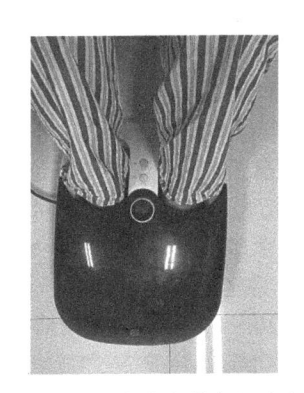　　　　图 3-2-29　脚灸仪艾灸涌泉穴

(三)注意事项

(1) 大血管处、孕妇腹部和腰骶部、有出血倾向或有皮肤感染、溃疡、瘢痕者不宜施灸，空腹或餐后一小时左右不宜施灸。

(2) 一般情况下，施灸顺序自上而下，先头身，后四肢。

(3) 注意观察皮肤情况，糖尿病患者、肢体麻木及感觉迟钝的，尤应注意防止烫伤。

(4) 如局部出现小水疱，无须处理，自行吸收；水疱较大，可用无菌注射器抽吸疱液，用无菌纱布覆盖。

艾灸操作视频见二维码 3-2-3。

二维码 3-2-3
艾灸

四、拔 气 罐

(一)概述

拔气罐是利用机械抽气原理使罐体内形成负压，使罐体吸附选定的部位，使皮下及浅层肌肉充血，刺激人体皮部、经筋、经络穴位以达到排除毒素、疏通经络、行气活血、扶正固本及促进新陈代谢、调动脏腑功能等功效。可用于治疗风寒湿痹、外感风寒、咳嗽、跌倒损伤、胃肠功能失调等病症。

(二)操作方法

1. 操作要领

(1) 取位、检查：取舒适体位，充分暴露拔罐的部位，根据病情选取穴位及适当大小的气罐，检查罐口是否完整、光滑，有无裂痕。如图3-2-30所示。

（2）抽气拔罐：将选好的罐具顶部活塞上提一下，以保证通气。将罐口按扣在选定的部位上不动，将负压枪口轻轻套住罐具顶部活塞后，垂直快速提拉杆数次，至拔罐内皮肤隆起，以可耐受为度。如图3-2-31所示。

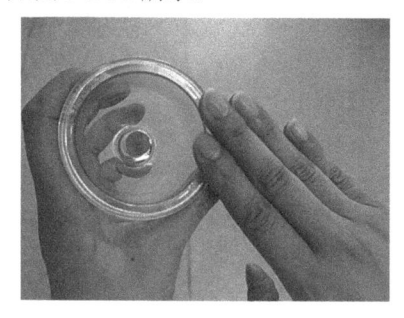

图3-2-30　检查罐口　　　　　　　　　图3-2-31　抽气拔罐

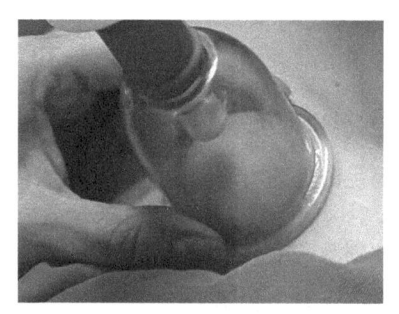

（3）留罐、起罐：罐具吸附于体表之后，将负压枪口左右轻轻旋动取下，留罐10~20分钟。注意观察局部情况和保暖，如出现疼痛、皮肤过紧、皮肤颜色黑紫、出现水疱，应及时起罐，如图3-2-32所示。起罐时提一下活塞即可取出，如图3-2-33所示。

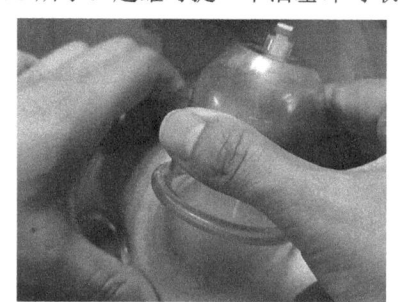

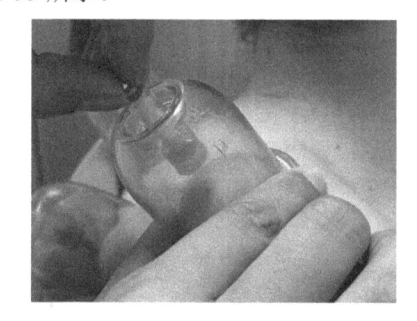

图3-2-32　起罐　　　　　　　　　图3-2-33　轻提活塞

2. 常见病症的取穴

颈椎病：肩井、大杼、天宗、曲池、合谷、阿是穴。
腰痛：肾俞、环跳、承扶、殷门、委中、承山、悬钟、风市。
高血压：大椎、肝俞、心俞、肾俞、曲池、足三里、三阴交。
肩周炎：肩井、大椎、天宗、外关、曲池、肝俞、血海、阳陵泉。
慢性胃炎：上脘、中脘、下脘、天枢、内关、足三里。
便秘：脾俞、大肠俞、支沟、天枢、上巨虚。
感冒发热：大椎、风门、肺俞、曲池、合谷、外关、太阳。
失眠：心俞、肾俞、脾俞、内关、三阴交、安眠。
头痛：合谷、大椎、太阳。

（三）注意事项

（1）操作前应着宽松衣裤，便于充分暴露施术部位，并尽量使施术部位肌肉放松，保持平坦。
（2）一般应选择在肌肉丰满部位进行。骨骼凹凸不平、毛发较多的部位，气罐容易脱落，不适宜用拔罐法。
（3）选择合适体位，尽量选择卧位，避免选择坐位时出现气罐脱落现象。
（4）皮肤过敏、溃疡、水肿及心脏大血管分布部位、腰骶部位，不宜拔罐；有自发性出血倾向、高热、抽搐等患者禁止拔罐。

（5）治疗后身体常留有罐印，属正常现象，会慢慢消退。若施术部位瘙痒，宜轻轻拍打，避免用力挠抓，以免破皮后引起感染。

拔气罐操作视频见二维码3-2-4。

二维码3-2-4
拔气罐

五、中药足浴

（一）概述

中药足浴是选用适当中草药煎煮成药水，浸泡、洗浴双足，有效成分通过足部皮肤表层黏膜、穴位、反射区的吸收，促进整体药理效应及对病灶局部的药理反应，疏通双足经络，使足部反射区得到良性刺激。中药足浴具有操作简便、适应范围广、效果显著、经济安全的特点。

（二）操作方法

（1）取舒适体位，要根据每个人的体质和症状来选择不同的药物。

（2）将中草药按配方要求煎成药液后倒入足浴盆内，待温度适中（38～41℃），用手腕内侧试温不烫即可。

（3）充分暴露泡脚部位，以药液浸没双足踝关节上10厘米左右为宜，浸泡20～30分钟即可。如图3-2-34所示。

（4）在浸洗过程中可适当按摩涌泉穴、三阴交穴，每穴按摩2～3分钟，以增强疗效。涌泉穴在人体足底，位于足前部凹陷处第2、3趾趾缝纹头端与足跟连线的前1/3处，左右脚各一，如图3-2-35所示；三阴交穴位于内踝尖直上3寸，胫骨后缘，左右各一，如图3-2-36所示。

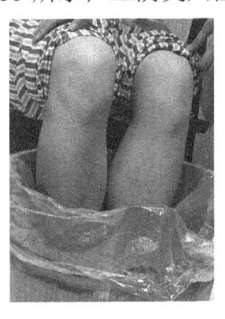

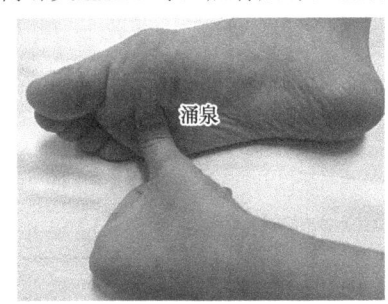

图3-2-34　泡脚　　　　图3-2-35　涌泉穴　　　　图3-2-36　三阴交穴

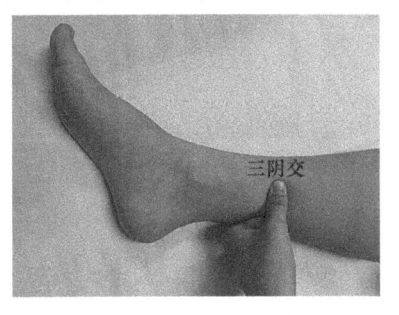

（5）中药泡洗后，饮200毫升温开水。

（三）注意事项

（1）水温不低于37℃。

（2）饭前、饭后30分钟不宜进行足浴。

（3）有些药物外用后可能导致局部皮肤发红、瘙痒，甚至起疱疹，有的药物使用后可能出现过敏反应，应停止用药。

（4）家庭成员间，各自使用自己的足浴盆，防止出现交叉感染和传染病的传播。

（5）中药足浴时，由于足部及下肢血管扩张，血容量增加，可能出现头晕、目眩及心慌等症状，应暂停足浴。

（6）不适宜足浴人群：严重的高血压、结核病、重度贫血、精神疾病、皮肤病、出血性疾病、严重血栓、心脏病等患者和孕妇等。

中药足浴操作视频见二维码3-2-5。

二维码3-2-5
中药足浴

六、穴位按摩

（一）概述

穴位按摩是在中医基本理论指导下，运用手法作用于人体穴位，通过局部刺激，疏通经络，调动机体抗病能力，从而达到防病治病、保健强身目的。

（二）操作方法

常用的操作手法

（1）一指禅推法：用拇指指腹或指端着力于推拿部位，腕部放松，沉肩、垂肘、悬腕，以肘部为支点，前臂做主动摆动，带动腕部摆动和拇指关节做屈伸活动，频率120～160次/分。适用于全身各部穴位。如图3-2-37所示。

（2）揉法：用手掌大鱼际、掌根或拇指指腹着力，腕关节或掌指做轻柔缓和的摆动，频率120～160次/分，具有舒筋通络、温经散寒、活血散瘀等作用。如图3-2-38所示。

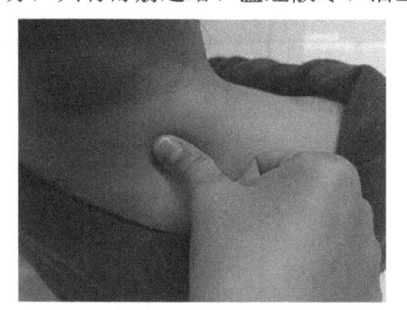

图3-2-37 一指禅推法 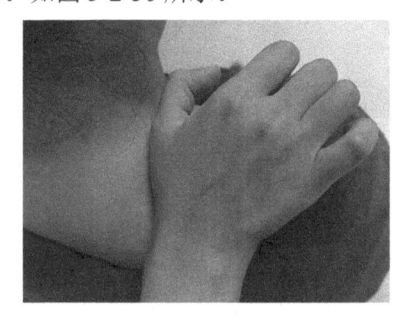　　　　图3-2-38 揉法

（3）摩法：用手掌掌面或手指指腹附着于一定部位或穴位，以腕关节连同前臂作节律性的环旋运动，频率120次/分。具有理气和中、活血止痛、散瘀消积的作用，适用于面部、胸部或某些穴位。如图3-2-39所示。

（4）捏法：用拇指与食、中两指或拇指与其余四指将患处皮肤、肌肉、肌腱捏起，相对用力挤压。操作时要连续向前提捏推行，均匀而有节律。具有宽胸理气、消积导滞、活血化瘀、消肿止痛等作用。适用于全身各部穴位。如图3-2-40所示。

（5）拿法：捏而提起谓之拿，即用拇指与食、中两指或拇指与其余四指相对用力，在一定部位或穴位上进行节律性的提捏。操作时用力要由轻而重，不可突然用力，动作要和缓而有连贯性。具有祛风散寒、舒筋通络等作用。适用于颈项部、肩背及四肢等部位。如图3-2-41所示。

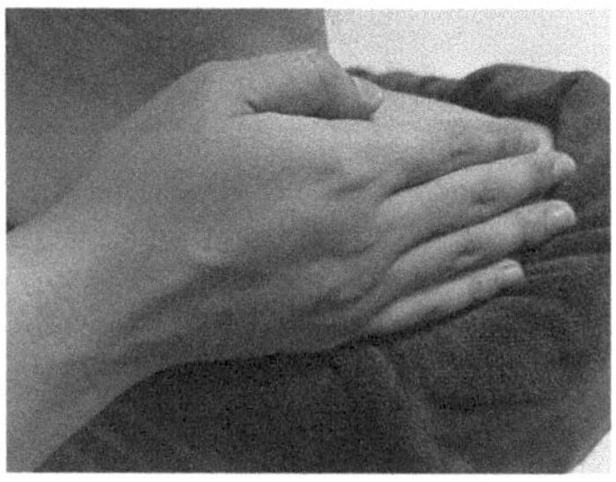

图3-2-39 摩法 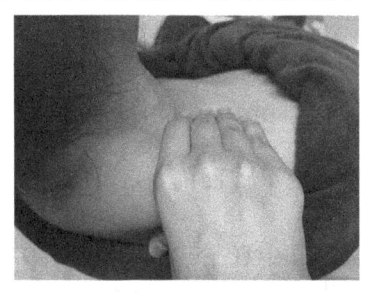　　　　图3-2-40 捏法 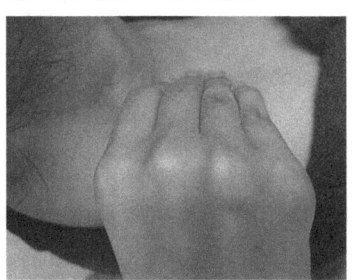　　　　图3-2-41 拿法

（6）按法：用拇指端、指腹、单掌或双掌（双掌重叠）按压体表，并稍留片刻。操作时着力部位要紧贴体表，不可移动，用力要由轻而重，不可用暴力猛然按压。具有放松肌肉、活血止痛的

作用，适用于全身各穴位。如图 3-2-42 所示。

（7）推法：用指、掌或肘部着力于一定部位上，进行单方向的直线摩擦。用指称指推法；用掌称掌推法；用肘称肘推法。操作时指、掌、肘要紧贴体表，用力要稳，速度缓慢而均匀，以能使肌肤深层透热而不擦伤皮肤为度，具有活血化瘀、促进血液循环等作用，适用于全身各处。如图 3-2-43 所示。

（8）擦法：用手掌大鱼际、掌根或小鱼际附着在一定部位，进行直线来回摩擦。操作时手指自然伸开，整个指掌要贴在患者体表治疗部位，以肩关节为支点，上臂主动带动手掌做前后或上下往返移动。动作要均匀连续，频率 100～120 次/分。具有行气活血、祛瘀止痛、温通经络、祛风散寒、理气宽中及健脾和胃的作用。适用于全身各部位。如图 3-2-44 所示。

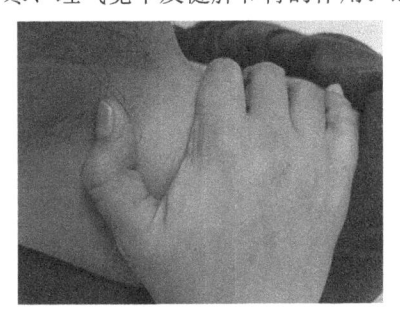

图 3-2-42　按法 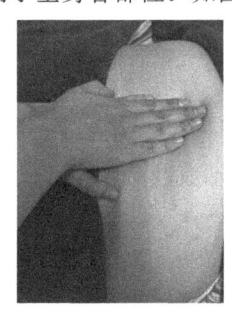　　　　　图 3-2-43　推法 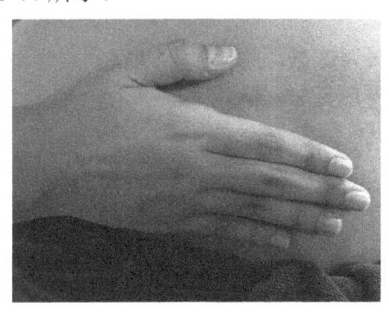　　　　　图 3-2-44　擦法

（三）头部穴位按摩

1. 常用的穴位

（1）印堂穴：位于额部，两眉头的中点，如图 3-2-45 所示。按摩此穴具有清热散风、镇静安神的作用，可用于治疗头痛、眩晕、失眠等症。

（2）头维穴：位于头侧部、额角发际上 0.5 寸，头正中线旁 4.5 寸，如图 3-2-46 所示。按摩此穴具有清头明目的作用，可用于治疗头痛、目痛、目眩、视物不清等症。

（3）太阳穴：位于颞部、眉梢与目外眦之间，向后约一横指的凹陷处，如图 3-2-47 所示。按摩此穴具有清头明目的作用，可用于治疗头痛、目疾。

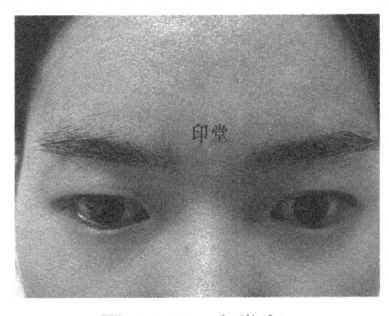

图 3-2-45　印堂穴 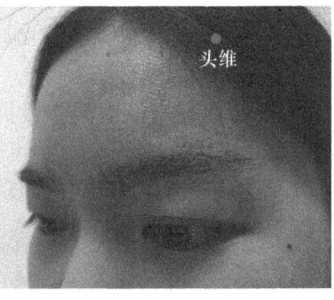　　　　　图 3-2-46　头维穴 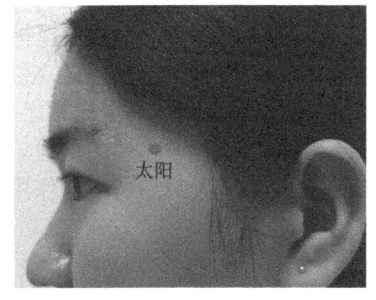　　　　　图 3-2-47　太阳穴

（4）鱼腰穴：位于额部、瞳孔直上，眉毛中，如图 3-2-48 所示。按摩此穴具有清头明目的作用，可用于治疗眉棱骨痛、目赤肿痛。

（5）百会穴：位于头部、前发际正中直上 5 寸，或两耳尖连线的中点处，如图 3-2-49 所示。按摩此穴具有开窍醒脑的作用，可用于治疗头痛、头晕、健忘、失眠等症。

（6）四神聪穴：位于头顶部、百会穴前后左右各 1 寸，共 4 穴，如图 3-2-50 所示。按摩此穴具有安神聪脑的作用，可用于治疗头痛、眩晕、失眠、健忘等症。

（7）风池穴：位于项部、胸锁乳突肌与斜方肌上端之间的凹陷处，如图 3-2-51 所示。按摩此穴具有祛风解表、清头明目的作用，可用于治疗头项强痛、眩晕、目赤肿痛、中风、感冒等病症。

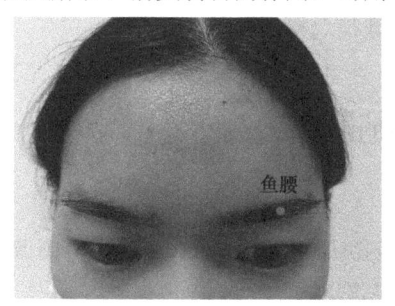

图 3-2-48　鱼腰穴

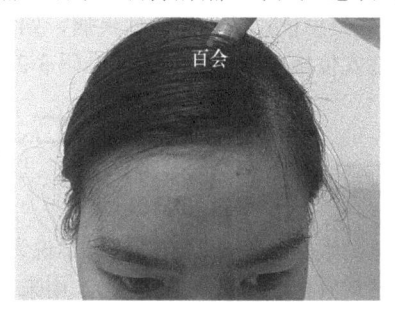

图 3-2-49　百会穴

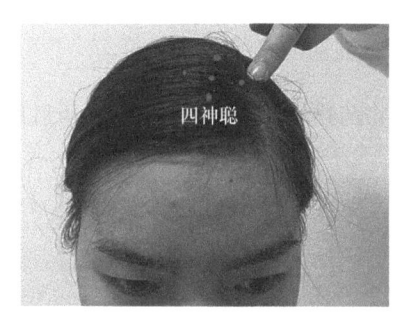

图 3-2-50　四神聪穴

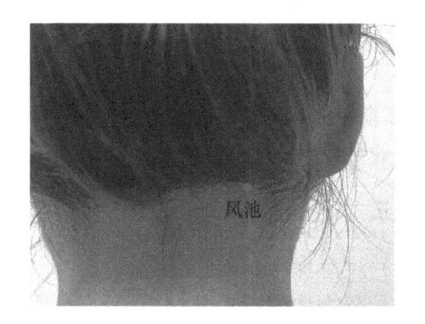

图 3-2-51　风池穴

（8）风府穴：位于项部、后发际正中直上 1 寸，枕外隆凸直下，两侧斜方肌之间凹陷中，如图 3-2-52 所示。按摩此穴具有清热散风、通关开窍的作用，可用于治疗头痛、项强、眩晕、咽喉肿痛、失音、癫狂、中风等。

（9）天柱穴：位于项部、斜方肌外缘之后发际凹陷中，约当后发际正中旁开 1.3 寸，如图 3-2-53 所示。按摩此穴具有疏风、解表、止痛的作用，可用于治疗头痛、项强、眩晕、目赤肿痛等症。

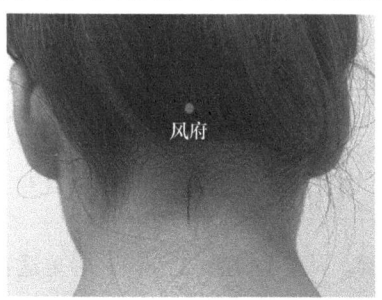

图 3-2-52　风府穴

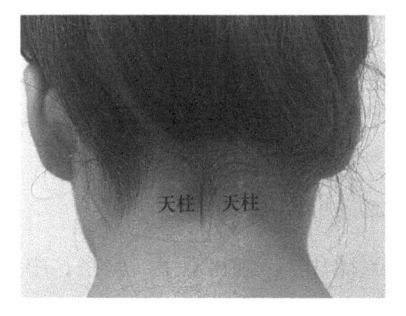

图 3-2-53　天柱穴

2. 头部穴位按摩　头部穴位按摩顺序：①一指禅推法从印堂开始，向上沿前额发际至头维；②从印堂至鱼腰再到太阳穴；③抹法前额部；④一指禅法或按法沿督脉至百会及四神聪，再沿督脉至风府（向上向内按）、风池（向前向上按拿）、天柱穴；⑤五指按拿头顶。每处推、拿、按 3~4 次，在每个穴位处按 3 次。

取治疗巾披在颈肩部，沿颈部两侧膀胱经自上而下按或一指禅法推 4~5 次，配合肩部滚法、捏、拿、按法、拍法来按摩颈肩部。

（四）注意事项

（1）操作前应修剪指甲，以防损伤患者皮肤。

（2）操作时用力要均匀、柔和、持久，禁用暴力。

（3）禁忌证：各种出血性疾病、妇女月经期、皮肤破损及瘢痕处禁止按摩。

头部穴位按摩操作视频见二维码3-2-6。

七、大黄穴位贴敷

（一）概述

穴位贴敷疗法，是以中医经络学说为理论依据，把药物研成细末，用水、醋或料酒调成糊状，再直接贴敷穴位、患处（阿是穴），用来治疗疾病的一种无创穴位疗法。

大黄性味：苦、寒，具有泻下攻积、清热泻火、解毒、止血、活血祛瘀的作用，主要用于大便秘结、实热内结、咽喉肿痛、热毒痈肿、疔疖等病症。

（二）操作方法

操作前洗净双手，大黄粉用水、醋或红酒调成糊状。将药物均匀置于敷贴上，贴于肚脐（神阙穴），一般贴敷4～6小时为宜。

（三）注意事项

（1）注意保暖，防止受凉。

（2）药物均匀置于敷贴上。

（3）破损处禁忌贴敷。

（4）注意观察局部皮肤有无出现过敏现象，如发红明显，应及时去除敷贴。

（5）瘢痕体质者、皮肤过敏者慎用。

大黄穴位贴敷操作视频见二维码3-2-7。

八、耳保健操

（一）概述

中医学认为：耳为宗脉之所聚，十二经脉皆通于耳。通过各种方法刺激耳朵的经络，就可以激发身体的潜能，调整脏腑机能，提高免疫力，从而达到强身健体、防病治病、延年益寿的目的。

（二）操作方法

（1）揉耳法：伸出双手，食指、中指、拇指揉外耳廓，从上往下揉2分钟。轻重适宜，直至耳部微热。

（2）拉耳法：右手叉腰，伸出左手食指、拇指，用力夹住耳尖，往上拉5次；夹住耳廓往外拉5次；夹住耳垂往下拉5次，每次外拉时维持1～2秒。换耳再做。轻重以人能耐受为宜。

（3）摇耳朵：伸出双手，拇指、食指捏耳朵中部，顺时针、逆时针摇耳两分钟。

（4）叠耳法：伸出双手，将两侧耳朵上下折叠10次。

（5）点耳法：伸出双手，左右食指分别伸入左右耳道，转动3下，然后轻压，并快速拔出，重复10次。

（6）压耳法：伸出双手，双手手掌用力压耳，突然松开，反复10次。

（7）鸣天鼓：伸出双手，两手心压住耳朵，手指抱枕部，两食指分别搭在中指上，快速敲打后脑30次。

（三）注意事项

（1）做耳保健操前修剪指甲，注意动作轻柔，以防损伤耳部。
（2）若耳廓皮肤出现伤口或皮疹，暂时不宜做耳保健操。
（3）长期坚持做耳保健操，可以减轻耳鸣症状，改善听力。
耳保健操操作视频见二维码 3-2-8。

二维码 3-2-8
耳保健操

九、耳穴贴压

（一）概述

耳穴贴压法是用王不留行籽或菜籽等丸状物贴压于耳廓上的穴位或反应点，通过其疏通经络，调整脏腑气血功能，促进机体的阴阳平衡，达到防治疾病、改善症状的一种操作方法。

（二）操作方法

1. 常用耳穴按压手法

（1）对压法：用食指和拇指的指腹置于患者耳廓的正面和背面，相对按压，至出现热、麻、胀、痛等感觉，食指和拇指可边压边移动，一旦找到敏感点，则持续对压 20~30 秒。

（2）直压法：用指尖垂直按压耳穴，至患者产生胀痛感，持续按压 20~30 秒，间隔 5 秒，重复按压，每次按压 3~5 分钟。

（3）点压法：用指尖一压一松地按压耳穴，每次间隔 0.5 秒，本法以老年人感到胀而略感沉重刺痛为宜，用力不宜过重，一般每次每穴可按压 27 下，具体可视老年人感觉而定。

2. 操作要领

（1）操作前检查老年人耳朵皮肤，完整无破损，协助老年人排空二便，保持情绪稳定。
（2）取合适体位，按摩耳廓至微微发热。
（3）75%乙醇溶液自上而下、由内到外、从前到后消毒耳部皮肤。待干。
（4）探查耳穴敏感点，确定贴压部位：操作者一手固定耳廓，暴露耳廓相应部位，另一手持耳穴探棒自上而下在选区内轻巧缓慢、用力均匀按压，寻找耳穴的敏感点，同时询问有无热、麻、胀、痛的"得气"感觉。
（5）便秘老年人可选大肠耳穴（耳轮脚上方前部，见图 3-2-54）、直肠耳穴（近屏上切迹的耳轮处与大肠同水平，见图 3-2-55）、肺耳穴（耳甲腔中央周围，见图 3-2-56）；失眠者可选神门穴（三角窝内对耳轮上角的中下 1/3 交界处，见图 3-2-57）、心耳穴（耳甲腔中央最凹陷处，见图 3-2-58）、神经衰弱点（耳垂四区，见图 3-2-59）、睡眠深沉点（神经衰弱点相对应的耳背处，见图 3-2-60）。

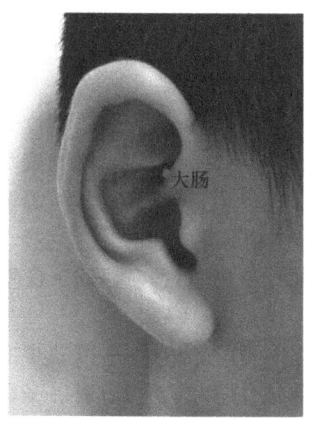

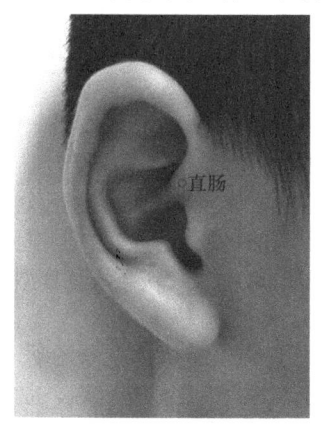

图 3-2-54 大肠耳穴　　图 3-2-55 直肠耳穴　　图 3-2-56 肺耳穴

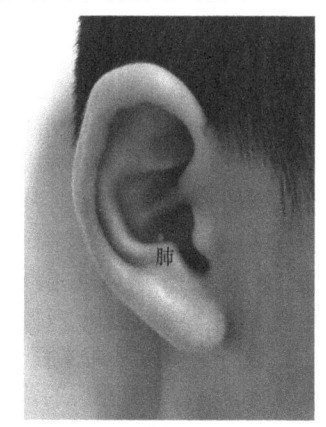

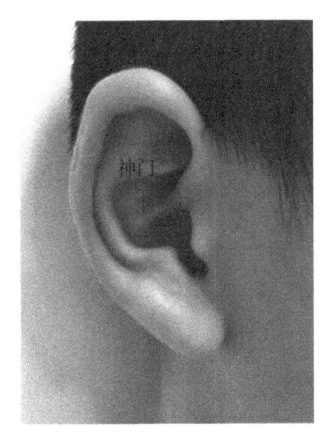

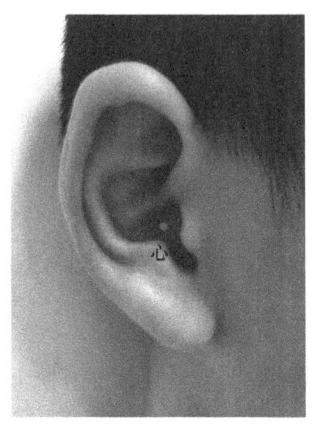

图 3-2-57　神门穴　　　　图 3-2-58　心耳穴　　　　图 3-2-59　神经衰弱点

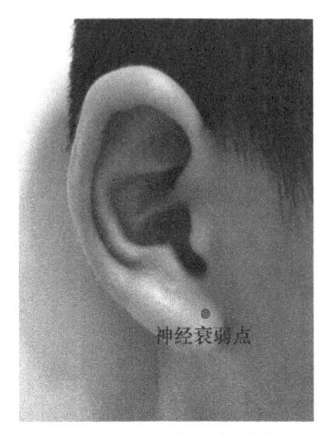

（6）用止血钳或镊子取粘有王不留行籽的小方形粘贴，贴在耳穴上，并给予适当按压，询问老年人有无"得气"感觉。

（7）观察局部皮肤颜色变化，询问有无不适。

（8）操作完毕，协助舒适卧位，教老年人每日自行按压 3～5 次，每次每穴按压 1～2 分钟，以加强对穴位的刺激，每隔 3～7 天给予更换一次，双耳交替。耳穴贴压脱落后，应及时给予更换。

（三）注意事项

（1）耳廓局部有炎症、冻疮或表面皮肤有溃破者禁贴压。

（2）耳穴贴压每次选择一侧耳穴，双侧耳穴轮流使用。夏季易出汗，留置时间为 1～3 天，冬季留置 3～7 天。

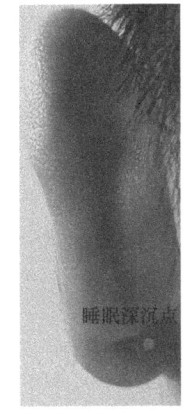

图 3-2-60　睡眠深沉点

（3）观察局部皮肤情况，留置期间应防止胶布脱落或污染，对普通胶布过敏者改用脱敏胶布。

（4）侧卧位耳部感觉不适时，可适当调整。

耳穴贴压操作视频见二维码 3-2-9。

二维码 3-2-9　耳穴贴压

十、体质辨识与食疗

（一）概述

体质是指在人生命过程中，在先天禀赋和后天获得的基础上所形成的形态结构、生理功能、心理状态等方面综合的、相对稳定的固有特质。是人类在生长、发育过程中形成的与自然、社会环境相适应的人体个性体质。

1. 体质分类　根据人群中个体的不同体质特征，按照一定的标准，采用一定方法，通过分析归纳而进行相应的区分，分成若干体质类型。现代医家结合临床实际，应用文献研究、模糊聚类和流行病学调查等多种方法，从不同角度将体质按四分法、五分法、六分法、七分法、九分法等多种分类方法进行分类。学术界现多以王琦的体质九分法为行业标准，将体质分为平和质（A 型）、气虚质（B 型）、阳虚质（C 型）、阴虚质（D 型）、痰湿质（E 型）、湿热质（F 型）、血瘀质（G 型）、气郁质（H 型）、特禀质（I 型）9 种。

2. 食疗　膳食是人体后天摄取营养，维持机体生命活动，完成各种生理功能所不可缺少的物质。不同的膳食含有相应的营养成分，并具有寒、热、温、凉四种不同之性和酸、苦、甘、辛、咸五种相异之味。脾胃为后天之本，科学的饮食习惯、合理的膳食结构、全面而充足的营养可增强人的体质，甚至可使某些偏颇体质转变为平和体质。因此在日常生活中，明确自己的体质并依据个体差异选择适合的食物,对于改善体质有积极作用。遵循体质养生,并长期坚持下去,定能达到健身体质、延年益寿的目的。

(二)体质与食疗

1. 平和体质

(1)特点:平和体质是指先天禀赋良好,后天调养得当,以精力充沛,体态适中,面色红润,脏腑功能强健壮实为主要特征的一种体质状态。

(2)饮食调理:首要原则是保持膳食平衡,做到食物多样化,体现中国传统膳食杂食平衡的整体观,多食五谷杂粮、蔬菜水果,少食辛辣油腻之品,根据四时季节不同选择适宜的饮食。如春季阳气初升,应食用升而不散,温而不热之品,不宜食用辛热升散之品,宜多食蔬菜,如春笋、韭菜、菠菜等轻灵宜透清温平淡之品;夏季阳气隆盛,宜食用清热解暑之品,如冬瓜、丝瓜、绿豆等,但不宜食用过寒凉之品;长夏季湿气最盛,宜食用淡渗利湿之品,如莲子、山药、薏苡仁等;秋季阳气收敛,阴气渐长,宜食用滋补阴津之品,如梨、葡萄、柚子等;冬季气候寒冷,阳气闭藏,宜食用温补之品,如羊肉、狗肉等。

2. 气虚体质

(1)特点:气虚体质是指元气不足,以气息低弱,机体脏腑功能状态低下为主要特征的体质状态。多因先天禀赋虚弱,后天失养或病后气亏。由于平时体质虚弱,气虚体质的人特别容易感冒,容易内脏下垂,而且病后难以愈合。

(2)饮食调理:脾主运化,为气血生化之源,气虚体质者多脾气虚弱,宜食用性平偏温、健脾益气之品,如小米、粳米、莲子、扁豆、芡实、黄豆、龙眼肉等。饮食宜清淡易消化,避免厚腻之品,少吃或不吃空心菜、槟榔、生萝卜等耗气食物,忌生冷、苦寒、辛辣、燥热之品。必要时可选用益气健脾之药膳调养,如山药粥、党参黄芪乳鸽汤、人参爆鸡片等。

3. 阳虚体质

(1)特点:阳虚体质是指阳气不足,以畏寒怕冷、手足不温等虚寒表现为主要特征。多由先天不足,如家族成员体质偏虚寒、孕育时父母体弱、年长受孕、早产,或后天失于调养,如平素偏嗜寒凉损伤阳气,或年老阳衰或久病伤阳等导致。

(2)饮食调理:阳虚体者质平时宜多食温补脾肾阳气的食物,如羊肉、狗肉、韭菜、刀豆、栗子、茴香、龙眼、荔枝等,少食梨、西瓜、荸荠、田螺、冬瓜、绿豆等寒凉之品,少饮绿茶。也可选用药膳调养,如当归生姜羊肉汤、韭菜滚花蛤汤等。

4. 阴虚体质

(1)特点:阴虚体质是指体内津液、精血等亏少,以相关组织器官失养和阴虚内热为主要特征的体质状态。多由先天不足,或久病耗血、纵欲伤精、积劳伤阴等导致。由于虚火长期低热,阴虚者常出现手足心热,双目干涩,视物模糊,眩晕耳鸣,口渴喜冷饮,睡眠不佳,皮肤偏干,易生皱纹,小便短涩,大便质干,舌红少津少苔,脉细或细数等症状。

(2)饮食调理:阴虚体质者饮食的原则是滋阴潜阳、降火润燥、保养阴精,宜多食清淡、甘润之品,如绿豆、鸭肉、猪皮、百合、荸荠、梨子、乌梅等,少食肥甘厚腻、辛辣香燥之品,如羊肉、狗肉、辣椒、茴香等。葱、姜、蒜等具有辛温性味的调味品亦应少吃。药膳调养可选择蜂蜜银耳蒸百合、冰糖炖海参、麦冬炖鱼汤等。

5. 痰湿体质

(1)特点:痰湿体质者体型肥胖,腹部肥满松软;面部皮肤油脂较多,多汗且黏,或面色淡黄而黯;身重不爽,容易困倦,喜食肥甘甜黏食物,大便正常或不实,小便不多成微混;平素舌体胖大,舌苔白腻,口黏腻或甜,脉滑;为先天痰湿较盛或后天失养,如过食肥甘、生冷、油腻之品,或起居失常所致。

(2)饮食调理:饮食宜清淡,多食宣肺、健脾、益肾、化湿、利尿及通利三焦之品,如薏苡仁、冬瓜、荷叶、白萝卜、山楂、赤小豆和白扁豆等。少食生冷、肥甘厚腻之品，每餐不宜过饱，养生药膳可选择山药冬瓜汤、薏苡仁粥、冬瓜荷叶薏米排骨汤等。

6. 湿热体质

（1）特点：湿热体质是指以湿热内蕴为主要特征的体质状态。湿热体质者形体偏胖；平素面垢油光，口苦口干，身重困倦，易生痤疮粉刺；眼睛红赤，大便燥结或黏滞，小便赤涩，舌质偏红，苔黄腻，脉象多见滑数；多由先天禀赋、坐卧湿地、嗜食肥甘或长期饮酒等导致湿热内蕴。

（2）饮食调理：宜食用清热、利湿、健脾之品，如薏苡仁、莲子、赤小豆、茯苓、绿豆、鸭肉、鲫鱼、芹菜、荠菜、荸荠、冬瓜、莲藕、竹笋、苦瓜、西瓜等。禁忌辛辣燥烈、肥甘厚腻、大热大补之品，如辣椒、狗肉、牛肉、羊肉、白酒、韭菜、荔枝、芒果等。养生药膳可选择白果扁豆猪肚汤、泥鳅炖豆腐等。

7. 血瘀体质

（1）特点：血瘀体质是指体内有血液运行不畅的潜在倾向或瘀血内阻的病理基础，并表现出一系列外在征象的体质状态。体形消瘦者居多；面色晦暗，皮肤容易出现瘀斑；皮肤发干或粗糙，女性多见痛经、闭经，舌质紫黯，有瘀点、瘀斑，舌下络脉青紫曲张，脉细涩或结代；性格急躁，健忘；易患出血、疼痛等证；多由先天禀赋、后天损伤、忧郁气滞或久病入络而致。

（2）饮食调理：选用具有活血化瘀、行气散结功效的食物，如山楂、玫瑰花、油菜、桃仁、番木瓜、金橘、黑木耳、洋葱等食物，也可选用补血活血的药品，如当归、丹参、川芎等。忌收敛固涩之品，如乌梅、醋等。养生药膳可选择山楂红糖汤、黑豆川芎粥、红花三七蒸母鸡等。

8. 气郁体质

（1）特点：气郁体质是指长期情志不舒、气机郁滞形成的以性格内向、忧郁脆弱、敏感多疑为主要表现的体质状态。多由先天遗传，或因精神刺激等导致。平素情志抑郁，多闷闷不乐，健忘，胸胁乳房胀满疼痛，走窜不定，善太息，或嗳气呃逆，咽有异物感，睡眠不佳，食欲减退，痰多，大便多干，小便正常；舌淡红，苔薄白，脉弦细。

（2）饮食调理：多食疏肝理气之品，如金橘、山楂、陈皮、黄花菜、佛手、刀豆、萝卜、菊花、玫瑰花等，以利气机通畅，气血调和。少食收敛酸涩之品，如乌梅、柠檬、杨桃等。养生药膳可选择橘皮粥、佛手陈皮蚌肉汤、玫瑰花鸡肝汤等。

9. 特禀体质

（1）特点：特禀体质为特异性体质，多指由先天禀赋和遗传因素造成的体质缺陷。特禀体质者易患哮喘、荨麻疹、花粉症或药物过敏等；对外界环境适应能力差。

（2）饮食调理：特禀体质者宜饮食清淡，膳食均衡，多食益气固表的食物，如乌梅、白术等，提高机体免疫力，忌生冷，辛辣，肥甘厚腻及发物，如酒、鱼、虾、蟹、肥肉等，养生药膳可选择葱白红枣鸡肉汤、灵芝黄芪粥等。

（万爱雪　郭秀媚　浙江省温州市瑞安市中医院）

第四章　心血管及代谢相关慢性病康养照护

【学习目标】

1. 了解高血压、脑卒中、冠心病、糖尿病、代谢综合征病因、发病机制及诊治。
2. 熟悉高血压、脑卒中、冠心病、糖尿病、代谢综合征临床表现及发病相关因素。
3. 掌握高血压、脑卒中、冠心病、糖尿病、代谢综合征日常照护与康养照护技术。
4. 能熟练运用高血压急诊家庭急救技术、降压操、脑卒中早期识别与家庭急救、良肢位摆放、脑卒中吞咽功能训练、肢体被动运动、主动运动、心肌梗死早期识别与家庭急救、心肺康复操、糖尿病推拿与运动治疗等技术，指导预防与康复。

第一节　高血压康养照护

高血压是以动脉血压持续升高为特征的心血管综合征，可分为原发性高血压和继发性高血压，前者病因不明（通常简称为高血压），后者是由某些确定疾病或病因引起的高血压。高血压是最常见的慢性病之一，也是心脑血管病最主要的危险因素，可导致脑卒中、心力衰竭及慢性肾脏病等主要并发症，严重影响患者的生存质量。伴随人口老龄化、城镇化的进程，以及人们生活方式和饮食结构的改变，我国高血压人群城乡患病率差别在缩小，但整体呈增长态势，估计每年新增加高血压患者1000万例。高血压的患病率随年龄增长而上升，我国高血压患者总体的知晓率、治疗率和控制率较低，分别为51.6%、45.8%和16.8%。因此，高血压防治任务十分艰巨。做好高血压老年人的生活管理非常重要。

本节介绍高血压的相关知识，包括高血压病因及发病机制、临床表现、早期识别、日常照护等，帮助老年高血压患者日常生活管理和锻炼，促进健康。

一、概　述

（一）病因及发病机制

原发性高血压是在一定的遗传背景下由多种环境因素交互作用，使正常血压调节机制失代偿所致。因此，高血压是多因素、多环节、多阶段和个体差异性较大的疾病。

1. 高血压的病因

（1）遗传因素：原发性高血压有明显的家族聚集性，双亲均患有高血压者的子女患高血压的概率高达46%，约60%高血压患者有高血压家族史。在血压升高程度、并发症发生以及其他有关因素（如肥胖）方面，也有遗传因素。

（2）环境因素：环境因素主要有4点。①饮食：有研究显示，食盐摄入量与高血压的发生和血压水平呈正相关；此外，与饮食低钾、高蛋白质饮食、饮食中饱和脂肪酸与不饱和脂肪酸的比值较高也可能有关；饮酒与血压水平相关；我国人群叶酸普遍缺乏，与高血压发病呈正相关。②精神应激：脑力劳动者高血压患病率超过体力劳动者，从事精神紧张度高的职业和长期噪声环境中的工作者高血压患病率较高。③吸烟：吸烟可使交感神经末梢释放去甲肾上腺素增加，使血压增高；同时，吸烟所引发的氧化应激可通过损害一氧化氮介导的血管舒张引发血压增高。④其他因素：体重增加是血压升高的重要危险因素，腹型肥胖者更容易发生高血压。50%的睡眠呼吸暂停综合征患者患有高血压，且血压升高程度与疾病病程和严重程度有关。此外，口服避孕药、麻黄碱、肾上腺皮质激素等也可使血压增高。

2. 发病机制

（1）神经机制：各种原因使大脑皮质下神经中枢功能发生变化，神经递质浓度与活性异常，最终可使交感神经系统活性亢进，血浆儿茶酚胺浓度升高，外周血管阻力增高而导致血压上升。

（2）肾脏机制：各种原因引起肾性水钠潴留，机体为避免心排血量增高使组织过度灌注，全身阻力小，动脉收缩增强，导致外周血管阻力增高。也可能通过排钠激素分泌释放增加，使外周血管阻力增高。

（3）激素机制：肾素-血管紧张素-醛固酮系统（renin-angiotensin-aldosterone system，RAAS）激活：肾小球入球小动脉的球旁细胞分泌的肾素，可作用于肝合成的血管紧张素原而生成血管紧张素Ⅰ（angiotensinⅠ，AⅠ），经血管紧张素转换酶（angiotensin converting enzyme，ACE）的作用转变成血管紧张素Ⅱ（angiotensinⅡ，AⅡ），AⅡ是RAAS的主要效应物质，作用于AⅡ受体，使小动脉平滑肌收缩，并可刺激肾上腺皮质球状带分泌醛固酮，通过交感神经末梢突触前膜的正反馈使去甲肾上腺素分泌增加，使血压升高。

（4）血管机制：大动脉、小动脉结构和功能的变化在高血压发病中发挥着重要作用。血管内皮细胞通过生成、激活和释放各种血管活性物质，调节心血管功能；年龄增长及各种心血管危险因素导致血管内皮细胞功能异常，影响动脉弹性；阻力小动脉结构和功能改变，影响外周压力反射点的位置或反射波强度，对脉压增大起重要作用。

（5）胰岛素抵抗：机体组织对胰岛素处理葡萄糖的能力减退，必须以高于正常的血胰岛素释放水平来维持正常的血糖。约50%原发性高血压患者存在胰岛素抵抗，尤其在肥胖、甘油三酯增高、高血压及血糖升高同时并存的四联症患者中最为明显。

（二）临床表现

1. 症状 原发性高血压通常起病缓慢，早期常无症状，可偶尔在体格检查时发现血压升高，少数患者则在发生心、脑、肾等并发症后才被发现。高血压患者可有头晕、头痛、颈项僵直感、疲劳、心悸、耳鸣等症状，但并不一定与血压水平成正比，也可出现视物模糊、鼻出血等较重症状。

2. 体征 体征一般较小，应重点检查周围血管搏动、血管杂音、心脏杂音等项目。心脏听诊可闻及主动脉瓣区第二心音亢进、主动脉瓣区收缩期杂音或收缩早期喀喇音。

3. 高血压急症和亚急症 高血压急症指原发性或继发性高血压患者，在某些诱因作用下，血压突然和显著升高（一般超过180/120mmHg），同时伴有进行性心、脑、肾等重要靶器官功能不全的表现。高血压急症包括高血压脑病、颅内出血、脑梗死、急性心力衰竭、急性冠状动脉综合征、主动脉夹层动脉瘤、子痫等。少数患者舒张压持续≥130mmHg，伴有头痛，视物模糊，眼底出血、渗出和视乳头水肿，肾脏损害突出，持续蛋白尿、血尿及管型尿，称为恶性高血压。应注意血压水平的高低与急性靶器官损害的程度并非成正比，但如血压不及时控制在合理范围内会对脏器功能产生严重影响，甚至危及生命。

高血压亚急症指血压显著升高但不伴靶器官损害。患者可以有血压明显升高造成的症状，如头痛、胸闷、鼻出血和烦躁不安等。高血压亚急症与高血压急症的唯一区别标准是有无新近发生的急性进行性严重靶器官损害。

4. 并发症 高血压病的常见并发症如下。①脑血管病：包括脑出血、脑血栓形成、腔隙性脑梗死和短暂性脑缺血发作等；②心力衰竭和冠心病；③慢性肾功能衰竭；④主动脉夹层等。

（三）早期识别

早期没有明显的症状体征，有些可有头晕、头痛、颈项僵直、疲劳、心悸、耳鸣等症状，也可出现视力模糊、鼻出血等较重症状。因此，定期体检测量血压很重要。

高血压的诊断是在未使用降压药的情况下，非同日3次测量，收缩压≥140mmHg和（或）舒张压≥90mmHg。目前仍以诊室血压作为高血压诊断的依据，有条件的应同时积极采用家庭血压或动态血压诊断高血压，其中家庭血压≥135/85mmHg、动态血压白天平均值≥135/85mmHg或24小时平均值≥130/80mmHg诊断为高血压。

《2023欧洲高血压管理指南》对理想血压、正常血压及正常高值重新界定，并根据血压升高水平，进一步将高血压分为1~3级，具体见表4-1-1

表4-1-1　血压分类及高血压分级　　　　　　　　　　　　　单位：mmHg

分类	收缩压	舒张压
理想血压	<120 和	<80
正常高值	120~139 和（或）	80~89
高血压	≥140 和（或）	≥90
1级高血压（轻度）	140~159 和（或）	90~99
2级高血压（中度）	160~179 和（或）	100~109
3级高血压（重度）	≥180 和（或）	≥110
单纯收缩期高血压	≥140 和	<90

（四）日常照护

1. 服药照护

（1）降压目标：2017年中国发布的《高血压合理用药指南（第2版）》中关于老年高血压的建议：老年患者血压>150/90mmHg，需要进行降压治疗。降压目标值：年龄>65岁，血压应控制在<150/90mmHg，更进一步的目标是140/90mmHg。年龄>80岁的高血压患者，为防止出现器官灌注不足，血压不宜<130/60mmHg。合并糖尿病、冠心病、心力衰竭或者肾功能不全时，降压目标值为<140/90mmHg。

对老年患者的治疗，一方面需要以降低收缩压为达标，另一方面需要注意舒张压过低的情况。在患者能耐受的前提下，缓慢降压，从小剂量开始，缓慢加量，应避免过快降压。不仅要防止低血压的出现，同时需要控制血压的晨峰现象。老年高血压药物选择的基本原则：平稳降压、有效治疗、注重安全、尽量减少不良反应、服药依从性良好。

（2）遵医嘱用药：老年人肝、肾功能减退，药物容易在体内蓄积中毒，所以用药剂量不宜过大。一般来说，应为成年人用量的1/2~2/3，或是3/4，由专业医师在服用过程中根据患者的具体情况调整。

2. 饮食照护　食养原则和建议根据营养科学理论、中医理论和目前膳食相关慢性病科学研究文献证据，在专家组共同讨论、建立共识的基础上，对高血压患者的日常食养提出两条建议：①减钠增钾，饮食清淡；②合理膳食，科学食养。

（1）减钠增钾，饮食清淡：每人每日食盐摄入量逐步降至5克以下；增加富钾食物摄入。清淡饮食，少吃含高脂肪、高胆固醇的食物。

钠盐摄入过多可增加高血压风险。我国居民膳食中75%以上的钠来自家庭烹调盐，其次为高盐调味品。随着膳食模式的改变，加工食品也成为重要的钠盐摄入途径。

增加膳食中钾摄入量可降低血压。建议增加富钾食物（如新鲜蔬菜、水果和豆类等）的摄入量；肾功能良好者可选择高钾低钠盐。不建议服用钾补充剂（包括药物），肾功能不全者补钾前应咨询医生。

适当选择富含钙、镁的食物。膳食钙摄入不足是我国居民的普遍问题，建议高血压患者适当增加钙的摄入。镁对周围血管系统可以起到血管扩张作用，可对抗高钠的升压作用。

膳食中的饱和脂肪酸可以升高血脂和血清胆固醇水平，从而增加高血压患者发生冠心病、脑卒中等风险。因此，高血压患者要注意限制膳食脂肪和胆固醇摄入量，包括油炸食品和动物内脏。少吃加工红肉制品，如培根、香肠、腊肠等。

（2）合理膳食，科学食养：平衡膳食应由五大类食物组成：第一类为谷薯类，包括谷类（含全谷物）、薯类与杂豆；第二类为蔬菜和水果；第三类为动物性食物，包括畜、禽、鱼、蛋、奶；第四类为大豆类和坚果；第五类为烹调油和盐。

推荐高血压患者多吃富含膳食纤维的蔬菜、水果，且深色蔬菜要占到总蔬菜量的一半以上，蔬菜和水果不能相互替代；摄入适量的谷类、薯类，其中全谷物或杂豆占谷类的1/4~1/2；适当补充蛋白质，可多选择奶类、鱼类、大豆及其制品作为蛋白质来源；限制糖摄入；减少摄入食盐及含钠调味品（酱油、酱类、蚝油、鸡精、味精等）。

饮食贵在"不伤其脏腑"，采取有效合理的中医食养对高血压有辅助预防和改善的作用。"辨证施膳""辨体施膳"是中医食养的基本原则，应针对高血压的不同证型给予相应的饮食。

肝火上炎证：饮食以清淡为主，平肝潜阳。

痰湿内阻证：饮食以清淡易消化、少食多餐为主，健脾运湿。

瘀血内阻证：饮食以清淡、温平为主，活血通络。

阴虚阳亢证：饮食以清淡、养阴生津为主，滋阴潜阳。

肾精不足证：饮食以偏温补为主，补益肝肾。

气血两虚证：饮食以少食多餐、细软滋补为主，补益气血。

冲任失调证：饮食以清淡、富含营养为主，调和冲任。

二、康养照护技术

（一）血压测量

1. 血压监测方法 血压未达标者，每天早晚各测量血压1次，每次测量2~3遍，连续7天，以后6天血压平均值作为医生治疗的参考。血压达标者，每周测量1次。

2. 注意事项

（1）测量前处于安静状态：测量前休息至少5分钟，运动后休息30分钟，保证心理放松。

（2）测量血压体位为坐位，同时注意上臂与心脏位于同一水平线上。

（3）袖带的下缘，应在肘窝处两横指的上方。袖带的松紧要适宜，过松或过紧均影响血压的测量值，以绑好后可伸进一指为宜。测量时保持安静，不讲话和活动。

（二）高血压急症家庭急救技术

高血压患者血压显著或急剧升高，心、脑、肾、视网膜等重要器官出现特殊症状，称为高血压急症。在高血压人群中，高血压急症发生率大概5%，常见的有高血压脑病、脑出血、急性左心衰竭、急性心肌梗死、急进性高血压。

高血压是常见的心脑血管疾病，突发高血压急症时正确急救的措施能为抢救争取到最有利的时机。遇高血压急症者，应采取以下措施。

（1）立即拨打120急救电话。

（2）迅速评估患者病情以及意识情况，测量血压。

（3）患者清醒状态下，安抚患者，使其保持情绪稳定。

（4）对症处理：患者突发心悸气短、口唇发绀、咳粉红色泡沫痰时，要考虑急性左心衰竭，应指导患者双腿下垂采取坐位，有条件者吸氧；适当抬高床头，意识不清者头偏向一侧。

（三）降压操

降压体操是一种运动量适中、节奏缓和、动作松弛的运动疗法项目，比较容易坚持，适合高血压患者。

准备活动：①吸气时，两臂由体侧慢慢提起，至侧平举，掌心向下；②呼气时，两臂由体侧向前，放松落下，同时两腿半蹲；③恢复预备姿势。如图 4-1-1、图 4-1-2 所示，重复训练 8 次。

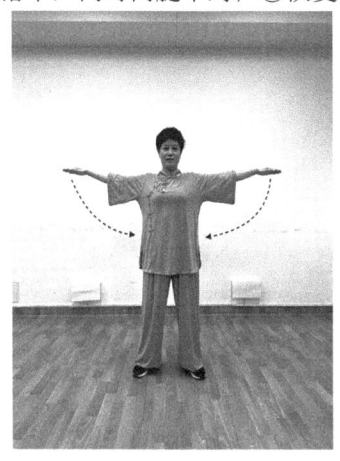

图 4-1-1　两臂侧伸

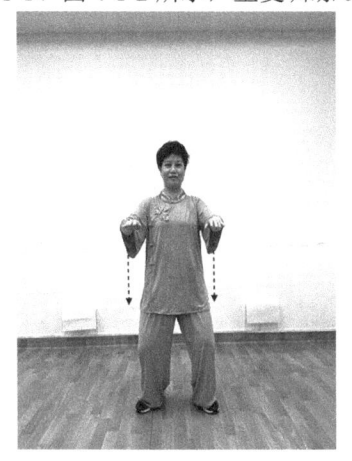

图 4-1-2　下蹲站立

1. 操作方法

（1）伸臂扩胸：站立位，两臂自然下垂，慢慢自体前向上高举过头；两臂向两侧平举扩胸；还原后重复，如图 4-1-3、图 4-1-4、图 4-1-5、图 4-1-6 所示。

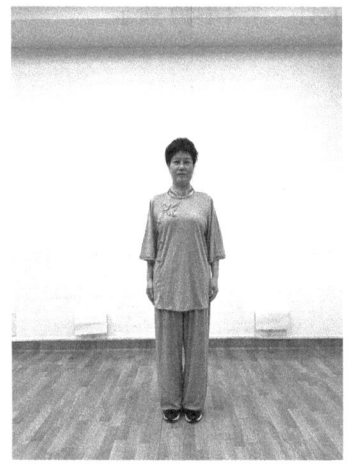

图 4-1-3　站立起势

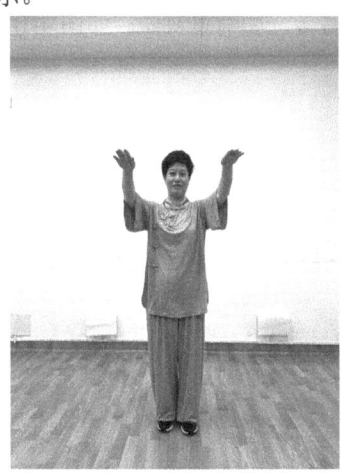

图 4-1-4　双臂上抬

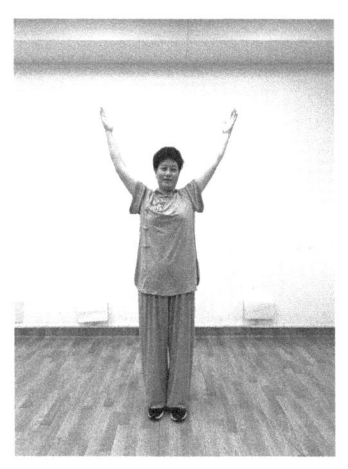

图 4-1-5　举臂过头

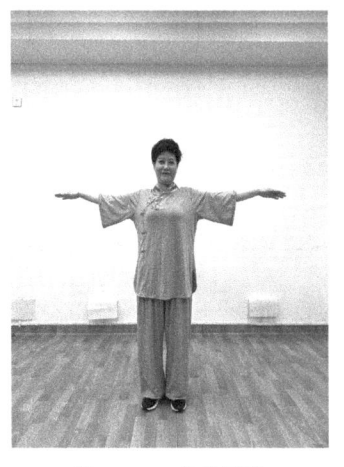

图 4-1-6　伸臂扩胸

（2）左右摆动：站立位，两脚与肩同宽，左臂屈肘于胸前，右臂外展平举；左腿弯曲，同时两臂经下向左上方摆至左臂斜上举，右臂屈肘于胸前，如图 4-1-7、4-1-8 所示；反方向重复。

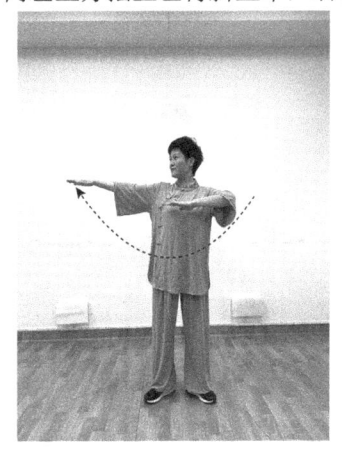

图 4-1-7　向右摆动　　　　　　　　　图 4-1-8　向左摆动

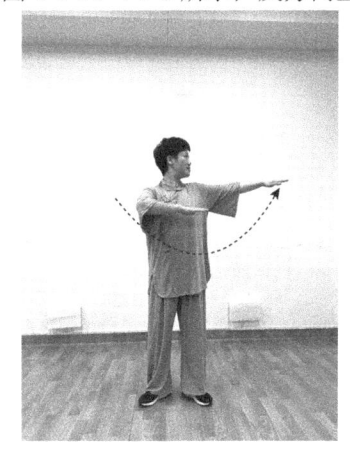

（3）双臂划桨：站立位，两手握拳并肩部，拳心向前；左足向左前跨出成左弓步，重心前移，同时两臂经前上方成弧形向前下方推出；身体后坐，两臂经前上方收回至肩部；还原后换右脚向右前跨成右弓步，如前重复做。如图 4-1-9、图 4-1-10、图 4-1-11、图 4-1-12 所示。

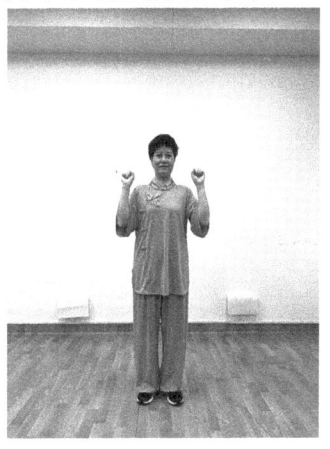

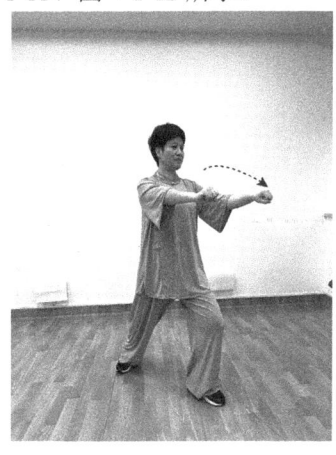

图 4-1-9　握拳平肩　　　　　　　　　图 4-1-10　左弓步双臂划桨

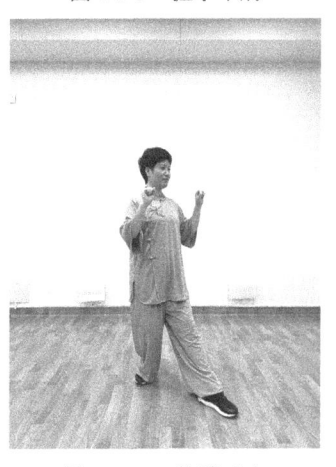

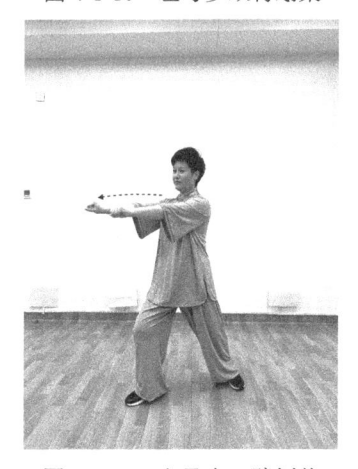

图 4-1-11　收臂后坐　　　　　　　　　图 4-1-12　右弓步双臂划桨

（4）侧屈展臂：站立位，两臂侧平举，手心向上；重心移至右腿成侧弓步，右臂上举，引上体向左侧屈，掌心相对；还原后换方向再做，如图 4-1-13、图 4-1-14、图 4-1-15、图 4-1-16 所示。

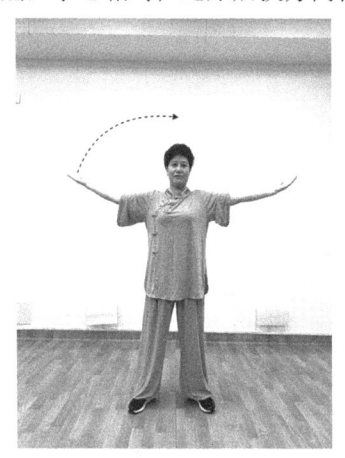

图 4-1-13　举右臂重心移右腿　　　　　图 4-1-14　引体左曲

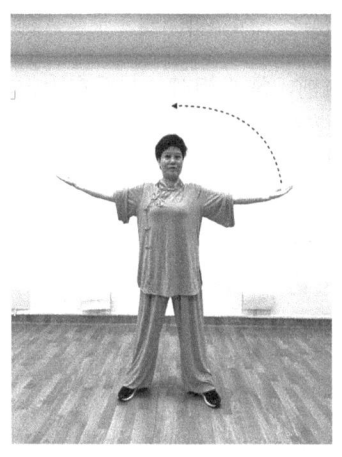

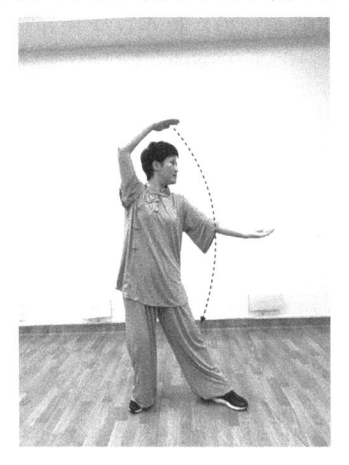

图 4-1-15　举左臂重心移左腿　　　　　图 4-1-16　引体右曲

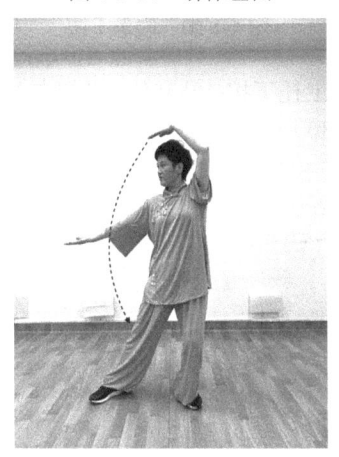

（5）马步举掌：马步，收掌于腰，两臂外展平举，再逐渐上举；两臂经体侧下落，同时两腿逐渐直立；双手收回至腰部，蹲马步，重复进行。如图 4-1-17、图 4-1-18、图 4-1-19 所示。

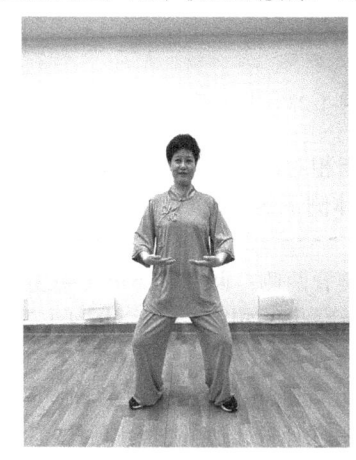

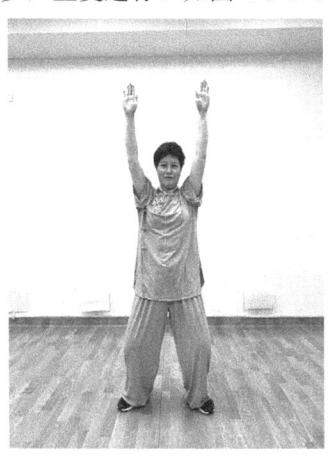

图 4-1-17　马步收掌　　　　图 4-1-18　马步举掌　　　　图 4-1-19　收臂直立

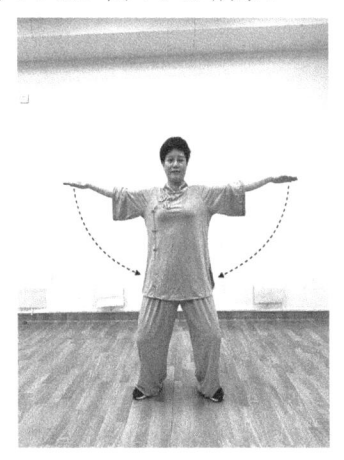

(6）弓步推掌：直立，双脚稍宽于肩，两臂屈肘握拳于腰侧，掌心向上；上体向左转 45°，面向左侧前方成弓步，同时右手立掌，手指向上，向前方推出，左手握拳于腰侧；还原后向右侧前方再做，如图 4-1-20、图 4-1-21 所示。

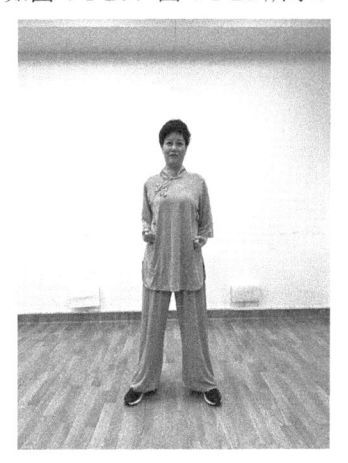

图 4-1-20　收拳于腰　　　　　　　　图 4-1-21　弓步推掌

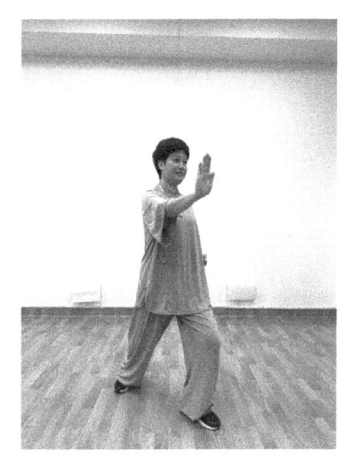

（7）上托下按：站立位，两脚与肩同宽；两臂屈肘于胸前，掌心相对，左手在上，右手在下，两手相距 30 厘米左右；右臂带右手向外上方举掌过头托天，左臂带左手向内下按掌至身体后下方，指尖向左，上体保持直立，同时屈右膝向右移重心成右弓步；还原后反方向再做，如图 4-1-22、图 4-1-23 所示。

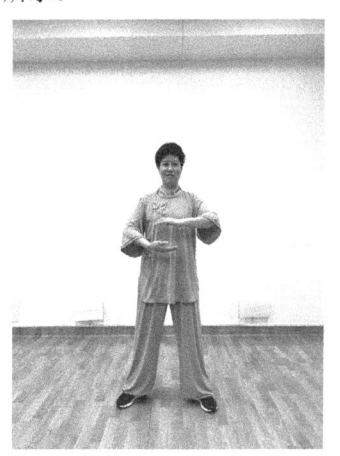

图 4-1-22　收掌于胸前　　　　　　　图 4-1-23　上托下按

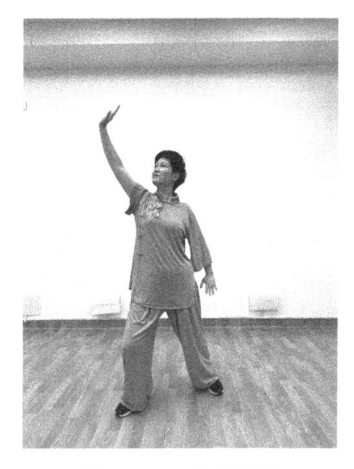

（8）两手托天：站立位，两脚与肩同宽；两手提至腹前，四指相对，掌心向上，同时鼓腹；两手沿胸前上托至脸侧，反掌上举，眼看两手，同时收腹，两臂由体侧下落，还原后重复进行，如图 4-1-24、图 4-1-25 所示。

（9）拳击腰背：站立位，两脚与肩同宽，两手半握拳，放在腰脊两侧；两拳由下向上锤击 4 次，同时上体逐渐前倾 45°；两拳由上向下锤击 4 次，同时上体逐渐后仰，如图 4-1-26、图 4-1-27、图 4-1-28 所示。

（10）前后踢腿：站立位，两脚与肩同宽，两手叉腰；前踢腿：左腿屈膝上提，同时绷直脚面，向前方踢左腿，还原后做右侧前踢腿动作；后踢腿：左腿屈膝上提绷直脚尖向后踢，还原后做右侧后踢腿动作；内踢腿：左腿屈膝提腿向内踢；还原后右侧内踢腿；外踢腿：左侧屈膝提腿向左外侧踢；还原后右侧向右外踢腿，如图 4-1-29、图 4-1-30、图 4-1-31、图 4-1-32、图 4-1-33 所示。

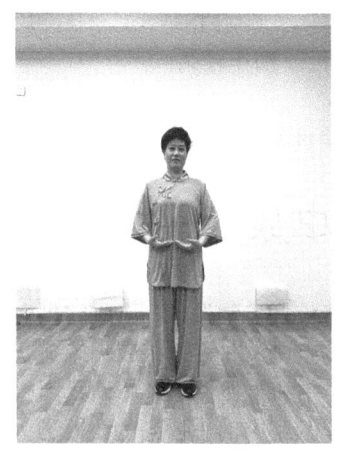

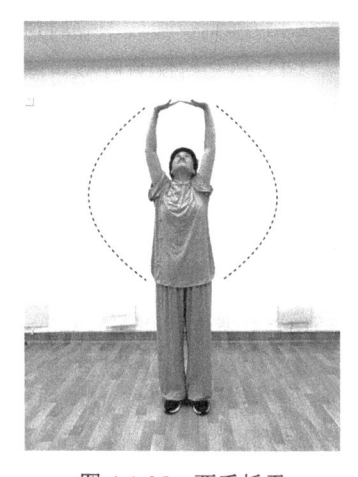

| 图 4-1-24 收掌于腹前 | 图 4-1-25 两手托天 | 图 4-1-26 收拳于腰背 |

| 图 4-1-27 拳击腰背并前倾 | 图 4-1-28 拳击腰背并后仰 | 图 4-1-29 提腿绷脚尖 |

| 图 4-1-30 前踢腿 | 图 4-1-31 后踢腿 | 图 4-1-32 内踢腿 |

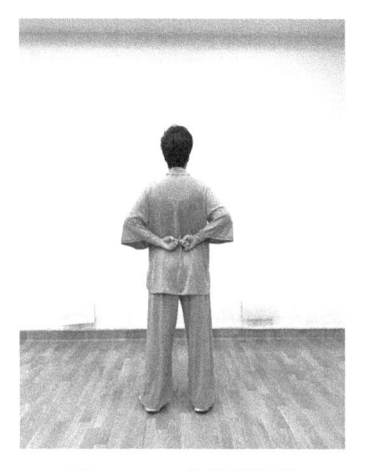

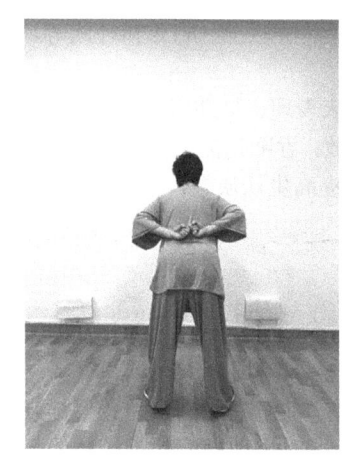

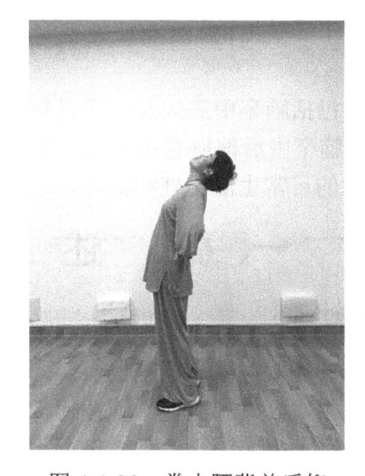

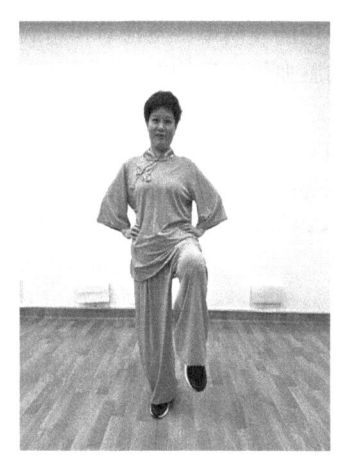

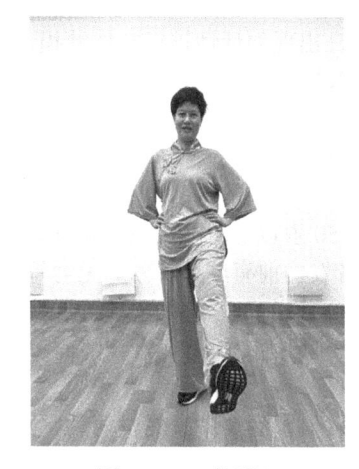

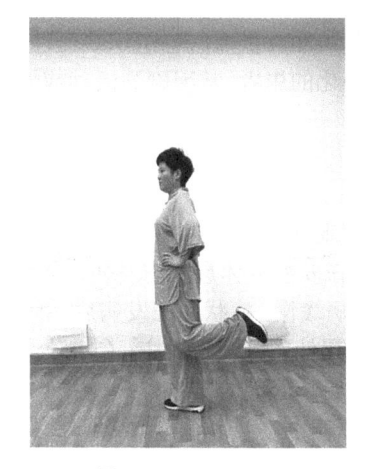

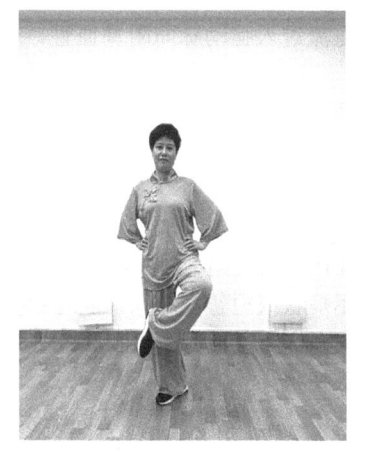

2. 注意事项

（1）老年人要注意安全，保证地面平坦没有障碍物，站稳。

（2）每节做二至四个八拍，量力而行，每天坚持。

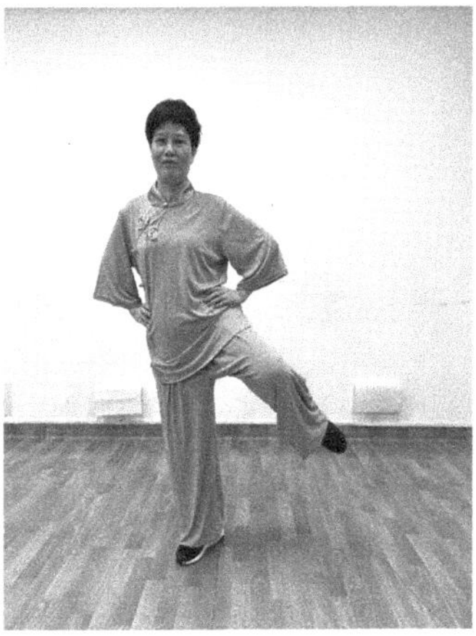

（3）避免空腹或饱餐时进行锻炼。
（4）运动时配合呼吸，缓慢放松，动作轻柔。

图 4-1-33　外踢腿

（叶迈蕴　温州医科大学附属第二医院）

第二节　脑卒中康养照护

脑卒中指各种原因引起的脑血管疾病急性发作，造成脑供血动脉狭窄或闭塞，或非外伤性的脑实质出血，并引起相应临床症状及体征。多见于老年人，分缺血性脑卒中和出血性脑卒中。我国每年新发脑卒中患者约为 200 万人，死于脑卒中的患者约为 150 万人，存活的脑卒中患者为 60 万～700 万人。在存活的脑卒中患者中，约 3/4 的患者不同程度丧失劳动能力，其中重度致残者约占 40%。脑卒中的发病率、死亡率和患病率与年龄呈正相关，有研究表明，社会经济状况、职业和种族等，均与脑血管疾病的发病有关。

本节介绍脑卒中的相关知识，包括脑卒中病因及发病机制，临床表现、早期识别、家庭急救、预防复发和日常照护等，以及针对脑卒中后偏瘫老年人的良肢位摆放、吞咽功能训练、肢体运动训练等技术，适合老年人脑卒中患者的日常生活管理和锻炼，帮助其提高生活质量，促进康复。

一、概　　述

（一）病因及发病机制

脑卒中分脑梗死和脑出血，脑梗死发病率高于脑出血。

脑梗死根据发病机制分为动脉粥样硬化性血栓性脑梗死、脑栓塞，前者主要是在动脉粥样硬化基础上血栓形成，导致动脉狭窄或闭塞，脑组织可发生缺血性坏死，同时出现相应的神经功能障碍及意识改变，脑血栓形成是脑梗死最常见的临床类型，约占全部脑梗死的 60%；后者是指血液中的各种栓子（如心脏内的附壁血栓、动脉粥样硬化的斑块、脂肪、肿瘤细胞纤维软骨或空气等）随血流进入脑动脉而阻塞血管，引起该动脉供血区脑组织缺血性坏死，出现局灶性神经功能缺损。

脑出血多发生于高血压动脉硬化的患者，常因剧烈活动或情绪激动而引发，出现神经功能障碍，严重者引起颅内压增高。

（二）临床表现

1. 脑血栓形成　脑血栓形成的临床特点有以下几点。①多见于 50 岁以上有动脉粥样硬化、高血压、高血脂、糖尿病等患者；②在安静或休息状态发病，部分患者发病前有肢体麻木、无力等前驱症状或短暂性脑缺血发作；③起病缓慢，症状多在发病后 10 小时或 1～2 天达到高峰；④以偏瘫、失语、偏身感觉障碍和共济失调等局灶定位症状为主；⑤部分患者可有头痛、呕吐、意识障碍等全脑症状。

2. 脑栓塞　脑栓塞的临床特点如下。①安静和活动时均可发病，但以活动中突然发病为常见，发病前多无明显诱因和前驱症状；②起病急，症状常在数秒至数分钟内达到高峰，是脑血管病中发病速度最快者；③以偏瘫、失语等局灶定位症状为主要表现，重者可表现为突发昏迷，全身抽搐，因脑水肿或颅内高压继发脑疝而死亡。

3. 脑出血　脑出血临床表现的轻重主要取决于出血量和出血部位，出血量小者，可表现为单纯某一症状或体征，无全脑症状或较轻；出血量大者，发病后立即昏迷，全脑症状明显，出现脑水肿或脑疝。发生脑干出血，即使出血量不大，病情也较凶险。

脑出血的临床特点有：①多见于50岁以上有高血压病史者，男性较女性多见，冬季发病率较高；②体力活动或情绪激动时发病，多无前驱症状；③起病较急，症状于数分钟至数小时内达高峰；④有肢体瘫痪、失语等局灶定位症状和剧烈头痛、喷射性呕吐、意识障碍等全脑症状；⑤发病时血压明显升高。

（三）早期识别

早期发现，及时处理，特别是脑血栓形成患者能在疾病发生的最初6小时内进行溶栓治疗，可以使脑细胞恢复功能，避免偏瘫等脑功能障碍。可以按以下三个步骤进行早期识别。

（1）看"1"张脸：注意观察患者脸部变化，是否出现口角歪斜、伸舌偏斜等症状，有些患者可有口水从口角流出。

（2）查"2"只胳膊：在脑卒中发生的早期，患者主要表现为肢体肌力的下降，让患者双手平举，检查两只手臂是否有单侧无力的现象。

（3）"0"听语言：脑卒中发生后，患者可能会出现不同程度的语言功能障碍，要注意观察患者语言的变化，可对患者进行简单问题的询问，如"你叫什么名字？"观察患者有无口齿不清、表达困难的现象。

如果患者出现上述任何一种症状，提示其有可能发生脑卒中，此时应第一时间拨打120急救电话，尽快将患者送到医院进行诊治。

（四）家庭急救

1. 判断病情 按早期识别判断是否发生了脑卒中。遇到突然发生的头痛或头晕、呕吐、言语不清、手麻或偏身麻木、偏瘫或轻偏瘫，甚至摔倒、昏迷等，应高度怀疑脑卒中的可能。

2. 正确处置

（1）保持冷静，不要摇晃患者身体，也不可将患者扶起，以防病情加重。

（2）将患者就地取平卧位，头部略抬高、稍后倾，头偏向一侧，松开衣领。有多人帮助时，可以2~3人同时将患者抬起，一人托住其头和肩，保持头部不受到震动；一人托住患者的背部或臀部；另一人托住患者臀部和/或腿部，同时将患者抬起，轻轻放在床上。

（3）立即拨打120急救电话，电话中应说明病情、患者所在地址及联系电话。若身边无人帮助，不要放下患者不管而跑出去打电话或找人帮忙，应先安置好患者体位再求助，以防患者窒息等意外。

（4）意识不清的患者，最好不要自行处理（如擅自用药），更不应等待观察，以免失去最佳的治疗时机。

（五）预防复发

1. 一级预防 一级预防是指发病前的预防。对有脑卒中倾向，尚无脑卒中病史的个体，通过早期改变不健康的生活方式，积极主动地控制各种危险因素，达到使脑血管疾病不发生或推迟发生的目的。

（1）防治高血压：坚持遵嘱用药、限制食盐摄入量、减少膳食中脂肪含量、减轻体重、戒烟、限酒、保持乐观情绪、进行适当的体育锻炼等。

（2）防治心脏病：心房颤动是脑血管病重要的危险因素，可引起脑梗死。预防措施主要是应用华法林或阿司匹林抗凝和抗血小板聚集。

（3）防治血脂异常：胆固醇、低密度脂蛋白、甘油三酯升高和高密度脂蛋白降低是动脉粥样硬化的危险因素。防治措施应强调以控制饮食和体育锻炼为主，辅以他汀类药物治疗并定期复查血脂水平。

（4）防治糖尿病：高血糖是脑梗死发病的独立危险因素，建议空腹血糖应<7.0mmol/L，对糖尿病患者应进行疾病的基础知识教育，使其合理饮食、进行适当的体育锻炼和应用药物治疗。

（5）戒烟限酒：吸烟是脑卒中的独立危险因素，长期大量饮酒和急性酒精中毒是脑梗死的危险因素。应提倡戒烟，劝导有饮酒习惯的人适度饮酒。

（6）其他：将体重指数控制在<28kg/m^2，应用叶酸、维生素 B_6 和维生素 B_{12} 联合治疗，降低血浆同型半胱氨酸水平。

2. 二级预防 二级预防是指针对发生过一次或多次脑卒中的患者，通过寻找脑卒中事件发生的原因，对所有可干预的危险因素进行治疗，以降低再次发生脑卒中的危险，减轻残疾程度。

（1）预防病因：对可干预的危险因素进行病因预防，包括一级预防中的所有措施。

（2）抗血小板聚集：对于发生过脑梗死的患者，建议应用抗血小板药物如阿司匹林、氯吡格雷等。

（3）治疗短暂性脑缺血发作：反复发作的患者发生脑梗死的风险极大，应积极寻找病因并进行治疗。

（4）防止脑卒中后认知障碍：脑卒中后认知功能障碍及血管性痴呆发生率较高。脑卒中发生后，早期应用阿司匹林，有助于防止痴呆的发生。

在对高危人群和患者进行脑血管疾病预防的同时，应对公众加强宣传教育，加强自我保健意识，采取戒烟、限酒、低脂肪和充足维生素及微量元素饮食、规律的体育锻炼等合理的生活方式。对高危患者应定期体检，指导患者增加对药物治疗的依从性。

（六）日常照护

1. 生活护理

（1）保持清洁：每天口腔护理2~3次，保持口腔清洁；提供特殊的餐具、牙刷、衣服等，方便和协助患者洗漱、进食、如厕、沐浴和穿脱衣服等，增进舒适感和满足患者基本生活需求。

（2）保持大小便通畅：患者需在床上大小便时，为其提供方便的条件、隐蔽的环境和充足的时间；指导患者学会和配合使用便器，便盆置入与取出要动作轻柔，注意勿拖拉和用力过猛，以免损伤皮肤；鼓励和帮助患者摄取充足的水分和均衡饮食，养成定时排便的习惯，便秘者可适当运动和按摩下腹部，促进肠蠕动，预防肠胀气，保持大便通畅。

（3）预防压力性损伤：帮助患者取舒适卧位，协助定时翻身、拍背；每天全身温水擦拭1~2次，促进肢体血液循环，增进睡眠；保持床单整洁、干燥、无渣屑，减少对皮肤的机械性刺激；瘫痪患者使用气垫床或按摩床。

2. 饮食照护

（1）体位选择：选择既安全又有利于进食的体位。能坐起的患者坐位进食，头略前屈，不能坐起的患者取仰卧位下将床头摇起30°，头下垫枕使头部前屈。

（2）食物的选择：选择患者喜爱的营养丰富且易消化的食物，注意食物的色、香、味及温度，为防止误吸，便于食物在口腔内的移送和吞咽，食物应柔软，密度与性状均一，不易松散，有一定黏度。

（3）协助进食：对不能吞咽的患者，应予鼻饲饮食，加强留置胃管的护理。同时配合康复师进行吞咽功能训练，尽早恢复正常进食。

（4）防止误吸、窒息：因疲劳有增加误吸的危险，所以进食前应注意休息；应保持进餐环境的安静、舒适；进餐时不要讲话，要关闭电视和收音机，停止护理活动等，以避免呛咳和误吸；因用吸管饮水需要比较复杂的口腔肌肉功能，患者不可用吸管饮水、饮茶，用杯子饮水时，应保持水量在半杯以上，以防患者低头饮水的体位增加误吸的危险；如果患者呛咳、误吸或呕吐，应立即指导其取头侧位，及时清理口、鼻腔内分泌物和呕吐物，保持呼吸道通畅，预防窒息和吸入性肺炎。

3. 运动训练 根据患者肢体功能恢复情况开展被动运动和主动运动训练，随着肢体功能的康复，结合患者的年龄、性别、体能、疾病状况，选择合适的运动方式、持续时间、运动频率和进展速度。

4. 安全照护 护理运动障碍的患者重点要防止坠床和跌倒，确保安全。床铺高度适中，有保护性床栏；呼叫器和经常使用的物品应置于床头患者伸手可及处；运动场所要宽敞、明亮，无障碍物阻挡，地面要保持平整干燥，防湿、防滑，去除门槛；患者最好穿防滑软橡胶底鞋，穿棉布衣服，衣着应宽松；不要自行打开水或用热水瓶倒水，防止烫伤；步态不稳者，选用三肢手杖等合适的辅助具，避免单独行走、如厕、洗澡。

5. 用药照护 指导患者遵医嘱正确服药，不可自行调整、更换或停用药物。知晓常用药如阿司匹林、氯吡格雷等抗血小板药物主要不良反应，用药期间定期监测凝血功能、血常规。肝素等抗凝药物可导致出血，用药过程中应注意观察有无出血倾向、皮肤瘀点和瘀斑、牙龈出血，并观察大便颜色等。

6. 心理护理 关心、尊重患者，多与患者交谈，鼓励患者表达自己的感受，指导其克服焦躁、悲观情绪，适应患者角色的转变；避免任何不良刺激和伤害患者自尊的言行，尤其在协助患者进食、洗漱和如厕时不要流露出厌烦情绪；正确对待康复训练过程中患者所出现的诸如注意力不集中、缺乏主动性、畏难、悲观及急于求成等现象，鼓励患者克服困难，摆脱对照顾者的依赖心理，增强自我照顾能力与自信心；营造和谐的亲情氛围和舒适的休养环境。

二、康养照护技术

1. 良肢位摆放 正确的卧位姿势可以减轻患肢的痉挛、水肿，增加舒适感。

（1）患侧卧位：健侧在上患侧在下的体位，是卧位姿势中对患者最有利的体位。这种方式增加了对患侧的感觉输入，有利于患侧功能恢复，可避免诱发或加重痉挛。

摆放方法：①头颈部：枕于舒适位。②上肢：患侧上肢前伸（与躯干不小于90°）、患肩向前、肘伸展、掌心向上、五指外展；健侧置于身体上。③下肢：患髋伸展、膝略屈曲。如图4-2-1所示。

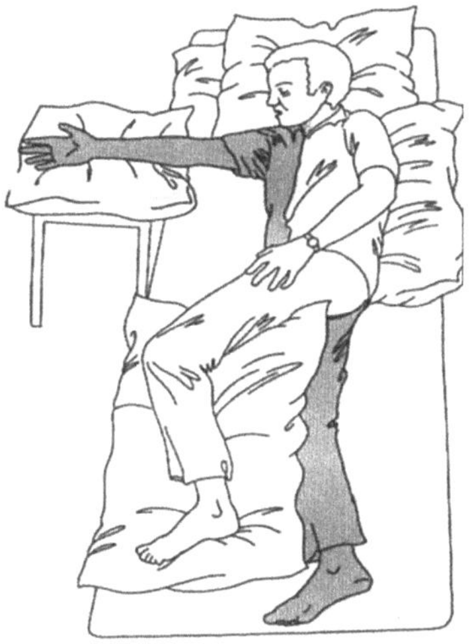

（2）健侧卧位：患侧在上健侧在下的体位，该体位有利于患侧肢体的血液循环，预防患肢水肿。

摆放方法：①上肢：患侧肩向前伸出，肩关节前屈约100°，在其下方放一个枕头支持，肘关节、腕与手指伸直，掌心向下；健侧上肢放于舒适位置。②患侧下肢：髋、膝关节屈曲，置于健侧下肢前，患膝下方放一个枕头，踝关节中立位，患足不可悬空；健侧下肢髋关节伸展，膝关节轻度屈曲平放在床上。如图4-2-2所示。

图4-2-1 患侧卧位

（3）仰卧位：痉挛明显时尽量少采取仰卧位，此体位亦易发生压疮。

摆放方法：①头部：头下垫一枕头，高度适宜。②患侧上肢：肩关节和上肢下各垫一个枕头，患侧肩关节稍外展、肘关节、腕关节、指关节尽量伸直，平放于枕上。③患侧臀部：枕头上固定患侧臀部。④患侧下肢：髋关节伸直，在膝关节下垫软枕，保持膝微屈；大腿或膝关节外侧可以放一长枕或者长浴巾防止下肢外展、外旋；足尖向上、稍外翻，防止足下垂。如图4-2-3所示。

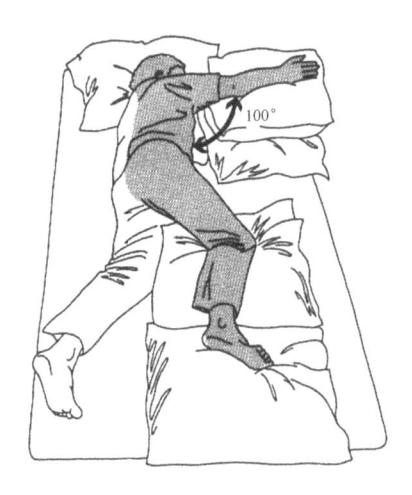

图 4-2-2　健侧卧位　　　　　　　　　　　　图 4-2-3　仰卧位

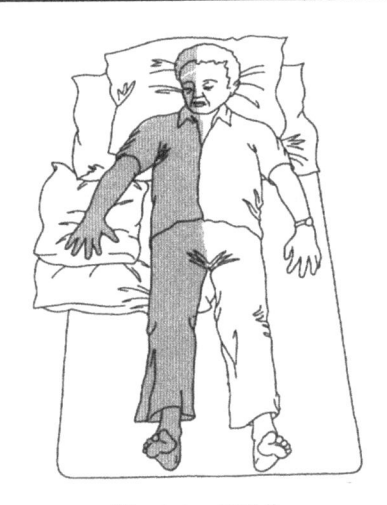

2. 吞咽功能训练

（1）评估：观察患者能否经口进食及进食类型（固体、流质、半流质）、进食量和进食速度，饮水时有无呛咳；评估患者吞咽功能，有无营养障碍。

（2）吞咽障碍的康复方法：①唇、舌、颜面肌和颈部屈肌的主动运动和肌力训练；②先进食糊状或胶冻状食物，少量多餐，逐步过渡到普通食物；③进食时取坐位，颈部稍前驱（易引起咽反射）；软腭冰刺激；④咽下食物练习呼气或咳嗽（预防误咽）；⑤构音器官的运动训练（有助于改善吞咽功能）。吞咽康复训练操作视频见二维码 4-2-1。

二维码 4-2-1 吞咽康复训练

3. 肢体运动训练　运动训练应根据肢体肌力恢复情况，考虑患者的年龄、性别、体能、疾病性质及程度，选择合适的运动方式、持续时间、运动频率和进展速度。训练前应告知患者并帮助做好相应准备，如合适的衣着、管路的固定等，训练过程中应分步解释动作顺序与配合要求，并观察患者的情况，注意重要体征、皮温、颜色以及有无局部疼痛不适；同时应注意保护或辅助，并逐渐减少保护和辅助量。

（1）肢体被动运动：在患者肌力没有较好恢复，不能进行自主运动前对患肢进行被动运动，防关节强直、肌肉萎缩。运动前向老年人做好解释并征得同意后，协助老年人如厕，穿着较宽松的衣服，安置舒适体位。被动运动方法如下。

1）上肢被动运动。①侧伸手臂与肩平，如图 4-2-4 所示。②手臂由体侧上举呈 90°，如图 4-2-5 所示。③屈臂、伸臂，如图 4-2-6、图 4-2-7 所示。④抓住手腕摇肘，如图 4-2-8 所示。⑤压腕、伸腕，如图 4-2-9 所示。⑥握拳（握拳时拇指不能一起）、伸掌，如图 4-2-10、图 4-2-11 所示。

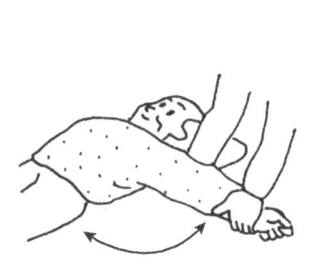

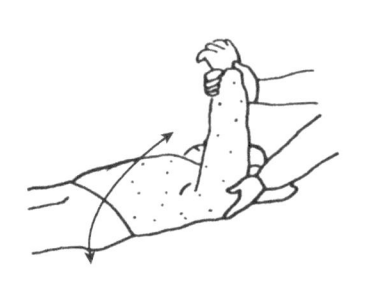

图 4-2-4　侧伸手臂　　　　图 4-2-5　手臂体侧上举 90°　　　　图 4-2-6　屈臂

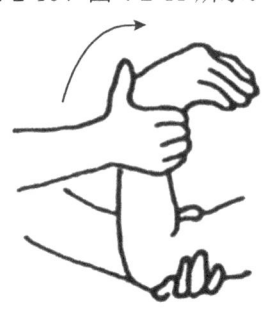

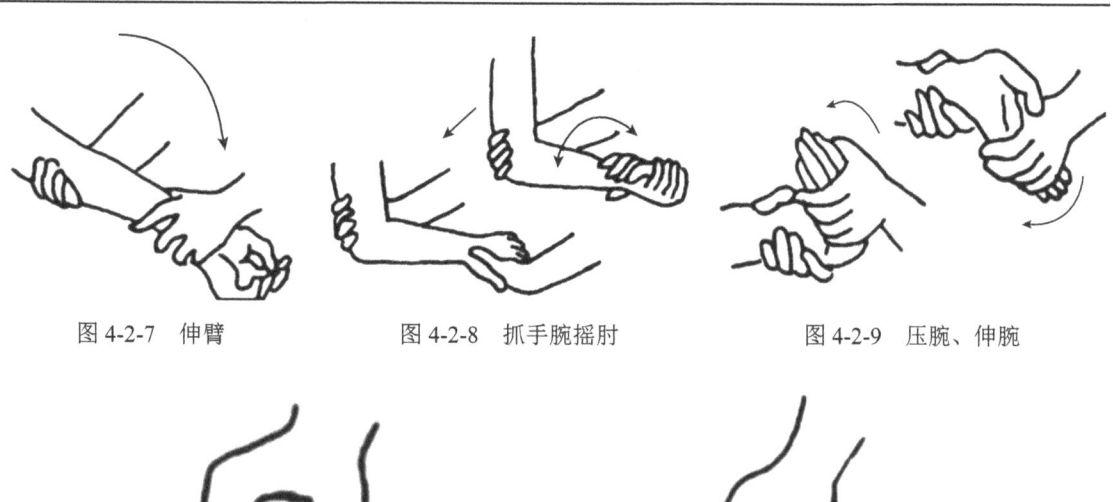

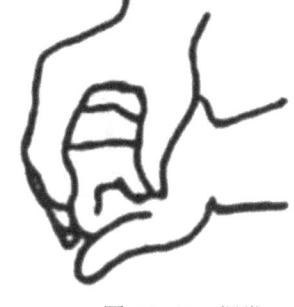

图 4-2-7 伸臂　　　　图 4-2-8 抓手腕摇肘　　　　图 4-2-9 压腕、伸腕

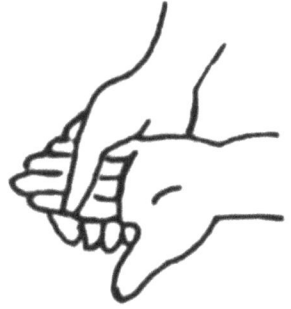

图 4-2-10 握拳　　　　图 4-2-11 伸掌

2）下肢被动活动。①抬腿：一手按膝关节，腿伸直，另一手扳住足跟，上抬下肢，如图 4-2-12。②腿外展：腿伸直，一手托膝部，另一手扳住足跟，使腿伸直作外展运动，如图 4-2-13。③屈腿、伸腿：一手抬起小腿，另一只手托住足跟，将腿向身体方向压，屈髋、屈膝，然后伸直，如图 4-2-14。④用一只手按住脚踝，另一只手扳足跟并用手腕的内侧压足前部使足背曲，如图 4-2-15、图 4-2-16。⑤屈趾、伸趾：一手固定踝部，一手压足趾使屈曲，再伸足趾并向足背压，如图 4-2-17。

图 4-2-12 抬腿　　　　图 4-2-13 腿外展　　　　图 4-2-14 屈腿、伸腿

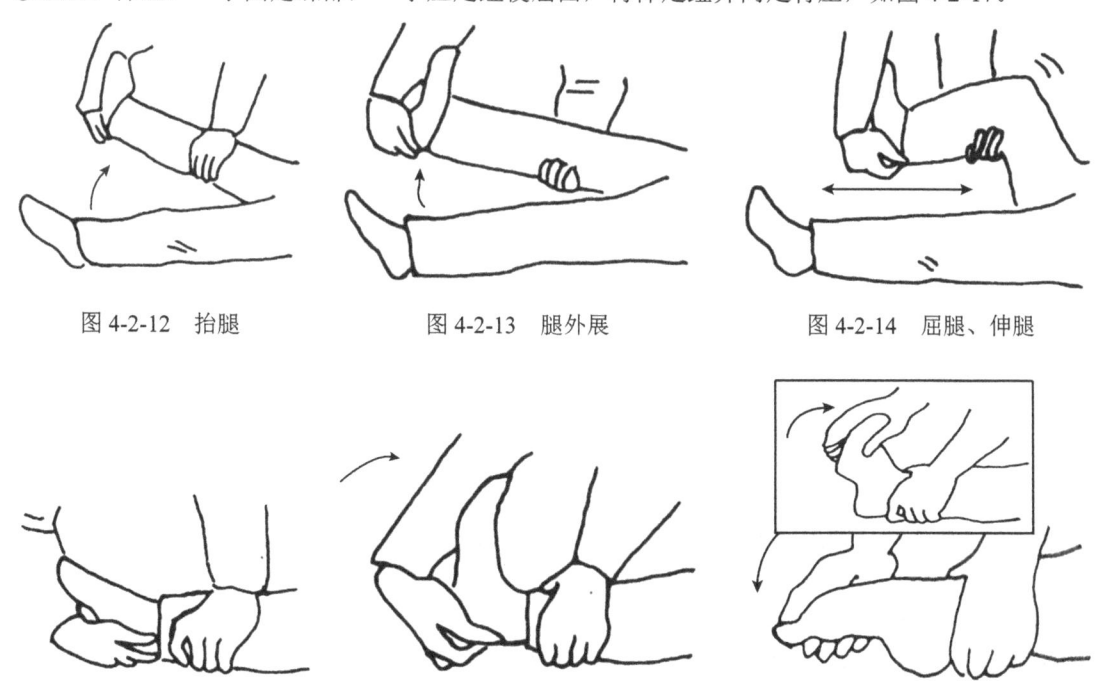

图 4-2-15 扳足跟　　　　图 4-2-16 压足使背曲　　　　图 4-2-17 屈趾、伸趾

3）注意事项。被运动应注意：①照护者在医护人员指导下进行被动活动锻炼，活动前、后对肢体的肌肉进行按、揉、搓，使肌肉充分放松；②活动顺序从大关节开始，逐渐到小关节；③遵循循序渐进原则，运动幅度从小到大，并以健侧作为对照，避免过拉伸而损伤，活动过程中出现不适，如头晕、气短、心悸等应中止训练，每日做肢体被动运动5~6次，每次10~20分钟；④尽可能地保持肢体的功能位置，如静卧时足与小腿保持90°角，以防止足下垂；⑤教会老年人要主动配合活动，可用健侧肢体带动患侧肢体，用健手活动患侧手等。

（2）肢体主动训练。

1）上肢主动训。①耸肩训练：坐位，双肩上下耸动，如图4-2-18。②上肢支撑力训练：坐位，患侧的手伸向侧面，健侧的手固定患侧的肘部，用患侧手掌支撑抬起臀部，如图4-2-19。③握手举臂训练：坐位或仰卧，两手相握，健侧手握住患侧手，肘部伸直，向前抬臂过头顶部，再回原位，如图4-2-20。④展肩、展胸训练：仰卧位，手枕在枕部，肩部做内收、外展运动，可防止"驼背"，如图4-2-21。

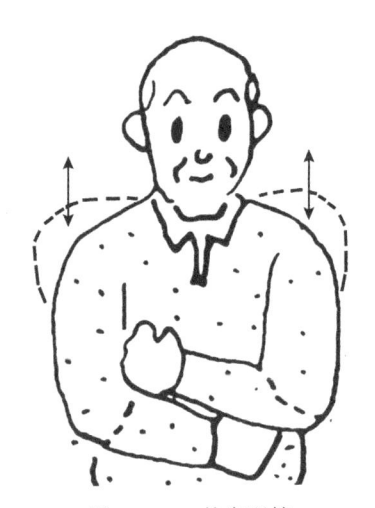

图4-2-18 耸肩训练

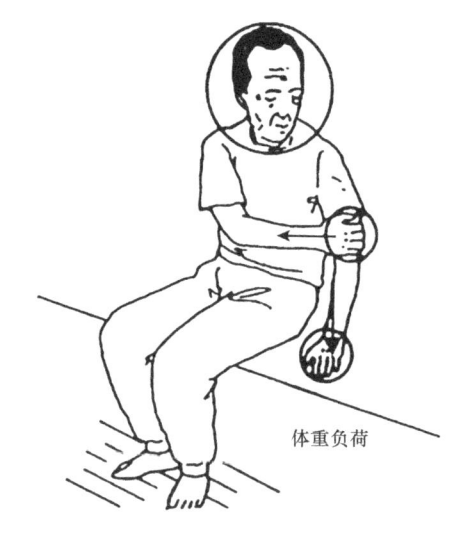

图4-2-19 上肢支撑力训练

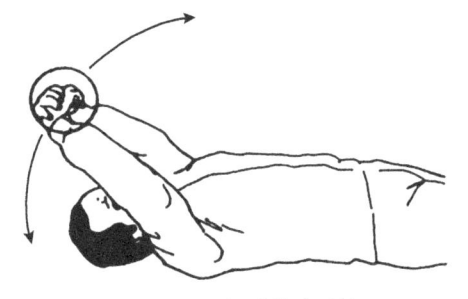

图4-2-20 握手举臂训练

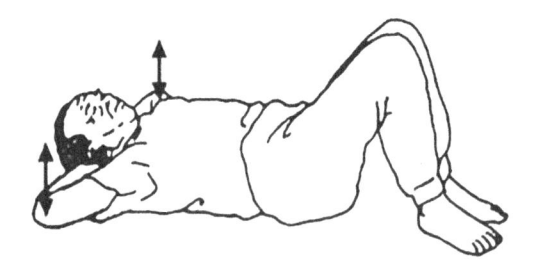

图4-2-21 展肩、展胸训练

2）下肢主动训练。①抬腿训练：仰卧位，伸直下肢，脚尖向上，双腿交替抬高30厘米左右。偏瘫者可将健侧小腿伸到患侧小腿下，以健侧带动患侧，双腿抬高30厘米左右，如图4-2-22。②屈膝伸腿训练：坐位，一脚平放在地上，另一腿略提起，做屈膝、伸腿运动，如图4-2-23。③踏步训练：坐位，双腿做踏步运动，如图4-2-24。④抬臀、站立训练：坐位，两手相握，上身前倾，双脚支撑抬臀训练，逐渐增加臀部离椅子的高度，直到顺利站起，如图4-2-25。⑤蹲下、站起训练：站立位，手握扶手，做蹲下、站起训练，如图4-2-26。

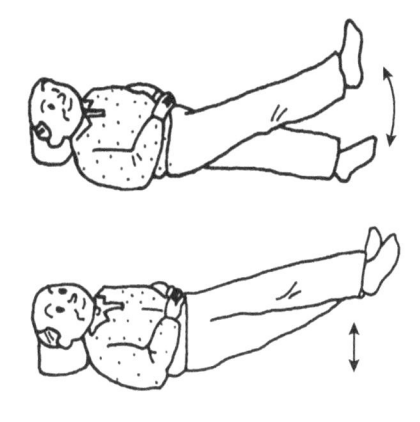

图 4-2-22 抬腿训练

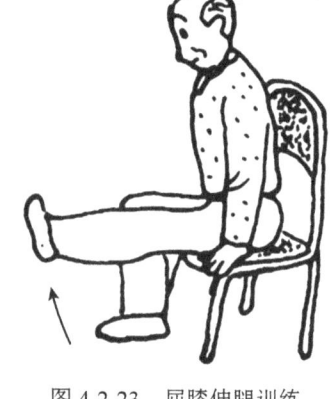

图 4-2-23 屈膝伸腿训练

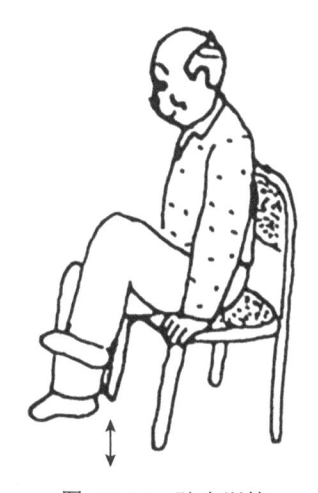

图 4-2-24 踏步训练

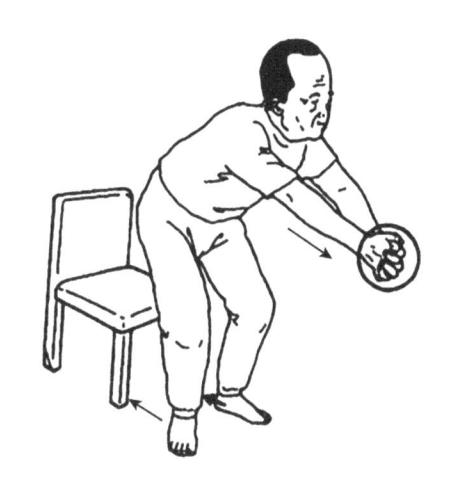

图 4-2-25 抬臀、站立训练

3）注意事项。①训练前做好准备工作，换好舒适的衣裤和鞋袜，排空大小便，训练过程做好防护，防跌倒。②每次训练要从大关节逐步到小关节，上肢从肩关节开始到肘关节、手指关节，下肢从髋关节到膝关节。③在训练过程中要鼓励老年人，使老年人对肢体康复充满信心，主动配合肢体锻炼。④循序渐进增加训练强度，肢体训练每日进行 3~4 次，每次 20~30 分钟。训练中注意观察老年人情况，保证老年人安全。⑤训练后给老年人饮少量温水，并做好记录。

4. 助行器使用 助行器有手杖、步行器、轮椅等，有不同的功能和适用对象。

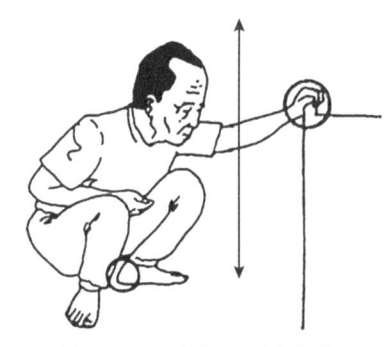

图 4-2-26 蹲下、站起训练

（1）手杖的种类及适应对象：手杖可增加身体的稳定性，减轻下肢的承重压力，可根据老年人肢体功能情况选择手杖种类。手杖的种类如下。①普通手杖：呈 T 字形，它的特点是上端呈 T 字形，有些 T 字形手杖带软环，加大了手杖与手的接触面积，从而增加了行走时的稳定性。②四脚式手杖：四脚式手杖的特点是手杖下端有四个支点，进一步增加了稳定性，适用于稳定性和平衡能力差的老年人。但此种手杖携带不便，不宜在不平坦的道路上使用。手杖种类如图 4-2-27。

（2）步行器的种类及适应对象：步行器与手杖相比稳定性更强，更为安全，主要用于肌力较弱、行走时稳定性较差的老年人。使用步行器的前提是老年人要有判断力和较好的视力，在步行器的支持下能够行走，不会发生危险。有的步行器还需要有较强的臂力，应根据老年人的实际情况选择不同的步行器。步行器主要的种类如下。①四轮式步行器：步行时不用提起，推动助行器前行较方便，适合迈步较难、上肢控制能力尚好，需要作适当辅助的老年人，如图4-2-28。②提抬式步行器：与四轮式步行器相比，提抬式步行器稳定性强，行走时老年人要提起步行器放到自己正前方的适宜位置，再向前移动身体，适用于站立时具有较好稳定性的老年人，如图4-2-29。③两轮式步行器：取以上两种步行器的优点，行走时先使用轮子部分将步行器前移，身体移动时用步行器的非轮子部分支点着地，既具有稳定性，也方便推移，如图4-2-30。

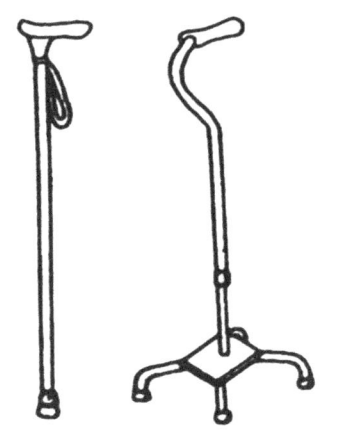

图4-2-27 手杖的种类

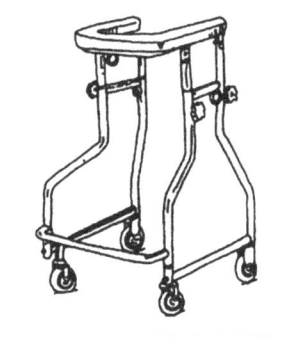

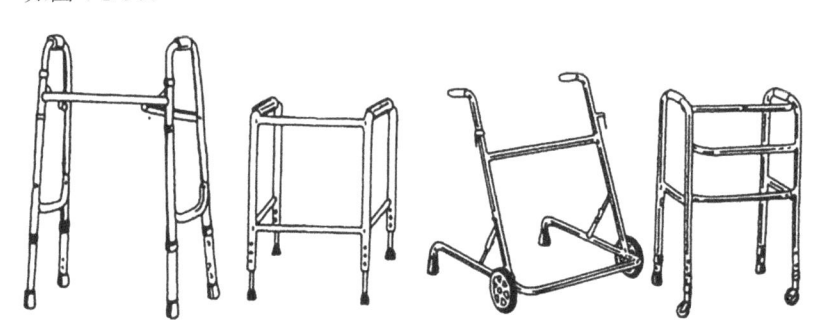

图4-2-28 四轮式步行器　　图4-2-29 提抬式步行器　　图4-2-30 两轮式步行器

此外，有些步行器还带有刹车、置物等功能，可结合环境和老年人身体功能情况选择。

（3）轮椅的构造、种类及适应对象：轮椅主架为铁制或铝制，坐垫部位为耐拉力的纤维制品，普通型前轮为硬塑实心轮，后轮为充气轮，前、后轮均有刹车装置。一般可由中部折叠，便于搬运和放置，轮椅的构造如图4-2-31。

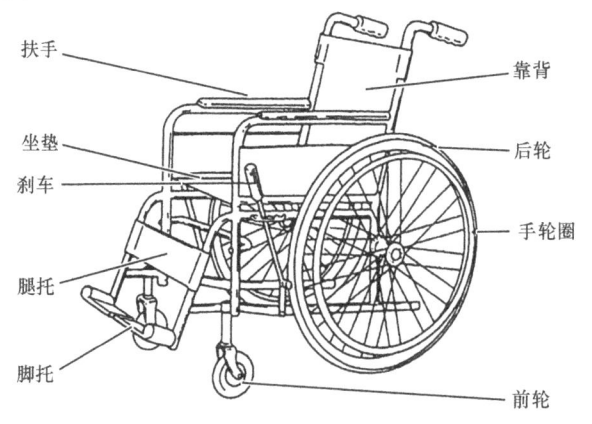

图4-2-31 轮椅的构造

轮椅的种类较多，一般可分为以下三种。①普通型轮椅：驱动轮在后，小轮在前，移动方便，老年人坐在轮椅上可用上臂转动手轮圈，自己控制行走，室内外均可使用，如图4-2-32。②可调型轮椅：轮椅的背部有固定头颈部的软槽，轮椅靠背能抬起和放平，适用于身体虚弱无力难以支撑身体的老年人，如图4-2-33。③照护型轮椅：简单轻便，造价低，养老护理员运送老年人时使用，如图4-2-34。

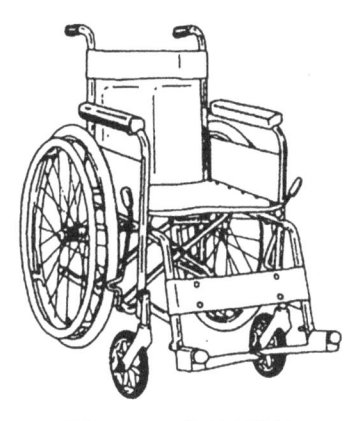

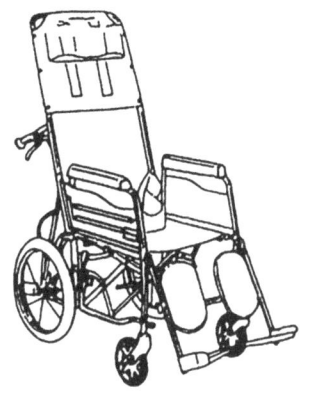

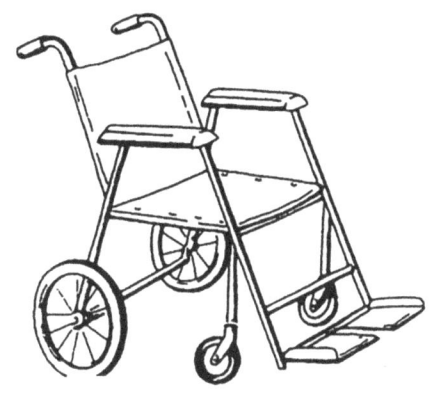

图 4-2-32　普通型轮椅　　　　图 4-2-33　可调型轮椅　　　　图 4-2-34　照护型轮椅

5. 语言康复训练　脑卒中所致失语症的患者，由医护人员制订个体化的全面语言康复计划，并组织实施。构音障碍的康复以发音训练为主，遵循由易到难的原则。照护者每天照护患者，可以在专业语言治疗师和医护人员指导下，协助患者进行床旁训练。主要方法如下。

（1）肌群运动训练：指进行唇、舌、齿、软腭、咽、喉与颌部肌群运动。包括缩唇、叩齿、伸舌、卷舌、鼓腮、吹气、咳嗽等活动。

（2）发音训练：由训练张口诱发唇音（a、o、u）、唇齿音（b、p、m）、舌音，到反复发单音节音（pa、da、ka）。当能够完成单音节发音后，让患者复诵简单句。如早–早上–早上好。

（3）复述训练：复述单词和词句，可出示与需要复诵内容一致的图片，让患者每次复述3～5遍，轮回训练，巩固效果。

（4）命名训练：让患者指出常用物品的名称及说出家人的姓名等。

（5）刺激法训练：采用患者所熟悉的、常用的、有意义的内容进行刺激，要求语速、语调和词句长短合适；刺激后应诱导而不是强迫患者应答；多次反复给予刺激，且不宜过早纠正错误；可利用相关刺激和环境刺激法等，如听语指图、指物和指字。

语言康复训练是一个由少到多、由易到难、由简单到复杂的过程，训练效果很大程度上取决于患者的配合和参与。因此，训练过程中应根据病情轻重及患者情绪状态，循序渐进地进行训练，切忌复杂化、多样化，避免产生疲劳感、注意力不集中、厌烦或失望情绪，要使其体会到成功的乐趣，循序渐进坚持训练。

（叶迈蕴　温州医科大学附属第二医院）

第三节　冠心病康养照护

冠心病，是指冠状动脉粥样硬化使血管腔狭窄、阻塞和（或）因冠状动脉功能性改变（痉挛）导致心肌缺血缺氧或坏死而引起的心脏病。冠心病是老年人群常见的一种多发病，且近年呈现年轻化的趋势。根据临床表现，冠心病可以分为多种类型，其中最常见的是稳定型心绞痛和急性心肌梗死。

一、概　　述

（一）病因与发病机制

心绞痛是在冠状动脉狭窄的基础上，因心肌负荷增加引起心肌出现急剧、短暂的缺血、缺氧的临床综合征。正常情况下，冠状循环血流量可随生理情况进行显著调整。一旦心脏负荷突然增加（如劳累、激动、饱餐、寒冷等），心肌耗氧量随之增加，对血液的需求也相应增大，如果冠状动脉无法提供相应的供血，便会引起心绞痛。通常表现为一过性的胸部不适，短暂的胸骨后压榨性疼痛或憋闷感。这种疼痛一般在数周至数月内，其发作的程度、频率、性质和诱因无明显变化。

急性心肌梗死是由冠状动脉急性闭塞引起的心肌急性缺血坏死，通常由冠状动脉粥样硬化进展导致。由于斑块破裂继而血栓形成，血管急性闭塞造成冠状动脉一支或多支血管管腔狭窄和心肌供血不足。一旦血供急剧减少或中断，且侧支循环未充分建立，使心肌急性缺血达 20 分钟以上，便可发生急性心肌梗死。患者通常有持久的胸骨后剧烈疼痛，伴随发热，甚至可发生心律失常、休克或心力衰竭等严重的急性冠状动脉综合征表现，是冠心病的严重类型。

（二）临床表现

心绞痛与急性心肌梗死均以胸痛为主要的临床表现，但急性心肌梗死胸痛程度更剧烈、持续时间更久、伴随症状更多、预后更差。因此需加强辨别、及时发现、尽早送医。心绞痛与急性心肌梗死的鉴别见表 4-3-1。

表 4-3-1 心绞痛与急性心肌梗死的鉴别

鉴别项目		心绞痛	急性心肌梗死
发病诱因		通常与体力劳动、情绪激动、饱餐、寒冷、吸烟、心动过速、休克等刺激密切相关	无明显诱因
疼痛	性质	胸痛常为压迫样、憋闷感，有时可出现胸骨后灼烧感，偶伴坐立不安与濒死感	性质相似，但程度更剧烈，多伴有大汗、烦躁不安、恐惧及濒死感
	部位	心绞痛主要位于胸骨体中、上段之后，可波及心前区，常放射至左肩、左臂内侧或至颈、咽或下颌部	部位相似，也可位于上腹部或颈背部
	时间	短，3~5 分钟（15 分钟之内）	长，数小时或 1~2 天
	缓解方式	一般休息或舌下含服硝酸甘油可缓解	休息和使用硝酸甘油不缓解
其他症状		一般不会出现胃肠道症状、低血压、休克及心衰症状	一般在疼痛发生后 24~48 小时出现发热、心动过速等表现，还可伴有恶心、呕吐、上腹部疼痛表现，严重心肌梗死时可出现低血压、休克及心衰，即患者出现血压下降、面色苍白、皮肤湿冷、呼吸困难等表现

（三）早期识别

多数急性心肌梗死患者在发病前数天有乏力、胸部不适，活动时心悸、心绞痛等前驱症状，心绞痛发作较以往更频繁、性质更剧烈、持续时间更长，且硝酸甘油疗效差，诱发因素不明显。若尽早发现这些前驱症状，尽早送医处理，可有效避免心绞痛进展为心肌梗死，延缓疾病进展，改善患者预后。

1. 心绞痛频发或加重 如果近期心绞痛发作较以往频繁，或疼痛时间超过 15 分钟，经休息或含服硝酸甘油仍不能缓解，或过去无心绞痛者，突然出现心绞痛，并伴心慌、气短、恶心、呕吐、面色苍白、烦躁不安、有死亡恐惧感等症状，均是心肌梗死的信号，应及时送医处理。

2. 胸部不适与疲乏 50%~81% 的患者在发病前数天有乏力、胸部不适，活动时心悸、气急、烦躁等先兆表现。若出现以上症状则应该引起重视，及时就医。

3. 其他非典型症状 多见于老年患者，不表现为常见的胸痛症状，易被忽视。患者可能仅有面色苍白、神志淡漠或者恶心呕吐、血压下降等表现，而无明确的胸痛表现，应警惕无痛性心肌梗死；部分患者平时无胃病史，但却出现上腹部不适伴恶心呕吐，且症状与劳累或情绪变化有关，同样应考虑心肌梗死；极少数患者仅表现为咽喉疼痛、牙痛、颈背痛、腹泻等，是急性心肌梗死患者表现极为隐蔽的部分。

（四）家庭急救

学会家庭急救五步，防患于未然。疾病初发时进行有效的急救措施，是保证疾病治疗和预后的关键因素。

1. 紧急呼救 立即拨打 120 急救电话，清楚描述病情，并根据急救人员的建议进行必要的处理。

2. 立即平卧，保持安静 在救护车到达之前，使患者绝对卧床休息，解开颈部、胸部和腰部比较紧的衣服，并保持环境安静，解除患者恐惧心理。

3. 及时舌下含药 让患者舌下含服硝酸甘油，若 5 分钟内症状缓解不明显，可再试含一片。注意不要盲目应用其他的药物，直到救护人员到场。

4. 关注体征变化，禁食，保暖 随时评估患者疼痛程度及持续时间，测量脉搏、血压等体征，禁食，可少量饮水，做好保暖。

5. 必要时采取心肺复苏法进行抢救 若患者突然出现意识丧失、呼吸心搏骤停，应立即采用心肺复苏法进行急救直至救护人员到达。

二、康养照护技术

（一）心肌梗死患者康复时机及康复五大原则

1. 康复时机 心肌梗死患者在开始康复训练前应进行评估，保证训练时机合适，以保障患者康复的安全、顺利进行。心肌梗死患者开始康复的时机是：过去 8 小时内无新发或再发胸痛；无明显心力衰竭失代偿征兆；无新发严重心律失常或心电图改变；心肌损伤标志物水平没有进一步升高；静息心率<110 次/分；血压基本正常；体温正常。

康复应通过药物、运动、营养、心理等多方面的教育与指导，在其疾病急性期、恢复期、维持期以及整个生命过程中提供生理、心理和社会的全面和全程管理服务与关爱。患者及其照顾者应注重遵循以下五项原则，注重康复措施的落实，促进身体恢复及心功能改善。

2. 康复五大原则

（1）遵医规范服药：心肌梗死患者出院后，应遵医嘱规范用药，保证服药的时间、种类与数量。在家中备好急救药物，如硝酸甘油、消心痛、倍他乐克、拜阿司匹林等，放置在固定易拿取的地方，外出时随身携带必备药品，保证心绞痛发作时可及时服药缓解。并注意药物避光、阴凉处保存，关注药物有效期，每半年更换新药。居家康复期间，还应自主测量血压、脉搏，定期门诊随访、复查心电图，了解心功能变化情况，利于及时调整药物用量。若胸痛发作频繁、程度较重、时间较长，服用硝酸酯制剂疗效较差时，应及时就医。

（2）早期保证卧床休息：心肌梗死急性期应尽量减少心脏的工作负荷，通常要求患者卧床休息两周左右。其中，应绝对卧床 3~5 天。3 天内未发生并发症的患者可以坐起，逐渐增加活动量。在卧床期间应加强生活方面的照顾，协助患者在床上完成进食、漱洗、大小便等活动，尽量避免增加患者的体力支出。康复环境应安静、舒适、整洁、温度合适。

（3）注重心理治疗：由于心肌梗死发病急、疼痛程度重、持续时间久，患者在急性期甚至后续的康复期通常都会存在焦虑等不良情绪，因此需要采取必要的心理干预。患者应保持心情舒畅，控制情绪，避免激动。照顾者应充分理解患者的心情，积极配合并提供支持，全面评估患者焦虑、抑郁和睡眠状况，及时疏导患者不良情绪，改善焦虑、抑郁状态，使其树立信心，缓解心理应激反应。

(4)坚持健康饮食:急性心肌梗死恢复期的患者应注意饮食健康,以低盐、低脂、低胆固醇饮食为主。多吃清淡、易消化、产气少的食物,如米粥、馒头、面条等细软主食,以及含有丰富维生素的食物,如青菜、水果和豆制品等。坚持少食多餐,不要过饱,严忌烟酒,以减轻心脏负担。

(5)科学康复运动:患者的康复运动的实施应循序渐进、因人而异,且须根据运动康复评估、运动处方制定、运动训练指导的流程,基于患者的恢复状况进行适宜的康复运动,避免过度劳累,注意保暖。在指导患者进行康复运动前应评估其能否胜任某项运动。在患者活动前后分别评估脉搏与呼吸次数,如果活动后脉搏比活动前增加不超过20次/分,呼吸增加不超过10次/分,自觉舒适,有轻度疲劳感,说明患者的体力能胜任这项活动。若患者在运动时或运动后出现心悸、气促、胸痛、心率过快等明显不适,应立即就地休息,必要时及时到医院就诊。

(二)冠心病Ⅰ期、Ⅱ期、Ⅲ期康复

心脏康复是对心血管疾病进行长期综合性管理,采用多种干预方法促进心脏患者生理、心理及社会功能恢复。心脏康复可分为住院康复期(Ⅰ期)、门诊康复期(Ⅱ期)和家庭持续康复期(Ⅲ期),康复内容主要包括患者评估、运动训练、健康教育、生活方式危险因素管理等方面。其中,运动训练是心脏康复最为核心的内容。

1. 冠心病Ⅰ期康复

(1)康复时机:Ⅰ期康复又称急性期康复。病情稳定者择期行经皮冠脉介入术(percutaneous coronary intervention,PCI),术前及术后24小时内开始,病情不稳定者术后3~7日开始。注意开始康复的时机,需要患者生命体征稳定,无明显心绞痛,安静心率<110次/分,无心力衰竭、严重心律失常和心源性休克,血压基本正常,体温正常。

(2)康复目的:此时主要通过适当活动,减少或消除绝对卧床休息所带来的不利影响。可以根据患者的身体基础,制订个体化的早期康复训练方案,对患者逐步展开生活自理活动训练及运动康复训练。该阶段的生活自理活动应依据患者手术时间的推移逐步推进,逐渐增加下床活动的时间,直至患者能完全自理。运动康复同样要逐步展开,在每日进行呼吸训练的基础上,从小关节的活动逐步过渡到上肢、下肢的被动、主动运动,从坐位、站位逐步过渡到步行、上下楼梯等活动。

(3)训练强度调整:按照医护人员制订的个性化训练方案进行训练,如果患者在训练过程中没有不良反应,运动或活动时心率增加<10次/分,次日训练可以进入下一阶段;运动中心率增加在20次/分左右,则需要继续同一级别的运动;心率增加超过20次/分,则应该退回到前一阶段运动。但当患者出现血压异常变化(收缩压增加>50mmHg或舒张压≥110mmHg)、显著心律失常、心绞痛、呼吸困难等不耐受的症状,应终止运动,恢复活动前需医生评估并允许。

(4)康复方案:Ⅰ期康复要在医护人员指导下进行,坚持个性化原则,循序渐进,不可操之过急。一般PCI术后7天的康复方案如表4-3-2所示。

2. 冠心病Ⅱ期康复 Ⅱ期康复又称稳定期康复,在术后2~5周开始,一般为出院后1~6个月内。此时患者病情稳定,一般居家活动无显著症状和体征。Ⅱ期康复作为一种综合性的干预措施,对冠心病术后患者的预后具有积极意义。

Ⅱ期心脏康复由医护人员制订详细、清晰的出院后心脏康复计划,包括服药的时限、药物剂量和调整、定期随访、饮食干预、康复锻炼、精神心理管理、对心律失常和心力衰竭的评估、日常生活指导以及工作指导等。其中以医务人员监督下的运动训练最为关键。一般要求患者每周运动训练3次,持续12周,共36次。每次运动训练总时间为60~90分钟,运动内容包括热身运动、有氧训练、抗阻训练、整理运动、拉伸运动等,运动方式结合条件和患者兴趣。Ⅱ期心脏康复在医务人员监督下的运动训练方案见图4-3-1。

表 4-3-2 PCI 术后 7 天康复方案

	术后第 1 天 1~2METS	术后第 2 天 1~2METS	术后第 3 天 1~2METS	术后第 4 天 3~4METS	术后第 5 天 3~4METS	术后第 6 天 4~5METS	术后第 7 天 4~5METS
能量消耗							
七步运动	第1步：卧位运动（1）运动方式：耸肩、肘部画圈、屈肘、空中踏车、脚趾上下摆动及原地画圈；（2）频率、时间：2次/天，每次10~15分钟	第2步：坐位运动（1）运动方式：耸肩、肘部画圈、屈肘、空中踏车、脚趾上下摆动及原地画圈；（2）频率、时间：2次/天，每次10~15分钟	第3步：床旁站立床旁运动（1）热身运动：站立重复第1步运动内容；（2）原地踏步10~15次；（3）缓慢步行30米；（4）放松运动：站位重复第1步运动内容；（5）运动频率：2次/天	第4步：站立运动（1）热身运动；（2）原地踏步10~15次；（3）握椅背训练10~15次；（4）缓慢步行45米；（5）放松运动；（6）运动频率：2次/天	第5步：站立运动（1）热身运动；（2）踏车训练：20~40次；（3）爬楼练习：上下楼3~5级；（4）放松运动；（5）运动频率：2次/天	第6步：站立运动（1）热身运动；（2）中速步行150米；（3）爬楼练习：上下楼半层；（4）放松运动；（5）运动频率：2次/天	第7步：站立运动（1）热身运动；（2）中速步行150米；（3）爬楼练习：上下楼1层；（4）放松运动；（5）运动频率：2次/天
日常活动	（1）抬高床头30°，自行翻身；（2）协助梳洗；（3）指导患者自行完成进食；（4）床上排便、协助患者清洁；（5）洗澡：协助患者自行清洁手、脸、上身、下肢	（1）坐位、下床站立；（2）梳洗：指导患者自行完成；（3）进食：指导患者自行完成；（4）排便：辅助患者使用床旁坐便器；（5）洗澡：患者自行清洁手、脸、上身、下肢	（1）床旁站立床旁活动；（2）梳洗：指导患者自行完成；（3）进食：指导患者自行完成；（4）排便：辅助患者使用床边坐便器；（5）洗澡：患者自行清洁手、脸、上身、下肢		（1）站立活动；（2）梳洗：患者自行完成；（3）进食：患者自行完成；（4）排便：在监测下患者到洗手间如厕；（5）洗澡：在监测下患者到浴室洗澡	（1）站立活动；（2）梳洗：患者站立完成；（3）进食：患者自行完成；（4）排便：患者到洗手间如厕；（5）洗澡：患者到浴室洗澡	
健康教育	介绍监护室情况，进行心理疏导	介绍心脏康复小组情况、生命体征基本知识、戒烟知识（资料发放）	介绍心脏解剖知识及冠心病发病机制（视频提供）、心绞痛的应对方法	冠心病危险因素及其控制方法	讲解监护药物种类及作用、饮食及注意事项	健康教育	介绍监护室情况，进行心理疏导

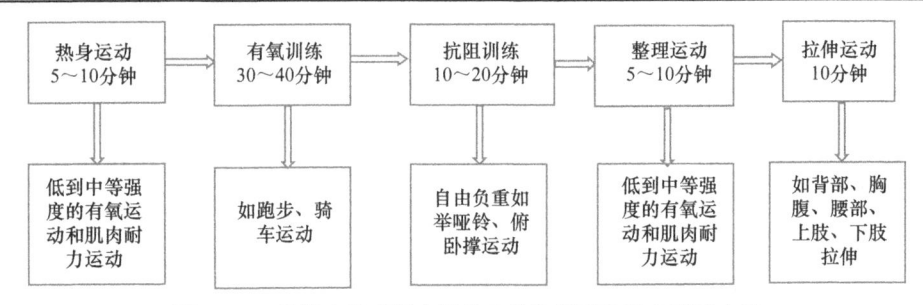

图 4-3-1　Ⅱ期心脏康复在医务人员监督下的运动训练方案

热身运动 5～10分钟 → 有氧训练 30～40分钟 → 抗阻训练 10～20分钟 → 整理运动 5～10分钟 → 拉伸运动 10分钟

- 热身运动：低到中等强度的有氧运动和肌肉耐力运动
- 有氧训练：如跑步、骑车运动
- 抗阻训练：自由负重如举哑铃、俯卧撑运动
- 整理运动：低到中等强度的有氧运动和肌肉耐力运动
- 拉伸运动：如背部、胸腹、腰部、上肢、下肢拉伸

患者在心脏康复师和护士的监督下完成全程运动，照护者应全程陪伴。运动训练的进阶速度取决于患者的健康状况、基本用药、心肺运动试验结果和患者的训练反应情况。一般以中低强度开始运动，然后根据患者的适应情况，逐渐增加运动时间。运动训练期间，患者应佩戴心电遥测设备，密切监测其心率和心律，并在患者完成运动后测量血压。照护者应关注患者是否在运动过程中出现胸闷、气促、头晕等不适症状，帮助患者及时休息，缓解身体不适。

3. 冠心病Ⅲ期康复　Ⅲ期康复又称维持期康复，此阶段患者病情处于较长期稳定状态。一般于门诊康复后或心血管事件 1 年后开始，康复程序一般持续 2～3 个月，而自我锻炼应该持续终身。该阶段的主要目标是巩固Ⅰ、Ⅱ期康复成果，进一步控制危险因素，改善或提高体力活动能力和心血管功能，帮助患者恢复至发病前的生活和工作状态。

（1）运动形式：通常为低、中等强度且持续较长的耐力运动，推荐的运动方式以行走、慢跑、骑车、中国传统形式的拳操、游泳等有氧运动为主，可联合静力训练和负重等抗阻运动。这些运动形式旨在增强心肺功能并提高整体体力水平。

（2）运动量：选择合适的运动强度、时间和频率，根据个体心肺功能，循序渐进。患者在Ⅲ期康复阶段仍应坚持规律的运动锻炼。有氧运动需每周 3～5 天，最好每天运动，抗阻运动、柔韧性运动每周 2～3 天，至少间隔 1 天。合理的每周总运动量为 700～2000 卡（相当于步行 10～32 公里）。运动量＜700 卡/周只能维持身体活动水平，而难以提高运动能力。运动量＞2000 卡/周则不会增加训练效应。

（3）训练实施：每次训练都必须包括准备活动、训练活动和结束活动。训练过程应有序、有度、有恒，保证锻炼过程中的安全。

经 2～4 个月的体力活动锻炼后，可酌情恢复部分轻体力工作，部分患者可恢复全天工作。但对于从事重体力劳动、驾驶员、高空作业及其他精神紧张或工作量过大的工种，应考虑更换工作类型。除坚持锻炼以外，患者在休息、饮食、用药、随访等各方面仍须遵医嘱进行，坚持健康、科学的生活习惯与医疗习惯，以最大限度保障康复质量，预防疾病复发与进展。

（三）日常康养锻炼

1. 心肺康复操　心肺康复操是在综合社区或家庭心脏康复管理路径的基础上，借鉴《中西医结合心脏康复》，并结合患者实际情况制定而成的，主要包括有氧操、柔韧性训练和抗阻训练 3 部分。每次锻炼时间约为 30 分钟，运动频率每周 3 次，运动周期为 12 周（第 7～18 周）。

（1）有氧操：包括暗示腹式呼吸法、体外心脏按压、整律运动、扩胸运动、拍肩运动、伸臂运动（这 6 个动作主要锻炼患者心肺功能）、体前屈、体后伸、双手抱膝、"4"字牵伸、前压腿（这 5 个动作主要锻炼患者骨关节柔韧性和心肺功能）、仰卧蹬腿、下背伸展（这 2 个动作主要锻炼患者肌力）。有氧操每个动作重复 10～15 次，可依据实际情况自行调整。

（2）柔韧性训练：柔韧性训练应从拉伸 10 秒开始，逐渐增加至 30 秒，每个动作维持 10～30 秒，并重复 3～5 次。患者在进行训练时，应依据自身能力水平适度进行，以避免拉伤。

（3）抗阻训练：患者在训练前，需要测试单次重复最大负荷（1RM）。初始运动强度一律为低强度（50%～60%），在训练过程中，患者可依据自身情况适当提高强度，但不应超过 IRM 的 50%～70%。

心肺康复操操作视频见二维码 4-3-1。

2. 八段锦康复法　八段锦是一种古老的中医养生方法，通过温和的动作，可以达到气血调和、压力缓解、循环促进和体质强化等方面的作用，有助于改善冠心病患者的身体状况，提高康复效果，促进整体健康。在《冠心病康复与二级预防中国专家共识》中，八段锦与其他中医传统康复方法被列为"其他康复法"，专家指出这些方法有利于冠心病患者的康复。

八段锦包括立式和坐式体式，适应不同需求。流传较广的是晚清时期的立式八段锦，其方法用歌诀表达如下：两手托天理三焦，左右开弓似射雕；调理脾胃须单举，五劳七伤往后瞧；摇头摆尾去心火，两手攀足固肾腰；攒拳怒目增气力，背后七颠百病消。具体方法详见视频。

八段锦康复法操作视频见二维码 4-3-2。

（董爱淑　温州医科大学附属第二医院）

第四节　糖尿病康养照护

近年来，全球糖尿病患病率逐年上升，我国糖尿病患者的数量已位居全球首位，约占全球糖尿病患者总数的 1/3。流行病学调查显示，我国 18 岁及以上人群糖尿病患病率为 11.2%，而糖尿病的知晓率、治疗率及控制率均处于较低水平，分别为 36.5%、32.2%和 49.2%。血糖控制不佳所导致的并发症严重影响患者生活质量并给患者和国家带来沉重的经济负担，良好的日常运动、饮食管理是糖尿病患者重要的治疗手段。优化 2 型糖尿病（diabetes mellitus type 2，T2DM）患者的高血糖治疗路径，是有效控制血糖并延缓并发症发生发展的重要策略。近些年，糖尿病治疗领域循证医学证据的不断积累，推动着糖尿病管理理念及高血糖治疗策略不断优化。

一、概　　述

（一）发病因素

1. 城市化　中国城镇人口占全国人口比例已从 2008 年的 45.7%上升到 2023 年的 66.16%。2023 年末，中国的总人口为 140967 万人，其中城镇常住人口为 93267 万人，乡村常住人口为 47700 万人。城市化带来的生活方式的改变是糖尿病的发病因素之一。

2. 老龄化　中国 60 岁以上老年人的比例逐年增加，60 岁以上的老年人糖尿病患病率在 20%以上，比 20～30 岁的人患病率高 10 倍。年龄超过 45 岁的人群面临工作和生活压力，若缺乏运动、饮食不良，很容易成为糖尿病的高危人群。

3. 家族史　糖尿病具有一定的遗传性，尽管这种遗传性并不一定导致糖尿病的发生，但是会增加糖尿病的发病概率。因此一个人如果在父母、兄弟姐妹当中有糖尿病患者，那么其患病概率是其他人的 5 倍。如果父母一方为糖尿病患者，自身患病概率会超过 20%，如果父母双方都为糖尿病患者，那么自身患病概率将超过 60%。

4. 肥胖　肥胖跟糖尿病的关系非常密切，成年之后身体的脂肪细胞数量是固定的，肥胖引起脂肪细胞肥大，对胰岛素的敏感性降低，容易出现高胰岛素血症。超重或肥胖，尤其是中心型肥胖者，容易引发血糖代谢紊乱。

5. 高血压、高血脂　高血压是糖尿病最常见的并发症，高血脂是糖尿病代谢紊乱的一个表现，也是引发糖尿病血管病变的基础，两者相互促进疾病的发展。

6. 不良生活方式　睡眠不足影响体内褪黑素生成，有相关研究发现，褪黑素分泌不足跟糖尿病的出现有一定关系。经常熬夜,生活无规律,缺乏运动、饮食不均衡、嗜好烟酒等都是引发糖尿病的影响因素。

(二)发病机制

(1) 1型糖尿病:亦称胰岛素依赖型糖尿病。病因是患者胰腺的胰岛细胞遭受破坏,不能分泌胰岛素,发病原因与遗传、自身免疫系统异常或环境因素有关。该型患者通常须每天注射胰岛素,而其中有部分患者在儿童期便已发病。

(2) 2型糖尿病:亦称非胰岛素依赖型糖尿病,是最常见的类型。患者体内的胰岛素分泌正常或相对减少,但胰岛素不能发挥功能,主要是身体对胰岛素产生抵抗。发病原因与遗传、不良饮食习惯、肥胖或缺乏运动等有关。全球的糖尿病患者中约有90%属此型。

(三)临床表现与糖尿病诊断标准

(1)临床表现:糖尿病患者早期一般无明显症状,通常在检查身体时通过测量血糖水平来诊断。随着病情的发展可以出现各种症状或并发症,出现口渴、尿量增多、食量增加、体重减轻、身体疲倦、伤口经久不愈和容易出现感染等,后期可出现一系列并发症如心血管疾病、脑血栓、糖尿病眼病、糖尿病性肠病、肾病、性功能障碍、糖尿病骨病、糖尿病足等,在一些诱因下可出现严重的并发症如高血糖昏迷、酮症酸中毒等。

(2)诊断标准:糖尿病诊断标准为:空腹血糖≥7.0mmol/L或者餐后两小时血糖≥11.1mmol/L,糖化血红蛋白≥6.5%。糖尿病分为1型糖尿病和2型糖尿病,临床上2型糖尿病患者较多,老年时期发生的糖尿病多为2型糖尿病。

二、康养照护技术

(一)日常照护

1. 给自己开一张监测血糖的处方

(1)血糖控制平稳的患者,一周测一次七点血糖,三餐前、后及睡前各测一次,可不在同一天测。

(2)血糖控制很差的患者,每天都测七点血糖,直到血糖控制平稳为止。

(3)生活方式干预的患者,可以根据需要有目的地监测血糖来调节饮食和运动。

(4)口服降糖药患者,可以每周监测2~4次餐前或餐后血糖,就诊前一周内连续监测三天的七点血糖。

(5)特殊情况随时测量。当出现低血糖、调整用药或血糖升高时,要随时监测血糖,短期内增加血糖监测的频次,直到血糖平稳控制为止。

(6)尽早开始做糖尿病筛查:儿童从10岁开始首查,结果正常者至少每3年重复筛查一次,有妊娠期糖尿病病史的女性,以及有多囊卵巢综合征的妇女,筛查内容为空腹血糖或随机血糖。老年人应每年检测血糖情况。

(7)关注糖尿病的高危人群:年龄大于40岁、糖尿病前期、超重或肥胖(尤其是中心型肥胖)者、缺乏体力活动者、长期使用一些特殊药物者(如糖皮质激素、利尿剂等)、高血压、高血脂、动脉粥样硬化性心血管疾病患者,据流行病学数据,上述情况如果不干预的话,每年有10%的概率转化为临床糖尿病。因此,出现上述情况者,就应该关注糖尿病预防,定期监测血糖。

2. 饮食治疗

(1)一日三餐或少食多餐(5~6餐),饮食规律。

(2)用粗粮代替部分主食,粗制杂粮类食物富含膳食纤维,消化吸收慢,餐后血糖升幅小,有利于血糖的控制。

（3）进食时细嚼慢咽，可以增加饱腹感、减轻高胰岛素血症，又能保证营养成分的充分吸收。

（4）注意进餐顺序，进餐顺序也会影响血糖升幅，按照"汤→蔬菜→肉蛋类→主食"的顺序进餐，不仅能够增加饱腹感，还能延缓胃排空，帮助患者控制进食量，降低餐后血糖的升幅。

（5）均衡膳食：根据体重和运动量调整一天的能量摄入；保证优质蛋白质供给，适量奶、畜肉、禽肉、蛋类、鱼、虾、蟹、豆类、干果类的摄入；控制油脂特别是动物性脂肪的摄入，以花生油、菜籽油、豆油、葵花籽油、亚麻油等植物性油脂为主，控制如内脏、鱼子、动物脑组织、蛋黄等富含胆固醇食物；高膳食纤维食物，保证绿色蔬菜类摄入，避免精加工食物，多选择全谷类食物和杂粮；适量水果摄入，以低糖量的番茄、黄瓜、人参果等为主，血糖控制较好者根据医嘱进食苹果等水果，避免香蕉、西瓜等高糖类水果。

（6）避免进食粥等血糖生成指数高的食物，禁食糖果、巧克力等甜食。

（7）控制食盐量，每天不超过 5 克，避免进食腌制食物。

3. 运动治疗

（1）每天作息规律。

（2）坚持适宜的运动：参加自己喜欢的体育活动，每周锻炼时间不少于 150 分钟（每周 5 天，每天 15～30 分钟）。

（3）老年人根据自身身体情况坚持合适的运动方式：可以在床上练习直腿抬高、拱桥、双腿模拟踩单车等运动；也可以站起来利用凳子做侧方抬腿、跨越障碍物等练习，练好腰、腿部的力量，以及进行单脚站、走直线等活动来增强平衡功能等。慢跑、骑车、游泳、健身操、广场舞等有氧运动都是老年糖尿病患者较好的运动方式。

4. 预防低血糖

（1）有规律进食：老年人肝脏对血糖的调节能力降低，饥饿可能引发低血糖意外。因此要养成良好的作息规律，保证进食规律性是预防低血糖的重要措施。注射胰岛素者要保证在半小时内进食。

（2）避免空腹运动：不宜在饱餐后运动，也不宜在空腹时运动。老年人晨间运动宜先进食少量食物，其他时间运动宜在进餐后 2 小时左右。

（3）携带糖类食物：在出现饥饿感、心慌、无力、出汗等低血糖症状时及时进食含糖类食物。

（4）携带糖尿病信息卡：糖尿病患者随身携带有关患病的信息卡，以防出现低血糖昏迷等意外时，方便救援人员及时采取合适的急救措施，避免延误治疗。

5. 预防糖尿病足

（1）穿棉质袜子，鞋子合脚、柔软，正确修剪趾甲，防损伤。

（2）每天温水泡脚 15 分钟，保持足部清洁。洗后涂润肤膏保护皮肤。

（3）泡脚水温控制在 40℃ 以内，糖尿病患者足部痛温觉降低，容易发生烫伤。使用热水袋保温要正确使用，水温不超过 50℃，防止烫伤。

（4）脚盆、洗脚巾专人专用，避免足癣传染。

6. 情志调理

（1）树立战胜疾病的信心：糖尿病不同于其他一些可以短期治愈的急性病，它是一种较顽固的慢性病，须长时间进行治疗与调理，部分患者还须终身用药。面对糖尿病，既不能放任自流，置之不理，不予就诊或不遵医嘱坚持用药，也不能被其吓倒，丧失信心，惶惶不可终日。日常照护中注意患者的心理护理，要有战胜疾病的信心。坚持正规的、科学的综合性治疗，就能长期地将血糖控制在正常水平上，保持高度乐观主义精神，从而获得健康和长寿。

（2）从容应对风险：日常照护中做好健康指导，让患者明确疾病发生、发展和控制的基本知识、方法和技能，在遵嘱治疗的同时学会自我治疗方法。心理上有长期持久地与疾病做斗争的思想准备与实际行动。此外，饮食失控、运动不当、心理应激、感染、创伤、手术等容易引发血糖较大的波动，甚至有发生酮症酸中毒和昏迷的危险，每一次波动都可能影响疾病后的恐惧和对未来的忧虑，因此要学会自我调节和自我照料，重在预防和减少风险发生。

（3）建立糖尿病交流群：根据需求建立微信交流群，建立病友之间、患者与医护人员之间的沟通渠道，使之随时获得信息支持，提高医嘱依从性，以防不适。遵循医生指导，坚持饮食、运动和药物治疗，有效控制血糖水平，预防糖尿病足等并发症；通过巧妙安排饮食，既满足食欲需求又避免血糖波动过大；合理安排运动，既能获得运动后的享受，又能预防低血糖风险和运动带来的不适感。

（二）康养照护技术

1. 糖尿病的辨证与穴位按摩方法 本方法除了可以由专业医师执行外，患者及照护者亦可以在专业中医师的指导下确定自己属于哪一证型并熟悉穴位后，按下述方法进行自我推拿。

（1）糖尿病辨证与选穴：糖尿病中医称为消渴症，分为上消、中消和下消。①上消：主要表现为心烦口渴，多饮却口干舌燥，兼有尿多，身体消瘦，皮肤干燥。治疗穴位选择：可以选少府、心俞、肺俞、鱼际穴。②中消：主要表现为食量倍增，多食而饥，胃中嘈杂，心中烦热，身体消瘦，大便干结，舌质红，舌苔黄燥。治疗穴位选择：中脘、天枢、足三里、三阴交、脾俞、胃俞穴。③下消：主要表现为小便频数，次数极多，尿量多而黏，甚至如膏脂样，口干舌燥头晕眼花，腰膝酸痛。治疗穴位选择：涌泉、然谷、太溪、肾俞、关元穴。

（2）穴位按摩方法：用手指按揉以上穴位，每穴每次按揉2~3分钟，每日1~2次，按压力度以感觉酸、胀、麻为度。

（3）主要穴位的取穴方法及作用：上述主要穴位的归经、取穴方法与作用见表4-4-1。

表4-4-1 糖尿病常用穴位取穴方法与作用

穴位名称	归经	取穴位置	主治
少府	手少阴心经	在手掌面，第4、5掌骨之间，握拳时当小指指尖处	咽干烦渴、心悸、胸痛、小便不利、遗尿、阴痒、阴痛、掌中热、善惊
心俞	足太阳膀胱经	在背部第5胸椎棘突下旁开1.5寸	惊悸、失眠、健忘、心烦、咳嗽、吐血、梦遗、心痛、胸背痛、热病、癫狂、痫证
肺俞	足太阳膀胱经	在背部第3胸椎棘突下，旁开1.5寸	骨蒸、潮热、盗汗、烦渴、咳嗽、气喘、胸满、背痛、咳血、鼻塞
鱼际	手太阴肺经	在手掌，在第1掌骨中点之桡侧，赤白肉的交际处	咳嗽、咯血、咽喉肿痛、失音、发热、扁桃体炎、小儿疳积，小儿营养不良等
中脘	任脉	在上腹部，前正中线上，当脐中上4寸	胃痛、呕吐、吞酸、呃逆、腹胀、泄泻、黄疸、癫狂
天枢	任脉	在腹中部，距脐中2寸	腹痛、腹胀、肠鸣泄泻、痢疾、便秘、肠痈、热病、疝气、水肿、月经不调
足三里	足阳明胃经	足三里在小腿前外侧，当犊鼻下3寸，距胫骨前缘一横指（中指）	胃痛、呕吐、腹胀、肠鸣、消化不良、下肢痿痹、泄泻、便秘、痢疾、疳积、癫狂、中风、脚气、水肿、下肢不遂、心悸、气短、虚劳羸瘦
三阴交	足太阴脾经	在小腿内侧，足内踝尖上3寸，胫骨内侧缘后方	消渴、腹胀、泄泻、月经不调、带下、难产、遗精、疝气、水肿、遗尿、足痿痹痛、失眠、不孕、高血压、湿疹
脾俞	足太阳膀胱经	在背部第11胸椎棘突下，旁开1.5寸	腹胀、泄泻、呕吐、胃痛、消化不良、水肿、背痛、黄疸
胃俞	足太阳膀胱经	在背部第12胸椎棘突下，旁开1.5寸	多食易饥、胃痛、腹胀呕吐、消化不良、胸胁痛
涌泉	足少阴肾经	足底第2、3跖趾缝纹头端与足跟连线的前1/3与后2/3交点上	神经衰弱、精力减退、倦怠感、妇女病、失眠、多眠症、高血压、晕眩、焦躁、糖尿病、过敏性鼻炎、更年期障碍、怕冷症、肾脏病

续表

穴位名称	归经	取穴位置	主治
然谷	足少阴肾经	在足内侧缘，足舟粗隆下方，赤白肉际	月经不调，阴挺，阴痒，带下，遗精；咽喉肿痛，口噤；泄泻，小便不利；消渴，小儿脐风
太溪	足少阴肾经	在足内侧内踝后方，内踝尖与跟腱之间的凹陷处	小便频数、腰痛、头晕眼花、头痛、咽痛、齿痛、耳鸣、耳聋、消渴、月经不调、失眠、健忘、遗精、内踝肿痛
肾俞	足太阳膀胱经	在腰部第2腰椎棘突下旁开1.5寸	尿频遗尿、腰膝酸痛、头晕耳鸣、耳聋、小便不利、水肿、遗精、阳痿、不孕不育、月经不调、带下、喘咳少气
关元	任脉	在下腹部前正中线上，脐下3寸	小便频数、遗尿、尿闭泄泻、腹痛、遗精、阳痿疝气、月经不调、带下不孕、中风、脱证、虚劳消瘦

2. 糖尿病推拿与运动治疗方法

（1）推任脉：任脉位于人体的正面，是从下腹部开始，由下往上一直延伸到下巴位置，也就是从下腹部往上贯穿出一条直线，见图4-4-1。①方法：患者取站立、坐位或仰卧位，双手叠掌放至胸骨下，手掌紧贴胸骨处，从胸骨下至肚脐下关元穴处用力推，来回反复，每分钟50~70次，每次2~3分钟。②作用：疏通经络，运行气血。

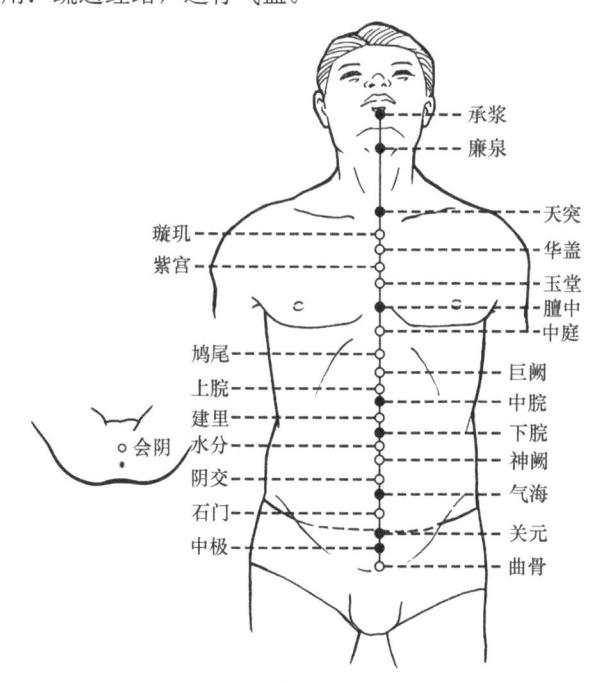

图 4-4-1　任脉及相关穴位

（2）拿带脉：带脉位置类似腰带一样，围绕腰腹部一周。①方法：患者取站立位或坐位，双手叉于腰部两侧，拇指在后，四指在前，两手同时拿揉腰肌两侧，逐渐上下移动，拿揉每分钟40~80次，每次2~3分钟，见图4-4-2。②作用：疏通经络，运行气血。

（3）背撞墙：①方法：患者取站立位，后背依靠墙壁站立，脚后跟离墙体10厘米，两上肢自然放于大腿两侧，运动时先前倾身躯，当背部离开墙壁5~10厘米时再返回撞墙壁，力度适中，每分钟撞击20次，每次3分钟左右，见图4-4-3。②作用：疏通膀胱经，刺激背俞穴，调动气血运行。

（4）抱颤腹部：①方法：患者取站立、坐位，双手叠加放于脐上，轻轻下压腹部2~3厘米，做快频率、小幅度的下压运动,每分钟 70～100 次,每次 2～3 分钟,如图 4-4-4。②作用:健脾和胃,调节血糖。

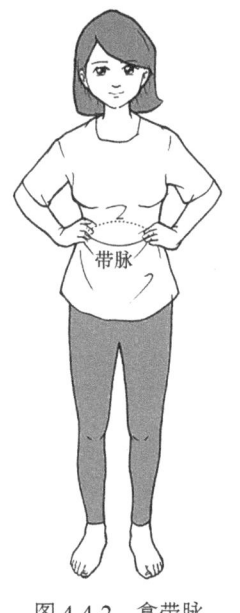

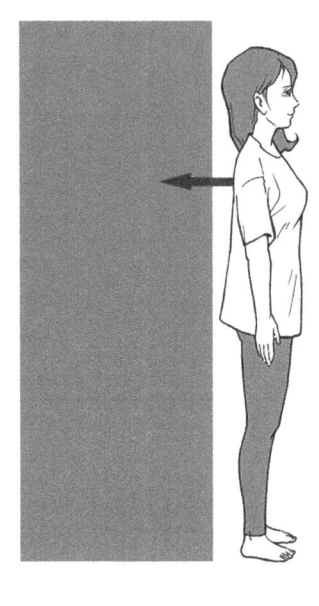

图 4-4-2　拿带脉　　　　　图 4-4-3　背撞墙　　　　　图 4-4-4　抱颤腹部

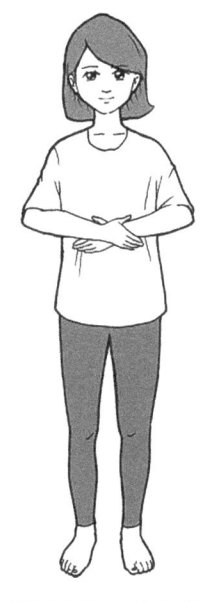

(5)摩腹法:①方法:患者取站立、坐位或仰卧位,双手以肚脐为中心按摩腹部,顺时针、逆时针交替进行,各占一半,以腹部轻度发热为度,每分钟 50～100 次,每次 3 分钟,如图 4-4-5。②作用:健脾和胃,调节血糖。

(6)推拉胰区:胰区是指人体胰腺所在区域的腹部体表位置。胰腺主要在人体中上腹部,胰腺上缘在体表投影于脐上 10～11 厘米,下缘在脐上 5～6 厘米的位置,长度为 15～20 厘米。①方法:患者取站立、坐位或仰卧位,左手掌心放于左胸肋下缘的腹肌,由左向右推腹部胰脏体表投影区,随后右手指抓住左胸肋下缘上腹部的肌肉,由左向右拉腹部胰脏体表投影区,一推一拉,反复进行,每分钟 40～60 次,每次 2～3 分钟,方法如图 4-4-6、图 4-4-7。②作用:刺激胰腺,调节胰岛功能。

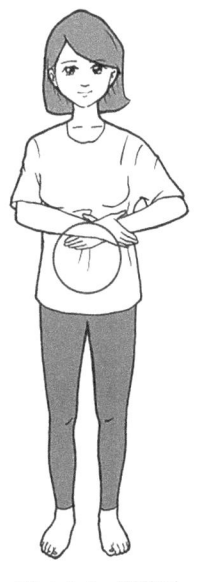

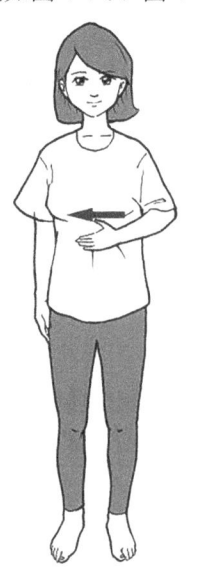

图 4-4-5　摩腹法　　　　　图 4-4-6　左手推胰区　　　　　图 4-4-7　右手拉胰区

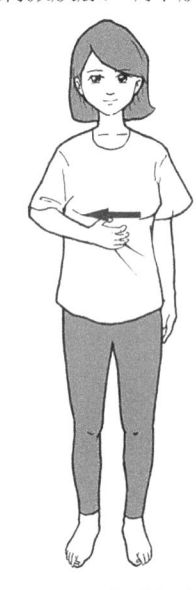

(7) 拳击胃经：胃经是一条比较长的经脉，从头部开始，经脖子、胸、腹、下肢以至足尖等，下肢循行部位为大小腿的外侧前缘，见图4-4-8。①方法：患者取坐位，微微弯腰，双手握空拳，拳心朝上，自上而下叩击下肢大腿、小腿前外侧胃经循行部位，叩击力度以耐受为度，来回叩击，每分钟100次左右，每次3分钟左右。②作用：刺激经络，调节血糖。

(8) 掌指关节揉按腰骶：腰骶部有脾俞穴：第11胸椎棘突下，旁开1.5寸；八髎穴：上髎、次髎、中髎、下髎各一对穴位，所以叫作"八髎"，八髎穴都在骶部，分别在第一、二、三、四骶后孔中。①方法：患者站立位，两手握拳，拳心向后，用第二掌指关节紧按脾俞穴，用力揉按。以肘关节为支点，摆动前臂向内或向外旋转，带动腕关节，使掌指关节旋转揉按，以有酸胀感为宜，然后向下揉按至腰骶部八髎穴，每分钟60～100次，每次做2～3分钟，见图4-4-9。②作用：刺激穴位，益肾固气，调节血糖。

(9) 按揉腹部穴位：腹部重要穴位取穴。中脘穴：胸骨下端和肚脐连接线中点；天枢穴：腹部平脐，距脐中2寸（肚脐向左右3指宽）处；关元穴：位于脐下正中3寸（肚脐向下4指宽）处。①方法：患者取站立、坐位或仰卧位，用自身食指、中指和无名指三指指腹分别按揉中脘，天枢、关元穴，力度以感觉酸麻胀重为宜，每穴每分钟60～100次，持续3分钟左右，见图4-4-10。②作用：刺激穴位，健脾和胃，调节血糖。

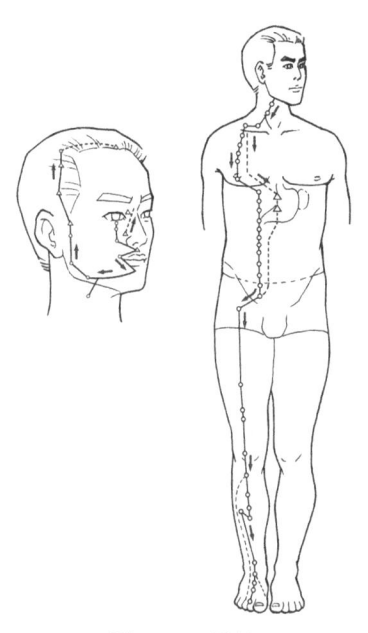

图4-4-8 胃经

(10) 推揉足三里穴：足三里穴位位于小腿外侧，站位弯腰，同侧手虎口围住髌骨上外缘，其余4指向下，中指指尖处，见图4-4-11。①方法：患者仰卧位，左腿伸直，右腿屈曲，将右足跟交叉按压于左腿的足三里穴处，先揉10次，再来回推1次，左右交替，反复3～5次，见图4-4-12。②作用：刺激穴位，调节血糖。

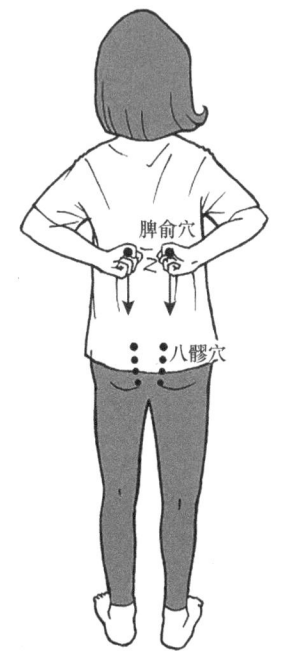

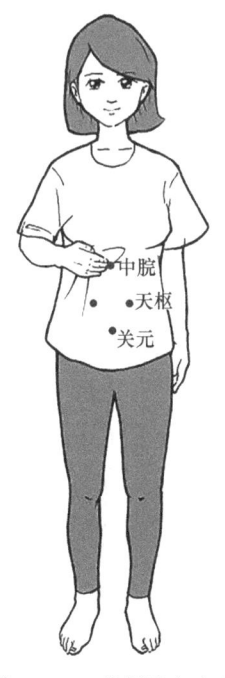

图4-4-9 掌指关节揉按腰骶　　图4-4-10 按揉腹部穴位　　图4-4-11 足三里等穴位

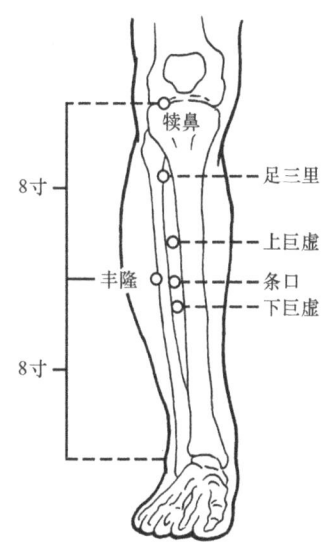

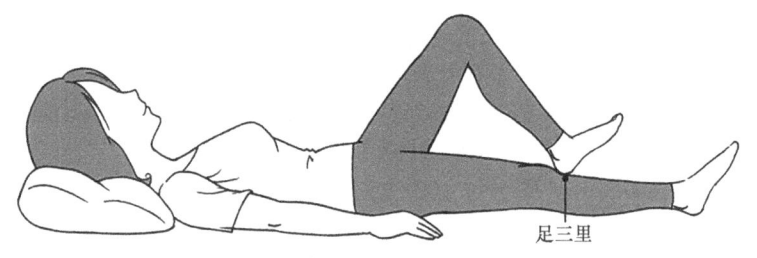

图 4-4-12 推揉足三里穴

（11）推三阴交穴：三阴交穴位在小腿内侧，正坐屈膝成直角，在踝关节内侧，四个手指并拢，沿着足内踝尖（足内侧内踝骨最高点）向上另一侧对应的点，见图 4-4-13。①方法：患者侧卧位，左腿伸直，右腿屈曲，并用右足跟按压于左小腿的三阴交穴处，然后来回上下用力推，左右交替，每分钟 30~60 次，每次 2~3 分钟，见图 4-4-14。②作用：刺激穴位，调节血糖。

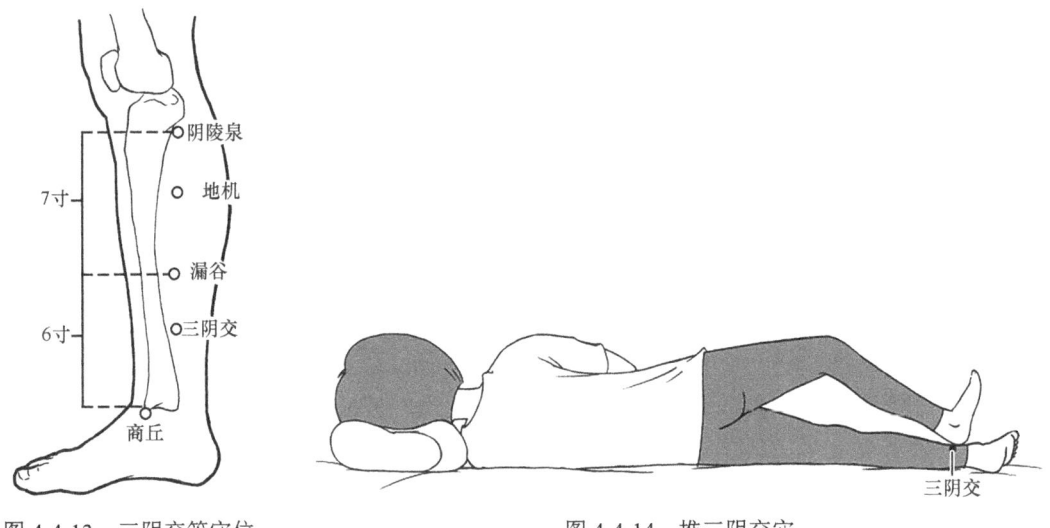

图 4-4-13 三阴交等穴位

图 4-4-14 推三阴交穴

（12）按揉足部穴位：足部重要穴位取穴，然谷穴：穴位位于足内侧缘，足舟骨粗隆下方，赤白肉际处；涌泉穴：在人体足底，位于足前部凹陷处第 2、3 趾缝纹头端与足跟连线的前 1/3 处，见图 4-4-15、图 4-4-16。①方法：患者取坐位，一只脚放于另一侧大腿上，用手指指腹揉按然谷、涌泉穴，力度以感觉酸麻胀重为宜，每分钟 60~100 次，每次做 2~3 分钟，如图 4-4-17。②作用：刺激穴位，调节血糖。

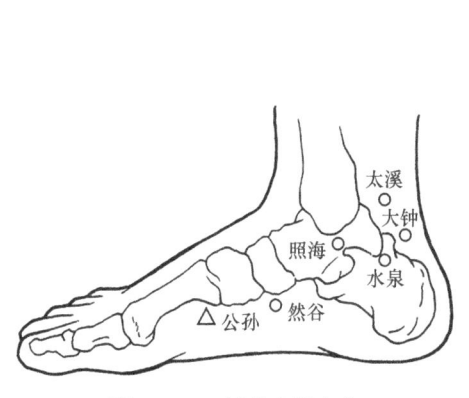

图 4-4-15 然谷穴等穴位

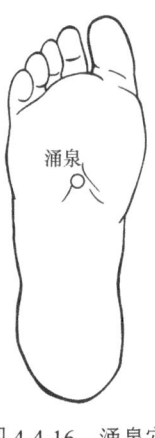

图 4-4-16 涌泉穴

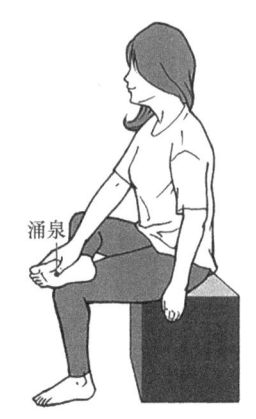

图 4-4-17 按揉足部穴位

3. 注意事项

（1）穴位按摩和推拿等治疗要注意室内温度适宜，预防受凉。

（2）推拿前要选择适宜的体位，立、坐或卧，位置舒适，躺卧的地方尽量用柔软的东西垫好，防止不当姿势引发受伤。

（3）避免饥饿或饱餐后进行，餐前、餐后1小时内不宜推拿。

（4）选用合适的润滑剂，增进舒适，避免推拿时擦伤皮肤。

（5）穴位推拿是通过刺激经穴来达到治病和保健目的，故须准确取穴，以保证疗效。

（6）手法要由轻到重，柔和均匀，持续有力，循序渐进。要根据患者的体质、病情和承受能力来决定推拿力度。刚开始时次数、力度宜由少由轻开始，逐渐增多增强。

（7）在推拿过程中，要随时注意观察患者的神态，发现有异常，如头晕、心慌、休克等，应及时变换手法或终止治疗。可先让患者平卧，头晕者按压风池、百会、涌泉穴；牙关紧闭者，按压合谷穴。反应严重者，经处理无效时，应及时到医院进行诊治。

（8）下列情况不宜实施穴位按摩和推拿疗法：各种急性传染病患者；患处有红、肿、热、痛，已诊断为急性炎症和各种化脓性感染及结核性关节炎者；已出现疹痘、溃疡、创伤破损的部位及有烧伤、烫伤之处者；各种血液病（如血小板减少、白血病、严重贫血等）；各种恶性肿瘤；急性类风湿性脊柱炎；各种急腹症，如胃肠道急性穿孔、急性阑尾炎、腹膜炎等；各种未愈合的骨折及新近的关节全脱位等。

（9）下列情况不宜运动：血糖>16.7mmol/L、反复低血糖或血糖波动较大者；有糖尿病酮症酸中毒等急性代谢并发症、合并急性感染、增殖性视网膜病变、严重肾病、严重心脑血管疾病（不稳定型心绞痛、严重心律失常、一过性脑缺血发作）等，病情控制稳定后方可逐步恢复运动。

（郑润杰　浙江省温州市瑞安市中医院）

第五节　代谢综合征康养照护

慢性疾病是指慢性非传染性疾病，不是特指某一种疾病，而是对一类起病隐匿，病程长且病情迁延不愈，病因复杂，且有些尚未完全被确认的疾病的概括性总称。慢性病的共同特点是病因相似、起病隐匿、病程长、并发症多、致残致死率高、经济负担重。我们临床常见的慢性疾病包括心脑血管病、恶性肿瘤、代谢性疾病、精神异常、呼吸系统疾病等，我国老龄化日趋严重，慢性疾病已经严重危害国人健康。本节重点讲解血脂异常、肥胖、高尿酸血症、高血糖等疾病构成的代谢综合征。

一、概　　述

代谢综合征是指人体的蛋白质、脂肪、碳水化合物等物质发生代谢紊乱的病理状态，是一组复杂的代谢紊乱症候群。具有以下特点：①多种代谢紊乱集于一身，包括肥胖、高血糖、高血压、血脂异常、高尿酸、高脂肪肝发生率和高胰岛素血症，这些代谢紊乱是心、脑血管病变以及糖尿病的病理基础；②有共同的病理基础，多认为它们的共同原因就是肥胖造成的胰岛素抵抗和高胰岛素血症；③可造成多种疾病增加，如高血压、冠心病、脑卒中、某些癌症，包括与性激素有关的乳腺癌、子宫内膜癌、前列腺癌，以及消化系统的胰腺癌、肝胆癌、结肠癌等；④有共同的预防及治疗措施，防治某一种物质代谢紊乱，也就有利于其他代谢紊乱的防治。

1. 病因及发病机制　代谢综合征的发病机制目前尚未完全阐明。近年来通过临床研究发现它发生的核心是胰岛素抵抗。胰岛素抵抗是指胰岛素经典的靶器官，如肝脏、骨骼肌及脂肪细胞的胰岛素敏感性和反应性降低，其他器官如血管、心脏、肾脏等也存在胰岛素抵抗。个体存在胰岛素抵抗的时候，会不同程度地出现多种代谢异常。

2. 临床表现　代谢综合征的临床表现可包括向心性肥胖、血脂代谢紊乱、糖调节受损或糖尿病、高血压、动脉粥样硬化、高尿酸血症等症状。

3. 日常照护

（1）评估患者及家属对该疾病的认知情况：评估是为了了解患者所患慢性病的疾病特点、临床表现、可能出现的并发症、主要的治疗方法（药物、预防）以及药物可能会引起的并发症。

（2）评估患者的疾病状态：评估患者目前的生命体征是否平稳，饮食、睡眠、生活情况如何，是否伴随其他疾病，存在哪些慢性病的症状。

（3）评估患者家居环境及配备：评估患者目前所处的家庭居住条件及活动环境是否符合患者的起居需求。

（4）开展针对性的健康教育：患者是自身疾病的照护者、健康维护者，而家人起到监督及帮助的作用，医务工作则是患者的引路人。应该帮助患者找到自我管理的方法，增强自我管理的信心。提供给患者各种干预手段，包括健康教育、技能培训、心理社会支持，与患者共同找出问题，并制订目标，解决问题。

（5）一般照护：家中准备必要的急救药物和急救设备，包括心血管药物、血压计、血糖仪等。如果患者行动不方便，可安排专门的护理人员或家人进行陪护，谨防跌倒。

（6）针对症状进行照护：①遵嘱服药，监督患者规律服药，观察药物对慢性病症状的改善情况，对用药情况进行登记，密切观察患者服药后的情况，若出现病情变化或相关不良反应，及时就医。②严格管理饮食和运动，这对改善疾病的症状起到极大的作用，所以在日常照护的过程中，除了监督患者服药外，更应监督患者进行正确的饮食及运动。③做好疾病的自我监测，定期检查血压、血糖、血脂、血尿酸、腰围、体重、臀围等，根据病情及时采取措施。

（7）饮食照护：饮食调理是慢性病重要的辅助治疗方法。通过饮食调理来维持患者最佳的营养和身体状况，并通过调整饮食，使药物治疗达到更好的效果。

1）减少膳食中的脂肪，补充适量的蛋白质：平时少糖、少盐、低脂肪、低热量饮食，尽量做到总脂肪含量少于总热量的30%，其中饱和脂肪小于10%，每日肉类50～100克、鱼虾类50克、奶类250克、食用油20克，蛋类每周3～4个。代谢综合征患者会出现高血脂、高血糖、肥胖、高血压等情况，总之就是营养过剩的状态，是体内的脂肪、糖、盐蓄积太多，代谢减慢所导致的。

2）多吃蔬菜水果：蔬菜每日400～500克，尽量选择新鲜和应季的蔬菜、水果，多吃深色蔬菜，少吃腌菜和酱菜。患者若没有血糖异常，则应多吃水果，每日可进食100克水果。蔬菜、水果含有很多纤维，这些纤维有益排便还能促进身体的代谢，对于想减重的患者再好不过。除此之外，蔬菜、水果富含维生素和天然色素。

3）高纤维膳食：我们生活中的谷物、全麦面、豆类、水果、蔬菜等都富含膳食纤维。膳食纤维能调节肠道菌群，维持正常的肠道功能。多吃膳食纤维，能促进肠道蠕动，防治便秘，减少了肠道对有毒物质的吸收，预防癌症的发生。对于肥胖患者来说，摄入富含纤维的膳食还能起到减肥的作用，因为大多数富含纤维的食物中只有少量的脂肪，部分膳食还能使脂肪大量排出。膳食纤维能减慢碳水化合物的吸收，还能增加饱腹感。

4）保证膳食多样化：中国居民平衡膳食宝塔将食物分成谷类、蔬菜类、水果类、畜肉类、鱼虾类、蛋类、奶类及奶制品、豆类及豆制品、油脂类9大类。膳食多样化是提高膳食营养质量的重要因素，因为各类食物所富含的营养素都不同，如谷类食物多样化能保证碳水化合物、B族维生素等摄入充足；肉类食物与蛋白质、脂肪、B族维生素及矿物质锌、铁、磷等的充足率相关；蔬菜水果类能提供充足的膳食纤维、维生素C、镁等营养素；乳制品是钙、磷及多种维生素的重要来源。保持膳食的多样化能使营养素处于充足状态，满足人体对能量和各种营养素的需求，保证健康。所以，膳食多样化使蛋白质、脂肪、碳水化合物、矿物质及维生素的摄入更加均衡，有助于减少心脑血管疾病、2型糖尿病及其并发症的发生。高脂肪、高热量饮食会增加慢性病的发生，我们要保证饮食多样性，但是要限制饱和脂肪、精制糖和盐的摄入。

5）改变晚餐习惯：晚餐要早吃、素吃、少吃。晚餐早吃是医学专家向人们推荐的保健良策。一般推荐下午3点之前吃完当天正餐。晚餐一定要偏素，以富含碳水化合物的食物为主，尤其应多摄入一些新鲜蔬菜，尽量减少过多的蛋白质、脂肪类食物的摄入。但在现实生活中，大多数家庭晚餐都是非常丰盛的，这样的饮食习惯对健康非常不利。摄入过量的蛋白质，人体吸收不了就会滞留肠道，产生对人体有害的物质，刺激肠道，甚至会诱发癌症。摄入脂肪太多，会使得血脂升高。临床医学研究证实，晚餐经常进食荤食的人比经常进食素食的人血脂一般要高3~4倍。与早中餐相比，晚餐不宜进食过多。一般要求晚餐所供给的热量不应超过全日膳食总热量的30%。晚饭后人们的活动量往往较小，热量消耗少，日久身体就会逐渐肥胖，引起代谢综合征。

二、康养照护技术

饮食和运动是代谢综合征的两大治疗手段，代谢综合征患者首选有氧运动方式。有氧运动通过增强肌肉毛细血管化，促进营养物质输送，推动肌原纤维蛋白合成和提高肌肉质量，从而提高代谢指标。但是过高的运动强度可能会导致患者出现疼痛、关节损伤等症状，降低代谢综合征患者依从性。

1. 运动治疗要求

（1）运动时机：急性感染性疾病、病情变化或没有较好控制期间不做运动，以免出现疾病加重。

（2）运动时间：最好是在饭后1小时进行，尽量不要在饭前或饭后1小时内运动；每天至少运动30分钟，每周至少3次。

（3）运动类型：老年人的运动要根据自己的身体状况选择适合自己的低强度的运动，且要简便易行、安全。老年人可以选择饭后散步、快走、慢跑、游泳、太极拳、跳舞、门球等。

（4）运动强度：运动强度达到最大心率（220−年龄）的60%~75%。对于已确定有心血管疾病的患者，通过详细的体力活动史或运动试验来评估风险，从而指导运动；鼓励每天进行30~60分钟中等强度的有氧运动（如快步行走），并可以增加日常生活方式活动（如步数计跟踪、工作时散步休息、园艺、家务）；鼓励每周进行2天阻力训练。

2. 常见运动类型

（1）步行：步行是最安全的有氧运动，包括快步走、慢步走。快步走的动作要领是身体适度前倾，抬头挺胸，手臂和脚协调一致，手臂肘部成直角，不高于胸，臀部随之稍作摆动，前跨腿的脚跟落地后迅速传至前脚掌。慢步走就是我们所说的散步，同时按摩腹部，增强胃肠活动或摆动手臂大步走（速度以每分钟30米左右为宜）。

（2）跑步：跑步是很普遍的有氧运动，它可以提高心血管系统、呼吸系统和消化系统机能，提高免疫系统功能。跑步的形式包括走跑结合、匀速慢跑、变换速度跑，要持续30~40分钟。

（3）有氧健身操：有氧保健操是比较常见的有氧运动，广场舞也属于有氧健身操范畴，患者可以在欢快的韵律及舒适的状态中得到锻炼。主要动作包括侧腰延伸、转腰动作、提臀缩腹、伸伸懒腰、挺腰伸背、臀部后侧、高抬举腿、踮踮脚尖、左右平举等，它有很多套程式化的动作，很适合中老年人。

（4）瑜伽练习：瑜伽可以舒缓紧张的肌肉及情绪，可以减少多余脂肪，还能锻炼意志，对饮食有更强的控制力，起到很好的减重作用。我们可以通过简单的瑜伽动作配合呼吸吐纳，做到身心合一，不仅能放松心情，还可以达到瘦身的目的。

（5）中医传统保健疗法：中医在慢性病的康复保健方面有自己独特的优势。在《黄帝内经》中就有"未变先防，既病防变，瘥后防复"的思想，这是很重要的康养照护理念。传统保健疗法如八段锦疗法、太极拳疗法、五禽戏疗法等，都是我国古代流传下来的独立完整的健身功法，融合了中医的阴阳五行和经络学说，它既能强身健体、调摄情绪，又能促进慢性病的康复。

除此之外，我们还可以通过游泳、骑车、各种球类运动等达到运动和辅助治疗的效果。运动主要是要选择一个适合自己的、自己喜欢的，既可以起到有效的作用，也可以持续运动。

慢性疾病的康养方式很多，但贵在坚持。我们要树立正确的态度，听从医务人员的专业建议，坚持运动，保持良好的饮食习惯，还要调整自我的心理状态，树立信心，做好长期和疾病斗争的心理准备和实际行动，保持乐观主义精神。

（郑　娜　浙江省温州市瑞安市中医院）

第五章　其他常见慢性病康养照护

【学习目标】
1. 了解慢性阻塞性肺疾病、颈椎病、肩周炎、失智症、帕金森病的病因、发病机制及诊治。
2. 熟悉慢性阻塞性肺疾病、颈椎病、肩周炎、失智症、帕金森病的临床表现及发病相关因素。
3. 掌握慢性阻塞性肺疾病、颈椎病、肩周炎、失智症、帕金森病的日常照护与康养照护技术。
4. 能熟练运用呼吸功能锻炼、胸廓活动度训练、排痰训练、颈椎活动每日操、颈椎病推拿与整复技术、肩部活动每日操、肩周炎日常康养整复技术、失智症日常照护技巧、回忆疗法、运动疗法、作业疗法、益智游戏、感官刺激治疗、帕金森病平衡与步态训练、体位转移训练等照护技术，指导预防与康复。

第一节　慢性阻塞性肺疾病康养照护

慢性阻塞性肺疾病（chronic obstructive pulmonary disease，COPD），简称慢阻肺，是一种常见且可以预防和治疗的疾病。其主要特征为持续性呼吸道症状和进行性加重的气流受限，通常是由于气道和肺组织暴露于有害气体或颗粒，引发异常的慢性炎症反应。COPD 通常由慢性支气管炎发展而来，若不及时干预，也可进一步发展为肺心病、呼吸衰竭等严重的慢性疾病。

一、概　　述

（一）病因与发病机制

COPD 的发病与多种环境因素及机体自身因素长期相互作用相关。常见的致病因素包括吸烟、有害气体及颗粒、病毒、过敏、冷空气刺激等。其中，吸烟是最重要的致病因素，且吸烟时间越长、吸烟量越大，COPD 的患病率越高。另外，大气中的氯气、二氧化硫等有害气体、微小颗粒及化学物质等亦会诱发 COPD。这些因素主要通过异常的炎症反应或硬化颗粒损害气道黏膜，导致纤毛清除功能下降；或通过刺激气道黏液分泌增加，减弱支气管纤毛运动，引发反复呼吸道感染等因素引起。

（二）临床表现

1. 症状　COPD 以反复发作的慢性咳嗽、咳痰为主要临床表现，起病缓慢，病程较长。

（1）咳嗽：慢性咳嗽常以清晨明显，夜间多为阵咳或伴有排痰，咳嗽往往随病程发展而加重。

（2）咳痰：一般为白色黏液或浆液性泡沫痰，清晨排痰较多。咳嗽剧烈时可能出现痰中带血。急性发作期痰量会增多，继发感染时出现脓性痰。

（3）其他呼吸系统症状：COPD 患者早期仅在剧烈活动时出现气短或呼吸困难，随着病情逐渐加重，后期在日常活动甚至休息时也可感到气短，这是 COPD 的标志性症状。病情严重或急性加重时可出现喘息和胸闷表现。

（4）其他症状：在疾病后期，患者可能会出现食欲减退、体重下降等表现。

2. 体征　疾病早期可无异常表现，但随着疾病进展，可出现以下体征：桶状胸（即胸廓前后径增加，甚至呈圆桶状）、呼吸变浅、频率增快，严重者可有喘息、发绀等缺氧体征。

3. 病情严重程度评估　COPD 患者症状严重程度可采用改良英国医学研究委员会呼吸困难指

数（modified British medical research council，mMRC 问卷）进行评估，见表 5-1-1。

表 5-1-1　mMRC 问卷

mMRC 分级	呼吸困难症状
0 级	剧烈运动时出现呼吸困难
1 级	平地快步行走或上缓坡时出现呼吸困难
2 级	由于呼吸困难，平地行走比同龄人步行慢或需要停下来休息
3 级	平地行走 100 米左右或数分钟后即需要停下来喘气
4 级	因严重呼吸困难而不能离开家或者穿脱衣服即出现呼吸困难

（三）预防复发

COPD 的预防关键是避免发病的高危因素、急性加重的诱发因素，并增强机体免疫力。首先，戒烟是预防 COPD 的重要措施，也是最简单易行的措施，在疾病的任何阶段戒烟都有益于防止 COPD 的发生和发展。其次，积极预防和治疗呼吸道感染对预防 COPD 也十分重要，在换季及昼夜温差大的时间应注意保暖，避免到人群密集的场所，房间应保证每日开窗通风的时间，如出现呼吸道感染症状，应及时、积极治疗。同时还须减少有害气体或粉尘的吸入，如汽车尾气、燃烧的烟雾、烹饪的油烟等，外出可戴口罩减少有害气体及粉尘的吸入，有助于减少 COPD 的发生。加强体育锻炼，增强体质，提高机体免疫力，也有利于预防 COPD 的复发。

（四）日常照护

1. 关注病情变化　日常生活中关注患者咳嗽、咳痰及呼吸困难的程度，关注痰液颜色、量、性状的变化，以及咳痰是否顺畅。如发现患者咳痰困难，应指导患者有效咳痰的方法，并采用胸部叩击或体位引流的方式协助患者排痰。患者出现呼吸困难或病情突然加重时，应及时就医。

2. 注意休息与适当活动　COPD 急性发作的患者应注意卧床休息，房间温湿度适宜，保持空气流通。随着病情的缓解，视患者状态安排适当的活动，如散步、打太极、爬楼梯等，以不感到疲劳、不加重症状为标准，避免去灰尘多、烟雾大的地方活动锻炼。

3. 坚持健康饮食　COPD 患者饮食应尽量做到多样化，多吃高蛋白、高维生素、易消化的食物，如新鲜水果、蔬菜等；少吃高胆固醇、高脂肪的食物，如动物内脏、肥肉等；避免吃辛辣刺激的食物，避免喝浓茶、咖啡，戒烟、戒酒。

4. 长期家庭氧疗　合并低氧血症的 COPD 患者可在医护人员指导下行长期的家庭氧疗，可显著延迟和防止肺心病的发生、发展，同时可以提高免疫力，减少急性呼吸道感染及 COPD 急性加重的发生。长期氧疗通常采用持续低流量吸氧（氧流量为 1～2 升/分），并保证每天有 10～15 小时的吸氧时间。氧疗有效的指标：患者呼吸困难减轻、呼吸频率减慢、发绀减轻、心率减慢、活动耐力增加。

5. 按时按量用药　治疗的目的是减少或消除患者的症状、提高活动耐力、改善健康状态。照护者应遵医嘱用药。常用药物包含抗生素、支气管舒张药和祛痰药等，使用时需注意观察疗效及不良反应。其中吸入性治疗药物为首选，常见吸入支气管舒张剂（如爱全乐、万托林、噻托溴铵粉吸入剂等），应教会患者正确使用并坚持规范使用各种吸入器，帮助患者了解药物治疗的目的和效果，以保障药物疗效及疾病预后。老年人用药宜注重个性化，疗程较长，治疗方案应根据监测结果及时调整。

6. 改善负性情绪　良好的情绪有利于患者积极面对疾病，增加治疗依从性。应了解患者不良情绪的原因，指导患者放松、缓解焦虑，帮助患者改善负性情绪。积极、规范的护理和治疗能有效减轻症状，延缓肺功能的衰退，提高生活质量。帮助患者树立诊疗信心，坚持规范治疗。

二、康养照护技术

（一）呼吸功能锻炼

常见呼吸功能锻炼有缩唇腹式呼吸、胸廓活动训练、排痰训练等，辅以雾化吸入等方式促进痰液排出，促进患者康复。在进行呼吸功能锻炼过程中，照护人员应经过专门学习，熟悉呼吸肌功能锻炼方法及注意事项；开始锻炼要注意循序渐进，并制订个体化的锻炼计划，依据患者锻炼后的状态调整锻炼方案；锻炼时应注意保暖。

1. 缩唇呼吸与腹式呼吸 缩唇呼吸通过缩唇形成的微弱阻力来延长呼气时间，降低过快的呼吸频率，增加气道压力，增加潮气量，改善肺内气体交换，延缓气道塌陷。而腹式呼吸通过腹肌的舒张与收缩来提高腹肌张力，来改善肺通气功能，增加呼吸肌肌力。

患者可取立位、平卧位或半卧位，两手分别放于前胸部和上腹部。吸气时，闭嘴经鼻缓慢吸气，腹肌松弛，腹部凸起，手感到腹部向上抬起。呼气时，通过缩唇（吹口哨样）缓慢呼气，腹肌收缩，手感到腹部下降。吸气与呼气时间比为1:2或1:3，缩唇的程度与呼气流量以能使距口唇15～20厘米处、与口唇等高水平的蜡烛火焰随气流倾斜又不至于熄灭为宜。缩唇呼吸和腹式呼吸每天训练3～4次，每次重复8～10次。因腹式呼吸需要增加能量消耗，根据患者病情恢复和耐力情况进行训练。

缩唇腹式呼吸操作视频见二维码5-1-1。

2. 胸廓活动度训练 胸廓活动度训练通过多种姿势的训练增加膈肌、腹肌和下胸部肌肉等部分的活动度、增加呼吸的幅度、增大通气量，从而帮助肺残气排出，改善肺通气功能。

胸廓活动度训练可分卧、立、坐3种体位进行。

（1）卧式呼吸操：患者以仰卧位躺在床上，训练共包含肘关节屈伸、深呼吸、两臂交替平伸、双臂上举外展、缩唇呼吸5个步骤，如图5-1-1所示。

卧式呼吸操操作视频见二维码5-1-2。

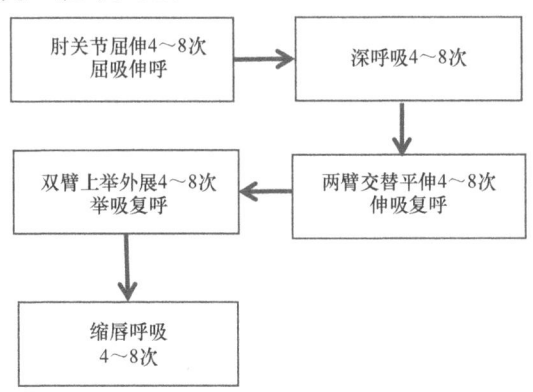

图 5-1-1 卧式呼吸操流程

（2）坐式呼吸操：患者坐于椅上或床边，训练共包含肘关节屈伸、深呼吸、展臂抱胸、双膝交替屈伸、抱膝压胸、上身旋转6个步骤，如图5-1-2所示。

坐式呼吸操操作视频见二维码5-1-3。

（3）立式呼吸操：患者取站立位，两脚分开与肩同宽，训练共包含叉腰呼吸、旋转上身、压胸呼吸、交替高抬腿、缩唇腹式呼吸、展臂抱胸、双腿交替外展等9个步骤，如图5-1-3所示。

图 5-1-2　坐式呼吸操流程

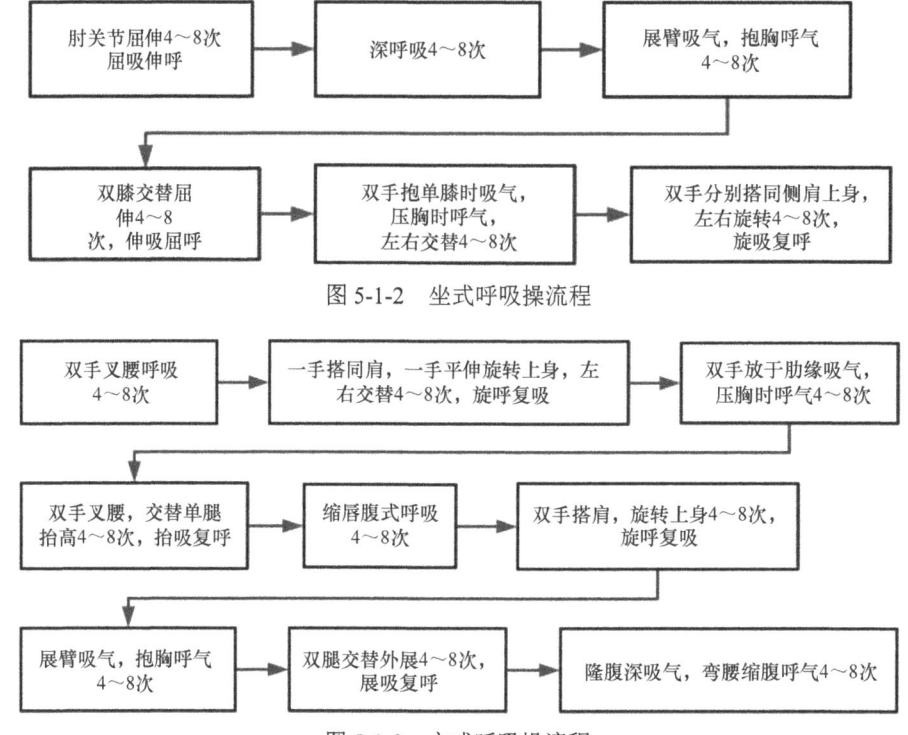

图 5-1-3　立式呼吸操流程

立式呼吸操操作视频见二维码 5-1-4。

二维码 5-1-4 立式呼吸操

3. 排痰训练　排痰训练包括体位引流、胸部叩击、震颤及直接咳嗽，有利于促进呼吸道分泌物排出，降低气流阻力，减少呼吸道及肺部感染。

（1）体位引流：主要利用重力促进各个肺段内积聚的分泌物排出，不同的病变部位应采用不同的引流体位，使各病变部位肺段的分泌物向主支气管垂直引流。引流频率依据患者个体情况而定，分泌物少者，每天引流 1~2 次，痰量多者每天引流 3~4 次，一般于餐前或餐后 2 小时进行，每次仅引流一个部位，时间 5~10 分钟，如有数个部位，总时间不超过 45 分钟，以免患者疲劳。各肺叶引流体位见图 5-1-4。

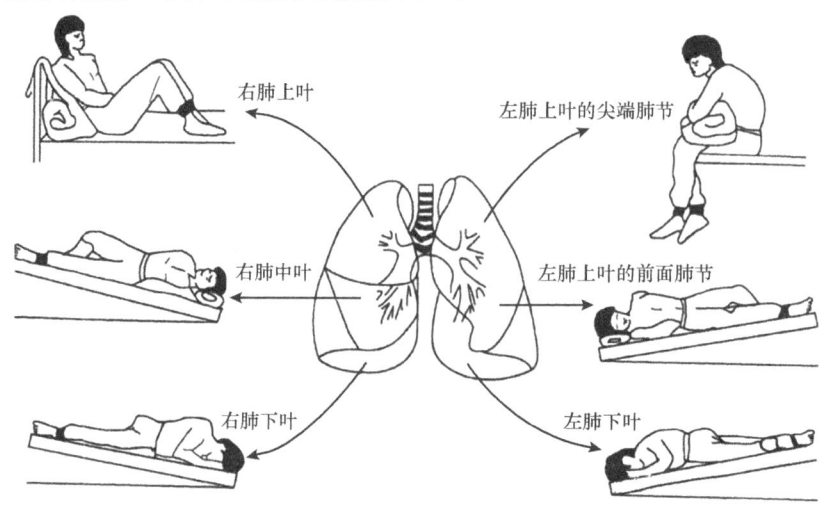

图 5-1-4　各肺叶引流体位

（2）胸部叩击、震颤：胸部叩击有利于黏稠的浓痰脱离支气管壁，促进痰液排出。患者于健侧卧位，治疗者手指并拢，掌心成杯状，运用腕动力量在引流部位胸壁上双手轮流叩击拍打 30～45 秒，叩击方向由外向内，由下向上。叩击后，手按住胸壁部加压，治疗者整个上肢用力，此时嘱患者做深呼吸，在深呼气时做震颤，连续做 3～5 次，再做叩击，如此重复 2～3 次，再嘱患者咳嗽以排痰。如图 5-1-5 所示。

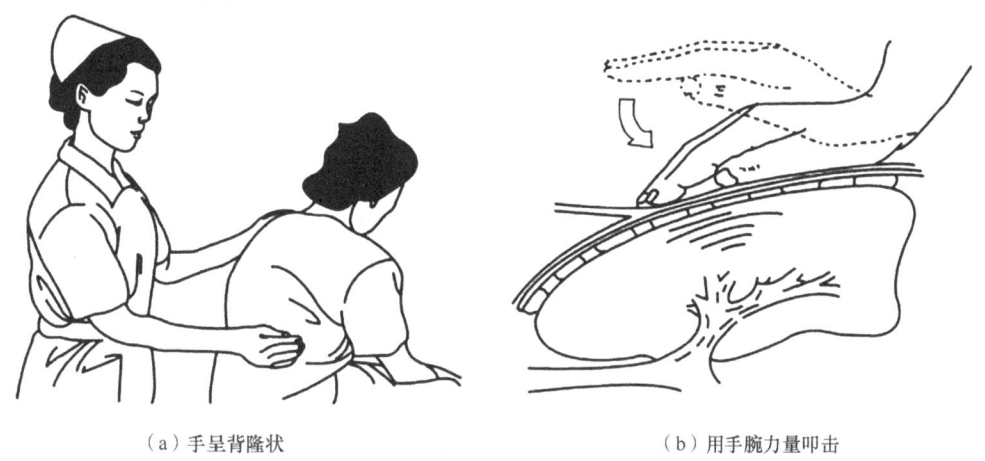

（a）手呈背隆状　　　　　　　　　　（b）用手腕力量叩击

图 5-1-5　胸部叩击

（3）咳嗽训练：咳嗽是呼吸系统的防御机能之一，COPD 患者因咳嗽机制受损，纤毛活动减弱，痰液本身相对黏稠，加之咳嗽无力，使排痰更加困难。正确的咳嗽方法，可以促进分泌物排出，减少反复感染的机会。咳嗽方法：第 1 步，先进行深吸气，以达到必要吸气容量；第 2 步，吸气后短暂闭气，使气体在肺内尽可能地分布，同时维持气管到肺泡的驱动压；第 3 步，关闭声门，以进一步增强气道中的压力；第 4 步，增加腹内压，以此来增加胸膜腔内压，使呼气时产生高速气流；第 5 步，咳嗽，声门开放，由肺内冲出的高速气流，促使分泌物随咳嗽排出体外。如图 5-1-6 所示。

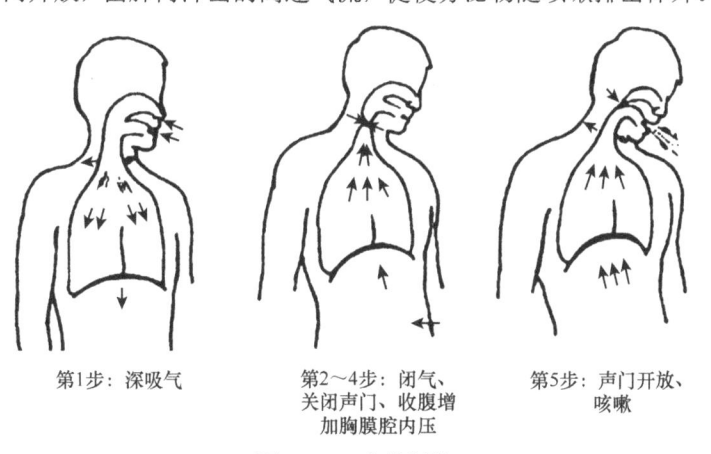

第1步：深吸气　　　第2～4步：闭气、关闭声门、收腹增加胸膜腔内压　　　第5步：声门开放、咳嗽

图 5-1-6　咳嗽训练

（二）运动训练

运动训练是结合腹式呼吸锻炼的全身性锻炼，通过提高全身运动的力量和耐力，达到进一步改善呼吸功能，提高免疫功能，减少并发症的目的。运动训练一般由腹式呼吸和扩胸、弯腰、下蹲等动作结合在一起，依据患者的身体状况及个人喜好，制定个体化的运动康复方案，通常在 COPD 患者康复后期进行锻炼。患者应养成定期运动的习惯，建议每周 3～5 次，每次 30～60 分钟，或分多次运动，每次持续 10 分钟以上。运动时应以不感到疲劳、心慌、气促为宜，在停止运动后，8～

10分钟内能完全恢复平静表明运动强度合适。患者如感到胸痛、头晕、呼吸异常困难等,应立即停止运动,有严重不适时须及时送医。除常规的锻炼方式外,患者进行朗读、唱歌、大笑等轻松简单的锻炼,保持心情舒畅,也有利于保持身心健康。

1. 下肢锻炼 下肢训练可以明显增加COPD患者的活动耐量,通常采用快走、登山、骑车等有氧运动进行耐力锻炼,也可以选择一些相对缓和的运动,如太极拳、慢走。运动强度一般由低到高逐步增加,运动时间30~45分钟,运动频率2~5次/周。

2. 上肢锻炼 COPD的患者除下肢运动之外,还可以进行无支撑上肢运动。上肢的肌群可以作为辅助呼吸肌群参与呼吸活动,因此上肢的运动也可以增加呼吸肌的肌肉强度,帮助改善呼吸,促进患者康复。运动的方式可以选择上肢负重训练,如举哑铃、手臂上举等。哑铃等重物从0.5千克开始,以后根据训练情况不断增加重量,运动时做高于肩部的各方向活动,锻炼上肢及肩部各肌群。每次训练1~2分钟,每天1次,以患者出现轻微气促感、上臂疲劳但可耐受为宜。

3. 呼吸肌训练 呼吸肌训练可以改善患者呼吸肌耐力,缓解呼吸困难症状,以锻炼吸气肌及腹肌为主。主要方法如下。①增强吸气肌练习:采用抗阻呼吸器(内含口径可以调节的管路)进行训练,在吸气时会产生阻力,呼气时没有阻力。开始练习时以3~5分/次,3~5次/天为宜,待患者适应以后,练习时间可增加至20~30分钟,阻力逐步递增,以增加吸气耐力,增强吸气肌肌力。②增强腹肌练习:腹肌为最主要的呼气肌,COPD患者常有腹肌无力,导致对膈肌的支托及外展下胸廓的能力减少。训练时患者取仰卧位,腹部可放置书本、沙袋等重物做挺腹练习(配合腹式呼吸),开始负重为1.5~2.5千克,耐受以后可以逐步增加至5~10千克,每次练习5分钟。

(三)家庭氧疗

COPD患者出院后仍须关注氧合状态,家庭氧疗对于纠正低氧血症、提高患者生存率、增强运动耐力、改善生活质量有较好的作用;同时还能预防夜间低氧血症、改善睡眠质量,并有助于预防肺心病和右心衰竭等急性并发症的发生。

家庭氧疗可使用压缩氧气瓶、液氧器、氧浓缩器(制氧机)进行治疗。需氧量少的患者可使用压缩氧气瓶,因其价格低廉且易于获得。当患者在需氧量增加甚至需要持续吸氧时,可改为液氧器或氧浓缩器进行吸氧。在进行家庭氧疗时须密切关注氧疗设备的使用及维护。通常氧流量设定为1~2升/分,采用鼻导管或文丘里面罩以24%的氧浓度给氧,吸氧时间应保证10~15小时/天。需要注意的是,供氧装置周围严禁烟火且氧疗装置定期更换、清洁、消毒;湿化瓶需每日换水和定期清洁消毒。

在氧疗过程中,应注意患者病情变化,了解患者氧疗主观感受,保持气体湿化,以提高氧疗舒适度,提高长期氧疗依从性。照护者关注患者是否出现鼻腔干燥、鼻出血、头晕、味觉和嗅觉丧失等情况,定期门诊随访。

(董爱淑 温州医科大学附属第二医院)

第二节 颈椎病康养照护

颈椎病,又称颈椎综合征。系颈椎及其软组织退行性改变或颈椎间盘突出等因素,刺激或压迫颈部神经根、血管、脊髓及交感神经丛而引起的临床症候群。颈椎病属中医学"痹证"的范畴,历代多用"眩晕""项痹""头痛""颈肩痛"等来描述。颈椎病除常见的躯体运动和感觉方面的异常外,还可影响到心血管系统、各内脏器官、内分泌系统等,引起相应的症状,颈椎病对患者健康影响很大,严重者甚至引发瘫痪。颈椎病与日常生活习惯密切相关,重在预防。本节主要叙述其发病因素和日常康养锻炼方法。

一、概 述

颈椎病发病与年龄、颈椎劳损有关，临床表现多样，治疗方法繁多，应用中西医结合的非手术疗法治疗颈椎病，可使大多数患者病情明显减轻或缓解、治愈。中医学认为，颈椎病的发病，不外乎内因和外因两个方面，但以内因为主。人到中年，肝肾不足，筋骨失养，或筋骨懈惰，引起颈部肌肉筋膜的劳损、椎间盘退变、椎间隙狭窄、骨赘形成等改变，而逐渐出现颈椎病的各种症状。此外，外部的风、寒、湿邪等的侵袭，也可诱发或加重颈椎病。

（一）发病因素

1. 增龄 随着岁月的增长，颈椎间盘变性，椎体、椎关节退行性病变引起一系列退行性病理改变，引起神经管根、主动脉、交感神经、脊髓受累，引起相应的症状和体征。因此中老年人患颈椎病的较多。

2. 姿势不当 长期低头伏案工作或持续、长时间保持某一不当姿势，使颈肌、韧带慢性劳损，易发生颈椎病。

3. 睡姿不当 枕头高度过高或过低或放置部位不恰当，或因睡眠体位姿势不良、长时间没有翻身调整，易造成颈肌、韧带、关节平衡失调，张力大的一侧易出现劳损，易发生颈椎病。

4. 其他原因 外伤使头部过度前屈、后伸或颈椎的运动性损伤，导致颈椎椎间盘、韧带损伤，引发颈椎病。有颈椎先天性畸形者，如先天性椎管狭窄、先天性椎体整合、颈肋和第7颈椎横突肥大等，亦易患颈椎病。咽喉部炎症有时也可诱发颈椎病。

（二）临床表现

目前将颈椎病大致分为下列五型。

（1）颈型颈椎病：颈型颈椎病实际上是各型颈椎病的早期阶段。颈型颈椎病主要表现为：颈项部疼痛不适，颈肌僵硬，活动伴有弹响、活动轻度受限，头颈前屈，主动左右转旋时有疼痛和声响；颈部肌肉紧张、痉挛，颈肩部疼痛及有相应的压痛点，压颈试验阳性；X线片上虽没有椎间隙狭窄等明显的退行性改变，但可以有颈椎生理曲线的改变，颈椎关节囊和韧带松弛、颈椎小关节失稳及轻度骨质增生、项韧带钙化等变化。

（2）神经根型颈椎病：以颈神经根受累为主要特点的颈椎病，称为神经根型颈椎病。临床表现为头、颈、肩处有定位性疼痛，颈部功能不同程度受限，上肢有反射痛，手指麻木，少数患者还可出现肌肉萎缩；颈椎旁肌肉压痛及颈部正式体位，颈椎棘突或棘突间的直接压痛或叩击痛多为阳性；疼痛范围与受累椎节的脊神经根分布区域相一致，感觉障碍，其中以手指麻木、指尖感觉过敏及皮肤感觉减退等多见；可出现肌力改变或腱反射异常，压颈试验阳性，椎间孔挤压试验阳性；X线检查可见颈椎生理曲度改变或骨质增生、椎管狭窄等，磁共振成像（magnetic resonance imaging, MRI）可发现颈椎椎间盘突出，侧隐窝狭窄，或神经根、硬膜囊受压等，计算机断层扫描（computed tomography, CT）检查可发现颈椎某节段脊髓有压迹现象。

（3）脊髓型颈椎病：以颈脊髓受损为主要特点的颈椎病，称为脊髓型颈椎病。临床表现为：早期患者常出现一侧上下肢或两侧上下肢单纯的运动障碍、感觉障碍，或两者同时存在的症状，也可为一侧上肢和对侧下肢感觉、运动障碍；有的患者颈肩痛伴有四肢麻木，力量减弱或僵硬，行动笨拙甚至不能站立与行走，部分病例出现胸或腹部有束带感，大小便失禁等；检查时颈部活动受限不明显，上肢动作欠灵活，四肢肌张力可增高，腱反射可亢进，重症时常可引出病理反射，甚至踝阵挛和髌阵挛；X线片示颈椎生理弧度变直或反弓，颈椎骨质增生，椎间隙狭窄，椎间孔缩小，后纵韧带骨化，CT片上此骨片占位在椎体后椎管前壁，使椎管明显狭窄，MRI对椎间盘突出、脊髓受压均能较清楚显示。

（4）椎动脉型颈椎病：颈椎的不稳定，椎间盘侧方的突出，以及钩突关节的增生等，多种因素都可直接刺激椎动脉使之痉挛，或直接压迫使之扭曲、狭窄或闭塞，继而产生基底动脉供血不全。临床表现为：头晕、恶心、呕吐、四肢麻木、无力，甚至猝倒，但意识无障碍，症状出现常与头颅转动有关，左右旋转时可出现眩晕加重；可触到棘突向一侧偏歪，头颈向棘突偏歪旋转角度轻度受限，向对侧旋转角度正常，颈椎棘突部有压痛，臂从牵拉试验阳性，仰头或转头试验阳性；颈椎侧位X线片显示"双边征"和"双突征"等改变。X线检查示钩椎关节有骨质增生，向侧方隆突，以及椎间孔变小，椎动脉造影对诊断有所帮助。

（5）交感神经型颈椎病：以头颈、上肢的交感神经功能异常为主要特点的颈椎病，称为交感神经型颈椎病。临床表现为：头痛或偏头痛，平衡失调，心前区疼痛，心律失常，视物模糊，多汗或无汗，以及由于血管痉挛而出现的肢体发凉，指端发红、发热、疼痛或感觉过敏等症；检查可在患侧颈肩部肌腱、韧带附着点发现深部压痛区，并伴有肌肉痉挛，强直反应；X线片可见颈椎有退行性改变或生理曲度改变。X线、CT、MRI等检查结果与神经根型颈椎病相似。

（三）颈椎病治疗

对颈椎病的治疗，近年来，运用伤科手法为主，辅以推拿、按摩配合牵引、中药治疗，疗效比单一方法要好些。手法治疗的机理主要是使颈椎解剖位置轻微变化，使之恢复原颈椎间的内外平衡关系，解除对侧索的牵扯，从而使症状随之减轻或消失。保守治疗无效或有脊髓压迫症严重者可以进行手术。

（四）日常照护

1. 营养补充　宜适当补充蛋白质，尽量选择富含优质蛋白质的食物，如奶制品、蛋类、大豆、瘦肉、鱼肉、鸡肉等；多吃蔬菜和水果，保证体内维生素及膳食纤维摄入充足；少吃辛辣、油腻的食物，多饮水，保持二便通畅。各类型颈椎病的营养与药膳疗法根据辨证调整。

（1）神经根型颈椎病营养与养膳疗法：忌辛辣刺激性食物，多选择富含钙、蛋白质、B族维生素、维生素C和维生素E的饮食，如排骨、软骨、牛奶、虾皮、猪蹄、牛蹄筋等。有吸烟嗜好的患者应尽量戒烟，因为尼古丁会降低颈椎椎体的血流量，影响颈椎间盘的营养。另外，吸烟引起的咳嗽也会增加椎间盘和椎管内的压力。

针对颈性眩晕引起的呕吐，可以服用一些改善血液循环的药物，如红花、丹参等。头晕、呕吐较轻者，可以吃些话梅、山楂等食物，以刺激食欲，减轻恶心。头晕、呕吐严重时也可以应用对症药物，常用的止晕药有倍他司汀等。必要时要去医院骨科门诊进行详细诊疗，配合颈椎病的治疗方案才能有效缓解颈性眩晕引起的恶心、呕吐等症状。

（2）脊髓型颈椎病营养与药膳疗法：保证每天适当摄入新鲜的水果、蔬菜以及富含蛋白质的食物如豆制品、牛奶、蛋类、鱼肉等，也可适当选用蜂蜜水、黄鳝、鱼胶等食物，另外，常食用大枣、枸杞、黑芝麻、黑木耳等有利于提高免疫力。

（3）交感神经型颈椎病营养及药膳疗法：调节神经的日常生活中应注意均衡饮食，多进食富含蛋白质、维生素的食物，如瘦肉、牛奶、虾皮、鱼、浮小麦、大枣、百合、开心果、合欢皮、花菜、芹菜等，必要时可遵医嘱服用钙剂或维生素等。

2. 做好健康教育　颈椎病主要由于颈椎长期劳损后骨质增生或椎间盘脱出、韧带增厚而致使颈椎脊髓、神经根或椎动脉受压，出现一系列功能障碍的临床综合征。主要表现为头、颈、臂、手及前胸等部位的疼痛，并可有进行性肢体感觉及运动障碍，重者可致肢体软弱无力，甚至大小便失禁、瘫痪。累及椎动脉及交感神经则可出现头晕、心慌、心跳加快等相应临床表现。颈椎病分为保守治疗与手术治疗，无论保守治疗还是手术治疗，最终目的都是解除肌肉痉挛，使椎间间隙增大，减少椎间盘压力，减轻对供应脑部血管的刺激、解除对神经的压迫，减轻炎性水肿。颈椎病的综合治疗有一般是牵引、推拿、按摩、理疗、中药等。经保守治疗无效或脊髓压迫症者应进行手术。

3. 选择合适的枕头　枕头高度以自身握拳高度为准，50岁以上的人，枕头必须选用适合自己的型号（枕分为特大号、大号、中号、小号、特小号5个规格）。无论居家还是外出，都要重视用枕。对于中老年人群来说，如果晨起时没有明显颈部不适，也没有神经麻痹的体征，建议无须更换枕头。

4. 坚持适宜的运动锻炼　颈椎病锻炼要调身、调心、调息、意守丹田，所以在运动时一定要注意以下几个要点。

一要慢：运动锻炼时动作尽可能慢，要严格按照要求锻炼，否则不但收不到效果，还容易导致身体损伤。

二要放松：运动时，颈部肌肉一定要放松，切忌用力、憋气，用意导气全身放松，特别是颈部肌肉一定要放松，使身体关节舒畅。

三要静：锻炼时要排除杂念，心情不好、过度疲劳时不宜练功，专心练习，怡然自得，如疾病发作，身体不适，应该在医生指导下锻炼。

四要持之以恒：锻炼要持之以恒，养成良好的习惯，每天1~2次。

5. 预防和减轻症状

（1）预防颈部受伤，有头颈部外伤时，要及时就诊。患了颈椎病，要在医生指导下治疗。

（2）尽量保持正确的姿势，不能坐太久，每半小时要适当起来活动，平时要注意正常的站姿、坐姿、走姿、睡姿，坐位不跷二郎腿，不长时间低头，避免长期不良的姿势导致颈椎病发生或加重病情。

（3）刷牙时，颈项要注意不过于弯曲，颈项不过度仰伸。

（4）冬季注意保暖，特别是颈椎、腰椎，防止受到风寒，避免咽喉炎发作，对于颈椎先天畸形的人，颈椎不要过度活动，注意采取预防措施，减少颈椎病的发生。

二、康养照护技术

（一）颈椎活动每日操

1. 方法　准备：站立位或坐位，双眼平视，心理放松。

（1）颈前屈：低头使颈部前屈35°~45°，下颌可接触胸骨柄，如图5-2-1所示。

（2）颈后伸：头后仰使颈后伸35°~45°，视线可直视屋顶，如图5-2-2所示。

（3）颈左右侧屈：头向左侧、右侧侧压使颈左、右侧屈45°左右，即耳垂可接触耸起的肩部，如图5-2-3、图5-2-4所示。

（4）颈左右旋转：头向左、向右旋转使颈部向左、向右旋转60°~80°，即下颌可接触耸起的肩部，如图5-2-5、图5-2-6所示。

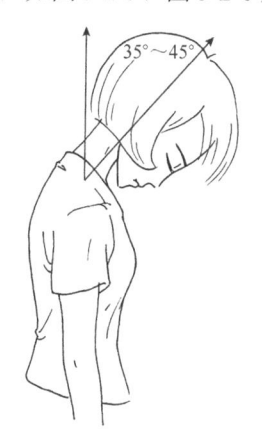

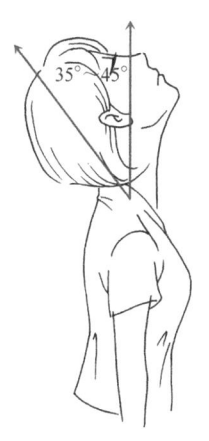

图5-2-1　颈前屈　　　　　图5-2-2　颈后伸　　　　　图5-2-3　颈左侧屈

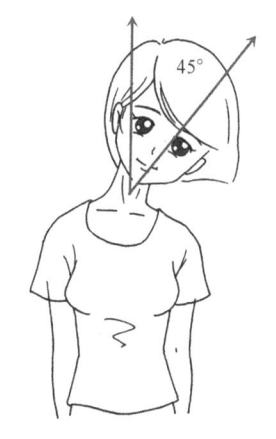

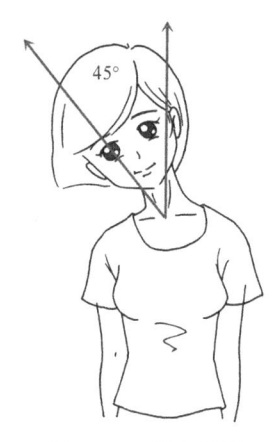

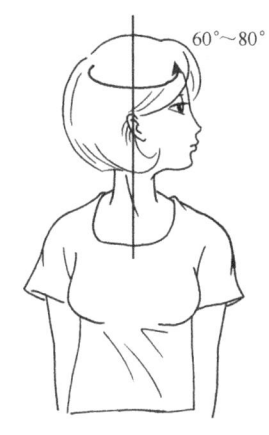

图 5-2-4　颈右侧屈　　　图 5-2-5　颈向左旋转　　　图 5-2-6　颈向右旋转

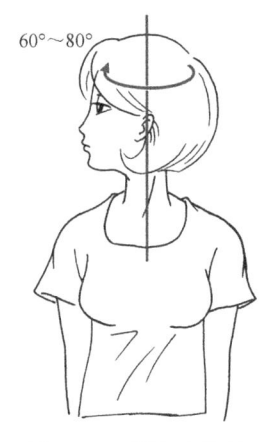

2. 注意事项

（1）动作和缓，每个动作重复 3～5 次，在屈、伸和旋转到最大幅度时坚持 5 秒左右。

（2）每日利用休息时间进行 1～2 次的颈椎活动每日操锻炼，每次用时 10 分钟左右，松弛颈部肌肉。

（3）可以配合平地上行走或缓慢下蹲活动，促进身体活动。

（4）动作根据个人情况调整，老年人不要幅度过大、动作过快，不过于强调"到位"，可以坐位练习，防跌倒。

（二）牵引疗法

1. 适应证　颈椎病表现为肩背痛、上肢麻木或疼痛者，可在专科医师指导下进行牵引治疗。有头晕、头痛或颈曲变直，颈椎生理弧度反曲的颈椎病，可以作牵引疗法，但部分椎动脉型颈椎病，牵引会引起椎动脉痉挛，加重头晕，一时不适应，应该调整牵引角度，缩短牵引时间，让患者慢慢适应。

2. 方法

（1）神经根型颈椎病格里森牵引疗法：①牵引重量 2.5～4 千克，开始时要轻一些，待患者适应后再逐渐加重；②牵引时，头部的床脚应垫高 20 厘米，使头高脚低，形成牵引态势；③每日牵引 2～3 次，每次以 1 小时为限；④总的牵引时间以 4～6 周为一疗程。

（2）交感神经型颈椎病卧位牵引法：患者取仰卧位，肩后用枕头垫高，医者坐于床头，右手托住患者枕部，左手托住患者下颌部，将患者头部自枕上拉起，使颈与水平呈 45°，牵引持续 1～2 分钟。亦可采用卧位器械牵引。

3. 注意事项

（1）颈椎牵引由医护人员执行，照护者做好协助和牵引时的生活照护，观察是否有不适症状，及时汇报。

（2）颈椎牵引，最好采用平卧位。因为人在平卧后，头颅下有床垫，不需要颈肌来支撑，有利于颈肌放松。坐位姿势下进行牵引，颈肌为了支撑头颅，是处于紧张状态的，坐位牵引往往影响效果。

（3）患者如果通过牵引，自我感觉良好，应把牵引作为适应证；如果在牵引过程中，自觉不舒服，且症状有所加重，则应去除牵引，改用其他疗法。

（三）理疗

目前应用于颈椎病的理疗方法较多，主要是利用磁热或超短波的产热或直流电导入等，目前比较常用的理疗方法有：高频电疗、直流电药物离子导入疗法、低频脉冲电治疗、中药熏蒸等。

应用理疗方法要得当，否则可能产生相反的效果。如在急性椎间盘突出压迫椎间孔的神经根时，禁用较强的热疗，因该部位温度的升高将使血液供应增加，出现水肿，使症状加剧。而轻度加热，可在不改变神经根的病理条件下缓解继发的肌痉挛。

日常生活中，照护者可用热水毛巾、热水袋或者艾热贴等方法进行热敷，以促进局部血液循环，缓解肌痉挛，减轻症状。

（四）推拿与整复

1. 方法

（1）摩颈法：患者取端坐或站立位，右手四指并拢，上举到同侧颈部，将四指指腹贴于颈肌皮肤进行回旋摩动，再将右手指指腹贴在对侧颈前部进行回旋摩动。摩动时手不离皮肤，动作轻缓而柔和，左右交替。每分钟60～70次，每次1～2分钟。如图5-2-7、图5-2-8所示。

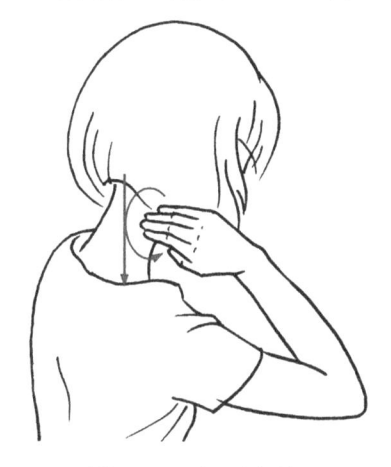

图5-2-7　摩同侧颈部　　　　　　　　图5-2-8　摩对侧颈部

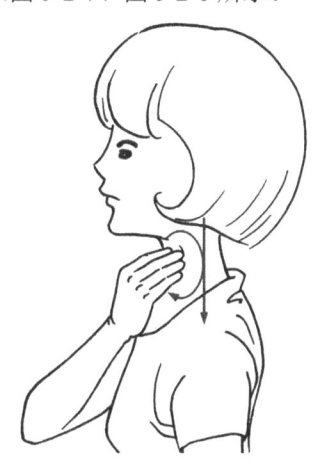

（2）拿捏颈肌法：取端坐位，手上举到耳后，将拇指指腹和其他四指分别放在颈肌前后两侧，从上到下进行拿捏。用力适度，左右交替。每次30～60次，每次捏1～2分钟。如图5-2-9所示。

（3）揉按肩井穴法：患者取端坐或站立位，将手放在对侧肩部，用中指按压肩井穴，进行揉按，力度由轻到重，以微痛为宜，如图5-2-10所示。每次揉按1～2分钟。肩井穴取穴：大椎穴与肩峰端连线的中点，即乳头正上方与肩线交接处。功效：通络止痛，活血利气。

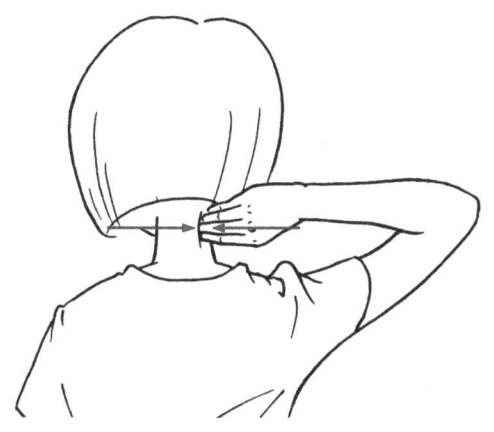

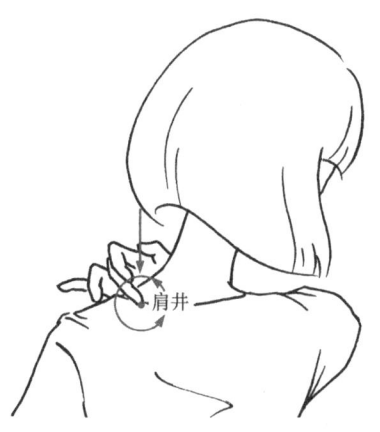

图5-2-9　拿捏颈肌　　　　　　　　图5-2-10　揉按肩井穴

（4）牵拉斜方肌法：术者一手按住患者肩部；另一手置于患侧耳后，前臂掌侧紧贴头顶部。双手同时用适当的力量向相反方向扳拉，可听到斜方肌粘连松解的响声，如图 5-2-11 所示。

（5）牵拉旋转颈椎法：术者一手固定下颌部，另一手揿定后枕部，在颈部略微后伸并牵拉姿势下，双手同时密切配合，用适当的力量使头部向左、右侧旋转，此时可听到弹响声，示意手法成功，如图 5-2-12 所示。

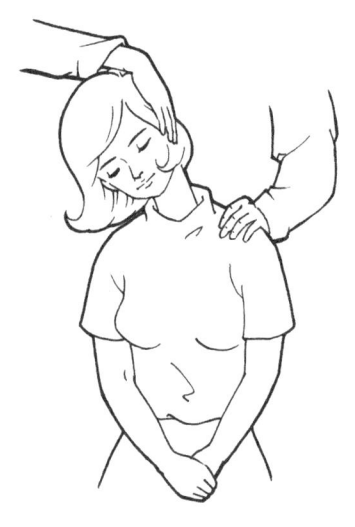

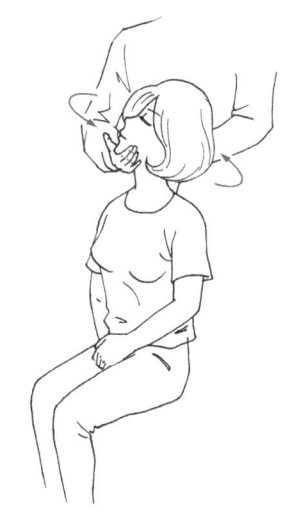

图 5-2-11 牵拉斜方肌　　　　　　　图 5-2-12 牵拉旋转颈椎

（6）棘突偏歪纠正法：触诊若发现某一颈椎棘突有偏歪时，用此法纠正，奏效迅速。以颈椎棘突偏右为例。患者正坐，术者站在后方。左手拇指顶住向右偏歪之棘突，其余四指紧贴后枕部。右手掌托住患者左面颊及颏部。在颈部后伸并牵引姿势下，双手同时密切配合，用恰当的力量使头部向右侧转动，即可听到弹响声，同时感觉指下棘突向左移动。

（7）揉按穴位法：患者取俯卧位，全身放松，医者揉按患者风池、风府、肩井、天宗穴，力度由轻到重，以微痛为宜，每穴半分钟。如图 5-2-13、图 5-2-14 所示。

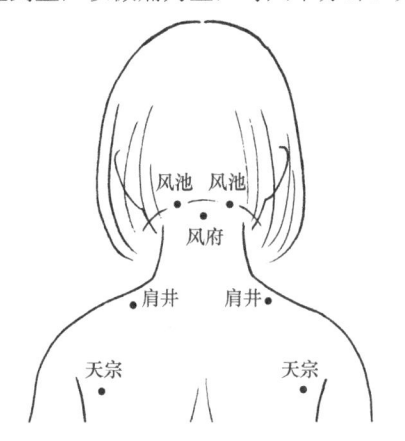

图 5-2-13 风池、风府、肩井、天宗穴　　　　　图 5-2-14 揉按天宗穴

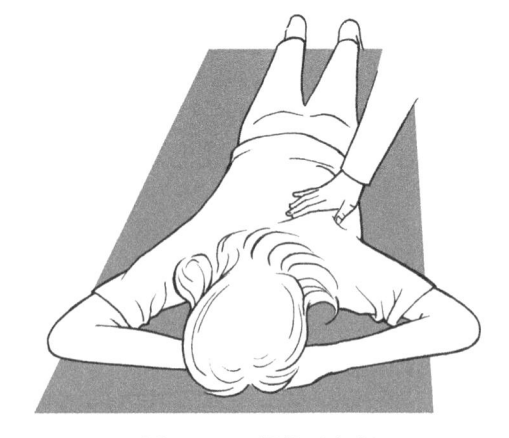

（8）弹拨法：患者倚靠在桌边，术者站在一侧，用一手大拇指指腹将头半棘肌、头夹肌和颈夹肌进行弹拨，由上而下，左右轮换操作，每次 2~3 分钟，如图 5-2-15 所示。

（9）枕后分推法：患者俯卧，医者以两手拇指掌侧对置枕后风府穴处，向两侧分推经风池、完骨、翳风穴处，再转向耳后，由下向上沿瘛脉、颅息、角孙至禾髎穴止。反复推动 2~5 分钟。这些穴位定位如图 5-2-16 所示。

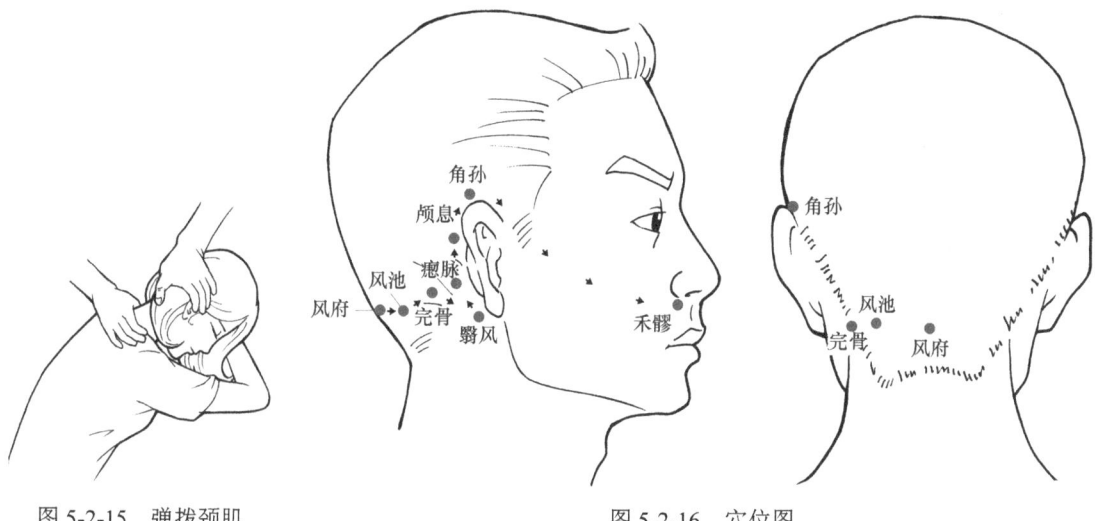

图 5-2-15 弹拨颈肌　　　　　图 5-2-16 穴位图

（10）颈肩滚法：术者以第五掌指关节为中心，压在患者颈肩部位，利用前臂的摆动，带动腕关节的屈伸，使力度向肌肉内部渗透。每分钟 80~120 次，每次 3 分钟。如图 5-2-17 所示。

（11）拿捏斜方肌：患者取坐位，术者站于其身后，一手拇指与其余四指对合呈钳形，放于患者肩部斜方肌上，用力从轻到重，做渗透的拿法，操作 3 分钟。如图 5-2-18 所示。

（12）拇指弹拨法：患者仰卧位，医生以左手拇指在颈前气管左侧轻轻弹拨，以放松深部的椎前肌群，从上到下，动作轻柔，左右交替，每次 2~3 分钟。如图 5-2-19 所示。

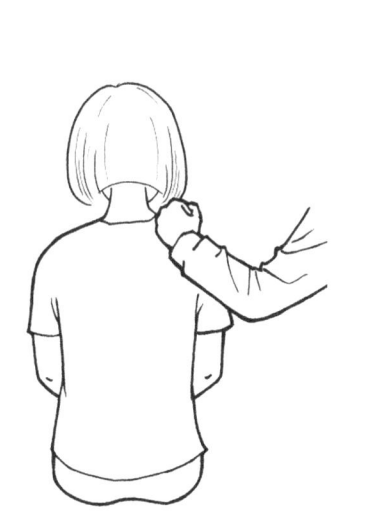

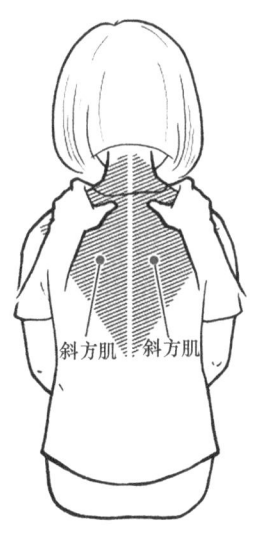

图 5-2-17 颈肩滚法　　　　图 5-2-18 拿捏斜方肌　　　　图 5-2-19 拇指弹拨法

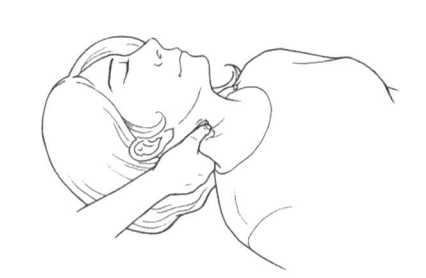

（13）揉按前胸：患者仰卧位，医生站患侧，用双手四指叠加按压前胸，揉按胸小肌、胸大肌，力度由轻到重，以有酸胀感为宜，每次 2~3 分钟。如图 5-2-20 所示。

（14）颈椎掌托拔伸法：患者坐位，术者站在其身后，用双手拇指顶按枕骨下方风池穴处，双手掌根合力夹住下颌部两侧以帮助用力，然后两手同时用力向上拔伸。如图 5-2-21 所示。

（15）仰卧旋转整复法：患者仰卧位，去枕，术者坐于其头侧，一手托握住其下颌部，另一手托其枕部，双手将患者头部托起，轻轻左右旋转使其放松，然后向患侧方向旋转到有阻力时，略停顿后，在瞬间旋转 5°~10°，后将其回旋到起始位。如图 5-2-22 所示。

(16)拔伸牵引法：患者去枕，仰卧位。医者立于床头，右手放在患者下颌，左手托枕骨粗隆部，双肘屈曲，借自身重力持续牵引颈椎30秒，同时轻度摇动头部后放松，共做3~4次。如图5-2-23所示。

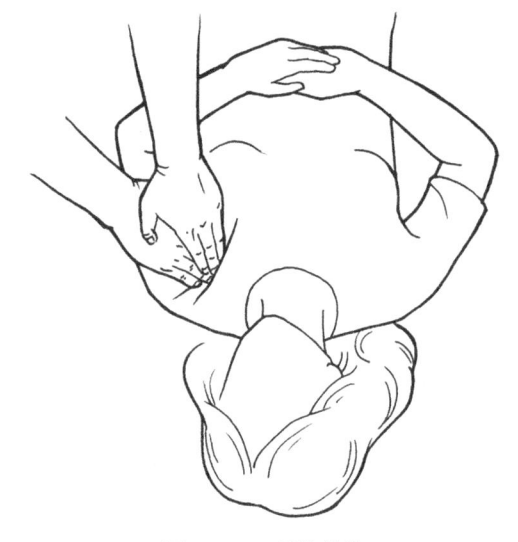

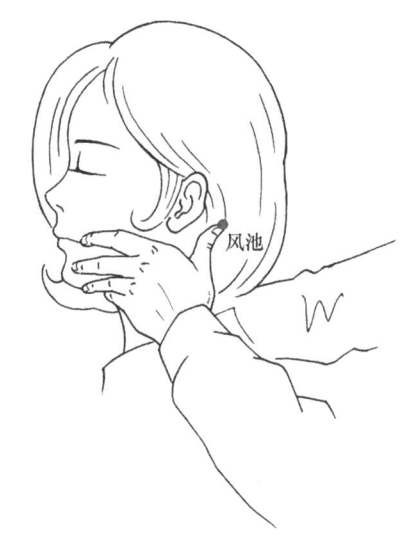

图 5-2-20　揉按前胸　　　　　　　　图 5-2-21　颈椎掌托拔伸法

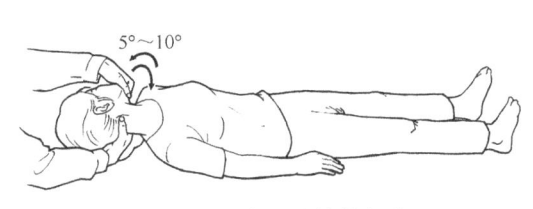

图 5-2-22　仰卧旋转整复法　　　　　图 5-2-23　拔伸牵引法

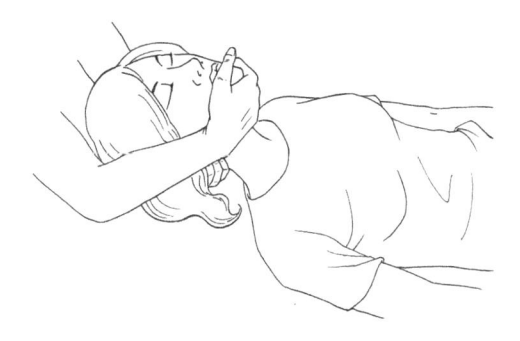

(17)颈椎斜扳法：患者取坐位，头略前俯，颈部放松，术者站于其侧后方，用一手扶住其后脑部，另一手托起下颌部，两手协同动作，使头向健侧侧偏，向患侧慢慢旋转（即左侧病变，向左侧旋转；右侧病变向右侧旋转），当旋转至有阻力时，稍为停顿片刻，随即用力再做一个有控制的，稍增大幅度（约5°~10°）的快速扳动，此时也常可听到"咔嗒"的声响，一达到目的，随即松手。如图5-2-24所示。

(18)旋转法：患者取端坐或站立位，抬头15°左右，头慢慢向左转到最大限度，保持3秒，还原；然后把头向右转到最大限度，保持3秒，还原。反复3~6次，动作尽量缓慢。如图5-2-25、图5-2-26所示。

2. 注意事项

(1)根据临床诊断，不同类型的颈椎病采取不同的推拿和整复方法，如神经根型颈椎病可采用揉按穴位法、弹拨法、牵拉斜方肌法等；脊髓型颈椎病可用拿捏颈肌法、揉按肩井穴法、旋转法、枕后分推法等；椎动脉型颈椎病可用揉按肩井穴、颈肩滚法、揉按穴位法、拿捏斜方肌法、颈椎掌托拔伸法、仰卧旋转整复法等；交感神经型颈椎病可用揉按穴位法、拔伸牵引法、颈肩滚法、颈椎斜扳法、拇指弹拨法、按揉前胸、拇指弹拨法等。

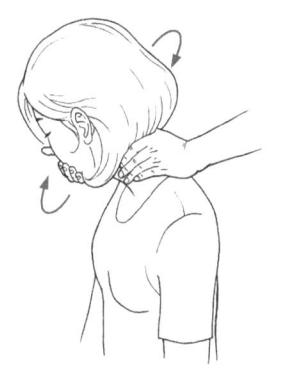

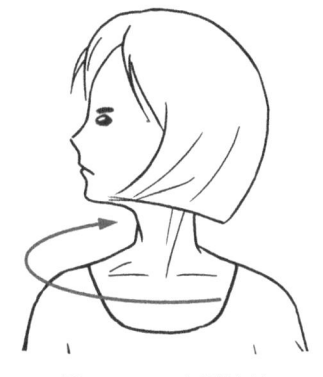

图 5-2-24 颈椎斜扳法　　　　图 5-2-25 右侧旋转　　　　图 5-2-26 左侧旋转

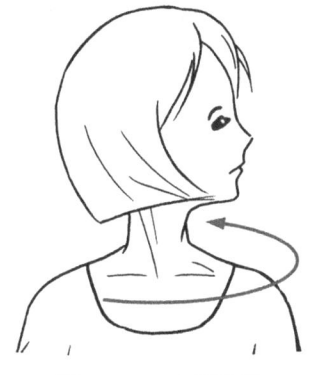

（2）推拿、整复由专科医生提供服务，照护者做好协助，并观察是否有不适，及时与医护人员沟通。

（3）照护者对颈椎病患者的一般颈部活动、放松按摩和穴位揉按等在医护人员指导下操作，动作从轻到重，颈部活动柔和，避免大幅度的用力活动。

（4）颈椎病重在预防，平时养成良好的生活习惯，不长时间看手机、看电视，坐、立、卧位注意姿势，避免颈肌劳损和颈椎受伤。老年人要预防骨质疏松，多参与合适的运动锻炼，延缓衰退。

（五）自我按摩、运动疗法

1. 自我按摩

（1）两手指梳法：用两手指指腹，由前额发际线向后脑部梳理 30 次左右。

（2）按摩鼻翼法：用两手食指指腹贴着两侧鼻翼来回按摩，每分钟 30~60 次，按摩 1~3 分钟。

（3）点按风池穴：坐立位，照护者以一手扶定其前额部，另一手拇指、食指分置颈项两侧之风池穴处进行点按，力度由轻到重，以有酸胀感为宜，每次 1~3 分钟，如图 5-2-27 所示。或者患者自行用两侧大拇指点按风池穴。

（4）揉按肩井穴、揉按前胸：方法同前。

2. 运动疗法

（1）低头后仰法：患者取站立位，两足与肩同宽，两上肢从前下向上划到最大限度，掌心向前，同时慢慢低头至最大限度，接近胸骨柄，保持 3 秒，然后双上肢回落后伸至极限，同时缓缓仰头至最大限度，保持 3 秒，动作缓慢，反复做 4~6 次。

（2）屈颈法：患者取站立位，左手自然下垂，右手伸直从外侧上举到头顶向左侧下压，同时身体和颈部向左侧屈，头部尽量接近肩峰，左右交替，反复做 4~6 次。

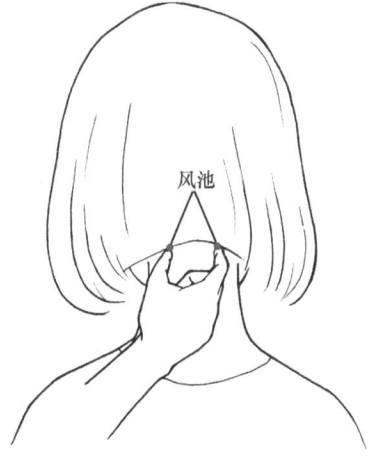

图 5-2-27 点按风池穴

（郑润杰　浙江省温州市瑞安市中医院）

第三节　肩关节周围炎康养照护

肩关节周围炎简称肩周炎，别称有"五十肩""漏肩风""冻结肩"等，是肩关节周围的关节囊、韧带、肌腱、滑囊等结构的慢性非特异性炎症所引起的粘连、变性等病变，导致疼痛、关节僵硬、活动受限，甚至肌肉萎缩的一种疾病，也是一种中老年常见的疼痛性疾病之一。本病有自限性特点，病程一般1~6个月，但临床也有病程超过2年的病例，给老年患者的生活带来较大的痛苦和不便。

一、概　　述

老年人肩周炎可分为：冻结肩、肱二头肌长头肌腱炎、喙突炎、肩峰下滑囊炎、钙化性冈上肌腱炎、肩陈伤、三角肌腱炎、肩峰撞击综合征等，后三种临床较少见。

中医认为气血不足，外感风、寒、湿邪及外伤劳损最易引起肩周炎的发生。年老体虚者易导致肝肾精亏，气血不足，以致筋失濡养，血虚生病，久之则筋脉拘急而不用。另外，久居湿地，风雨露宿，夜寐露肩当风，使风、寒、湿邪客于血脉筋肉，久之，筋凝气聚，气血凝固，筋脉拘急而疼痛。气血虚损，血不荣筋，正气下降为内因。风、寒、湿、邪侵袭为外因，淫溢于筋肉则屈而不伸、痿而不用，致症状发生并加重。此外，跌仆闪挫，以致筋骨外伤，筋脉受损，瘀血内阻。脉络不通，不通则痛，久之，筋脉失养，拘急不用。

（一）发病因素

1. 年龄　本病大多发生在50岁左右中老年人身上，故称"五十肩"。肩关节周围软组织退行性变，对各种外力的承受能力减弱，再加上肩部活动减少，局部气血循环变差，此外肩部易受风寒，诸多因素综合引起冈上肌腱炎或钙化、肩峰下滑囊炎或钙化、肱二头肌长头肌腱炎等。

2. 慢性劳损　壮年以后，气血逐渐亏虚，肩部的劳损积累，难以及时修复，到一定程度时引发肩部疼痛、活动障碍，尤以夜间为著。

3. 肩部创伤　当老年人肩部遭受创伤后，尤其肩袖损伤、三角肌拉伤等，由于气血亏虚，伤久不愈，再加上长时间的外固定或有创治疗，气血运行再次遭到破坏，造成慢性炎症。

4. 其他原因　颈椎病，心、肺、胆道疾病发生的肩部牵涉痛，因原发病长期不愈使肩部肌肉持续性痉挛、缺血而形成炎性病灶，进而引发肩周炎。

5. 中医发病机理

（1）风湿寒痹：睡眠露肩或汗出当风，沐浴淋雨，受风寒湿邪侵袭，留凝肩关节，气机不畅，血运受阻，经络不通，不通则痛，活动受限，关节僵硬。

（2）跌打损伤：肩关节受到外力的冲击，导致关节的肌肉、筋膜组织结构破坏，络脉破损，出血、渗液，形成瘀滞和水肿的无菌性炎症，引起肌肉的疼痛、挛缩和粘连。

（3）慢性劳损：老年人气血虚弱、肝肾亏虚，以致血不荣筋，复加劳损，反复多次的牵拉、扭闪、摩擦等，负担超过生理限度，使正常的功能失调，加重劳损，肩关节疼痛、麻木、萎软无力。

（二）临床表现

1. 冻结肩　有慢性劳损史，复受风寒所致。好发于50岁左右的中年人，女性发病率高于男性，且右肩多于左肩，多见于体力劳动者。临床表现为肩周疼痛，以夜间为甚，常因天气变化及劳累而诱发，肩关节活动障碍，病程较长者可出现肩部肌肉萎缩，肩前、后、外侧均有压痛，外展功能受限明显，出现典型的"扛肩"现象。

2. 肱二头肌长头腱炎及腱鞘炎　有肩部劳损史，中年人较为多见。发病初始肩部有重物感、疲劳感和不适感。随后出现疼痛症状，并且向上臂及前臂放射，夜间或运动后疼痛加重。后期也可出现运动限制，由外旋受限发展到后伸、内收及上举受限。患肢为减轻疼痛常保持在下垂与内旋位。体格检查可见肩前区结节间沟部压痛，Speed试验阳性（患侧上肢肘关节伸直，作对抗性肩屈曲运动，若结间沟部出现疼痛或疼痛加重为阳性），Yergason试验阳性（患侧上肢屈肘90°，作抗阻性肱二头肌收缩，若结节间沟部出现疼痛为阳性；若同时作肩关节被动外旋动作，出现疼痛，则为

Yergason 加强试验阳性），患侧肱二头肌肌力较健侧减弱，结节间沟局部浸润麻醉后疼痛症状显著减轻。

3. 喙突炎 喙突炎一般多见于青壮年。表现为患者肩前区疼痛，喙突部局限性压痛，上举、外展功能不受限。被动外旋时疼痛加重。

4. 肩峰下滑囊炎 多有肩部外伤和慢性劳损病史，常多继发于肩关节邻近组织退化和慢性炎症。临床表现以肩峰下疼痛、局限性压痛，活动受限为主。压痛点多在肩关节、肩峰下、大结节等处，常可随肱骨的旋转而移位。当滑囊肿胀时，亦可在肩关节区域三角肌范围内出现压痛。当三角肌主动收缩时可感觉疼痛。有时因滑囊肿大而引起肩部轮廓扩大，并可在三角肌前缘鼓出一个圆形肿块。疼痛随病程呈逐渐加剧趋势，且夜间疼痛加剧，活动增加时疼痛加重。

5. 钙化性冈上肌腱炎 多由肩部外伤、劳损所致，好发于老年人，多数呈缓慢发病，出现肩部外侧渐进性疼痛，活动受限。在急性期，肩部疼痛突然发作，持续数天至数周。常因肩部过分用力或过度使用而诱发，活动后加重，且疼痛可能向颈后、肩后及上臂等部位放射。肩关节活动可因肌肉疼痛性痉挛而受限。急性肩前区及三角肌周围疼痛，肱骨大结节近侧或肩峰下间隙明显压痛；患侧肩关节活动受限，患者采取患肩内旋，并用健侧上肢托住患臂的保护性强迫体位；肩峰下撞击试验引起剧烈疼痛；外展实验肩部出现疼痛弧；肩部局部皮肤温度升高，可伴有低热和白细胞轻度升高。

6. 肩锁关节病 患者多有职业性劳损，累积性损伤或运动损伤史。肩前或上方疼痛，有明确的疼痛部位，患臂上举超过 120°出现肩上痛，上臂动作被动极度内收，诱发疼痛加重。急性期肩锁关节可有局部肿胀和压痛。

（三）治疗

急性期止痛可以口服抗炎镇痛药物，配合肩关节冷敷，短期制动，也可以配合膏药局部贴敷、肩关节局部理疗，对疼痛严重者可升级镇痛治疗，口服中枢镇痛药物，若控制无效则选择局部封闭及肩关节腔内注射。僵硬期患者肩关节活动受限可麻醉配合下手法松解，有手术适应证者行手术治疗。

物理治疗是肩周炎的一线治疗方式。急性期在运动前可使用冷敷或热敷的方法缓解疼痛，随后进行轻度的肩关节活动训练（如钟摆运动等）；冻结期在逐渐加大上述训练范围的同时重视胸部和肩后群肌肉的训练；解冻期可进行更大范围的抗阻训练。

推拿及拔罐治疗是肩周炎中医治疗最常用的方法，经络辨证、经验取穴、艾灸及走罐等均有着不错的疗效。小针刀疗法可通过松解肌肉、切割粘连病灶等方法治疗肩周炎，采取针刀闭合松解、配合麻醉推拿手法，这种新型的中西医结合特色疗法治疗肩周炎有着操作时间短、快速缓解痛苦的优势。

太极拳、八段锦等运动可起到改善关节活动功能，特别是上肢的拉伸、旋转等动作，可以有效地拉伸肌肉及肌腱，刺激运动神经，使局部血液循环和淋巴回流更加顺畅，促进关节软骨与韧带等局部组织的新陈代谢，对中老年肩周炎有较好效果。

（四）日常照护

1. 营养补充 应多吃羊肉、鸡肉、泥鳅、虾、枸杞、松子、荔枝等补气壮阳的食物，以驱寒邪，增强身体抵抗力。根据临床辨证进行营养与药膳疗法。

（1）饮食营养。①葛根：葛根是解表中药，磨成粉多用作菜肴原料。它可松解因病邪引起的肌腱紧张，肌肉痉挛，可用作肩周炎治疗主药。②鳝鱼：鳝鱼有较高的食疗价值。它性温味甘无毒，能补中养血，治虚疗损。用黄鳝肉烩炒或煲汤食用，有助于肩周炎的康复，还能辅助治疗内痔出血、气虚脱肛、子宫脱垂及贫血等。③海马：海马味甘，性温，归肝、肾经，功能温肾壮阳，散结消肿，主治跌扑损伤等。其性温，能温经通络，温肾壮骨，温行结滞，适宜于肩周炎者采用。④甲鱼滋阴补虚：甲鱼是补益要品，梁代陶弘景称它能补中益气，补不足；《日用本草》说它补劳伤，壮阳气，大补阴之不足；清代医家王孟英将它誉为"滋肝肾之阴，清虚劳之热"的良药。它有补阴、潜阳、养筋、活血、消痞块的食疗价值，肩周炎气血亏虚者宜于采用。

（2）药膳。①当归煮蛋。原料：当归15克，赤芍15克，鸡血藤30克，桑枝30克，木香5克，陈皮5克，鸡蛋2个，黄酒、盐、味精适量。做法：当归、鸡血藤等中药放锅中，加水浸1小时，煎取汁。鸡蛋洗净，放药汁中，用小火炖煮，30分钟后，取出鸡蛋，剥去皮，再将鸡蛋放回锅中，放黄酒、盐、味精，用小火炖煮10分钟，取蛋食用。②桑枝炖鸡。原料：老桑枝60克，老母鸡1只，盐、味精适量。做法：将桑枝切成小段，加水浸1小时；宰鸡，去毛及内杂，用温水洗净。将鸡、桑枝连同所浸的水一并倒入锅中，放盐，加水足量，先用旺火煮沸，再改用小火炖2小时，弃桑枝，放味精调味，佐餐食用。③芪归炖鸡。原料：黄芪30克，当归20克，童子鸡1只，生姜、黄酒、盐适量。做法：黄芪、当归加水浸1小时；宰鸡，去毛及内脏，用温水洗净；生姜洗净，切片。将黄芪、当归、生姜放鸡腹中，倒入浸黄芪、当归的水，视需要加水至足量，放黄酒、盐，用旺火煮沸，再改用小火炖2小时，去黄芪、当归，吃鸡肉喝汤。④归参羊肉汤。原料：当归20克，党参20克，川芎10克，白芍10克，桑枝20克，羌活15克，甘草5克，羊肉500克，生姜、红糖适量。做法：羊肉用温水洗净，切成小块；当归、党参等药物，一并用洁净纱布包裹，加水浸1小时。将羊肉、药袋放入锅中，浸药的水一并倒入，视需要加水至足量，放生姜，用旺火煮沸，去浮沫，改用小火炖2小时，弃药袋，放红糖再炖煮5分钟，作点心食用。

2. 做好健康教育 中老年人应进行适当的肩部功能锻炼，避免静而少动或过度活动，起居应避风寒，不可久居寒湿之地，天气骤冷注意肩部保暖。肩关节遇外伤后要及时进行治疗。

肩周炎康复需要较长的时间，要建立良好的心理状态，遵循医嘱，积极配合治疗。治疗期间注意饮食起居，注意四时保暖，忌汗出当风，忌食油腻、生冷饮食。急性期注意休息，减轻持重，减少肩关节的活动；慢性期要加强肩关节功能锻炼。病愈后应进行适当的功能锻炼，以防复发。

3. 适宜运动锻炼 肩周炎发生后，最重要的是及早进行患侧肩关节主动和被动的功能锻炼，持之以恒。避免肩关节长期制动，引起肌肉萎缩、关节僵硬，导致功能障碍。

4. 预防和减轻症状

（1）注意肩关节保暖。夏季避免肩部久吹风扇，在有空调房间应远离风口，以防风寒湿邪侵入，冬季睡觉时防止肩露被外受凉。

（2）正确活动肩关节。肩周炎患者在各期均可以进行锻炼，早期开展并坚持活动，可以预防粘连，改善关节活动，预防冻结肩，促进关节功能恢复。活动锻炼应适量，防止过猛、过快、过量，避免新的损伤。

（3）配合中医理疗减轻不适感和疼痛感。

（4）避免肩部受伤。平时注意肩部活动，并预防肩部碰伤、拉伤等意外，同时注意改善全身状况，预防肩周炎。

二、康养照护技术

（一）肩部活动每日操

1. 方法 准备：站立位或坐位，双眼平视，心理放松。

（1）将患侧上肢伸直慢慢高举尽量到头顶，然后向对侧肩峰按压接触到肩峰，这样由上向下反复多次。

（2）患侧肘关节屈曲，先摸同侧头顶，再摸对侧头顶。

（3）患侧手臂放于后伸位，练习后伸摸背，尽量触到对侧肩胛骨，以加大肩关节后伸、内旋活动。

（4）肘关节屈曲成90°，两肩上耸（耸肩），由弱到强。

2. 注意事项

（1）必须持之以恒、循序渐进才能有所收效。

（2）因人制宜，根据个人体质强弱、年龄差异、病情轻重等不同情况，选用不同运动方式。

（3）时间、次数及运动量应因人而异。运动量由小到大，逐步增加，不能操之过急。

（4）锻炼时间应根据个人情况，以晨起和睡前为好。

（5）用力要柔软缓和，切忌用力过猛。即动静适度，要尽量使全身肌肉、关节都得到锻炼。

（二）日常康养整复技术

1. 方法

（1）耸肩法：患者取端坐或站立位，将一侧肩用力上耸，屏气坚持5秒，再缓慢放松并呼气，如此一提一松，反复10~20次。见图5-3-1。

（2）浪涛拍岸：患者取端坐位，面向椅背，双手握于椅背上，距离与肩同宽，用力拉椅背使身体前倾靠向椅背，同时肘关节屈曲，坚持5秒后，用力推椅背使胸部离开，肘关节伸直，如此一推一拉带动肩关节活动，动作缓和，每次2~3分钟。见图5-3-2、图5-3-3。

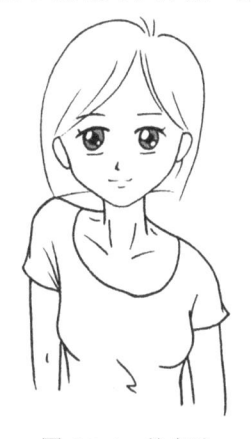

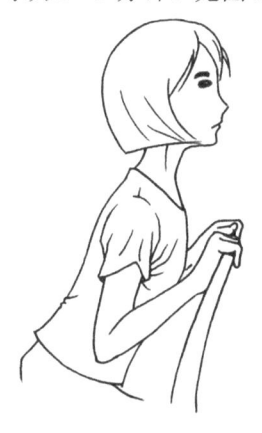

图5-3-1 耸肩法　　　　图5-3-2 拉椅贴胸　　　　图5-3-3 推椅伸臂

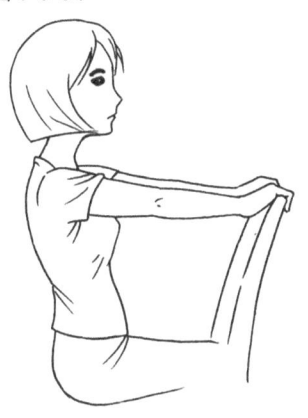

（3）拱手法：患者取端坐或站立位，双手合拢，肘部伸直，以健侧手握住患侧手，用力帮助患侧上肢上举，上举到能忍受的疼痛范围内，反复10~20次。见图5-3-4。

（4）手指爬墙法：取站立位，患侧手指沿墙壁徐徐向上爬行，使上肢上举到最大限度，接着稍微用力使身体前倾，让肩关节活动上举幅度增大，每次1~2分钟。见图5-3-5。

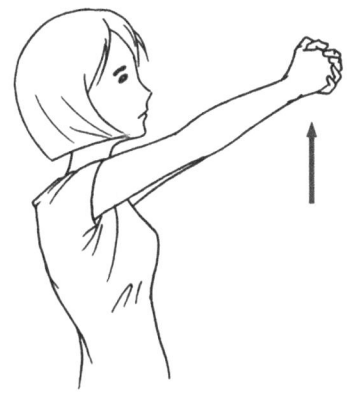

图5-3-4 拱手上举　　　　图5-3-5 手指爬墙

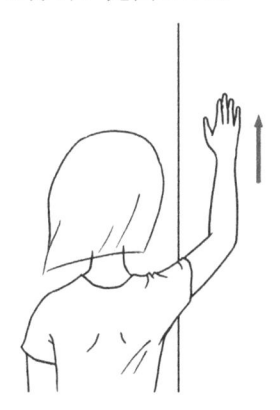

（5）举臂后拉：患者取端坐或站立位，双手握拳，将上肢从身体外侧上举，使肩关节和肘关

节成直角,接着两臂尽可能向后拉,同时头后仰,使胸部前挺,带动肩关节活动,每次 2～3 分钟。见图 5-3-6、图 5-3-7。

(6) 反掌划船:患者取站立位,两足同肩宽,双手交叉放于脐下部,掌心向后,接着双上肢向前慢慢抬起至胸部高度,掌心翻转向外,身体前俯,塌腰抬头看前方,屈膝弓背,然后两臂像蛙泳一样向后外下方划一个弧形,回落还原,动作缓慢,反复 10～20 次。见图 5-3-8。

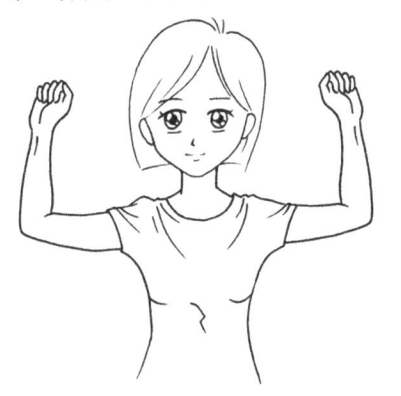

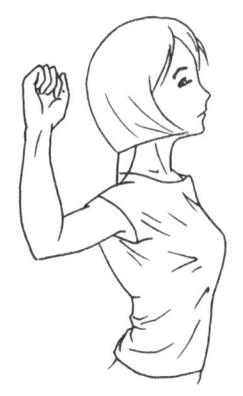

图 5-3-6　握拳侧举　　　图 5-3-7　举臂后拉　　　图 5-3-8　反掌划船

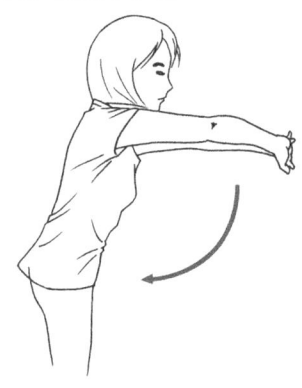

(7) 托手擎天法:患者取站立位,两手十指在腹前交叉,沿身体上举胸前,同时手掌翻转向外,尽量举至头顶,然后两手分开,从身体两侧回落还原,反复 10～20 次。见图 5-3-9、图 5-3-10、图 5-3-11。

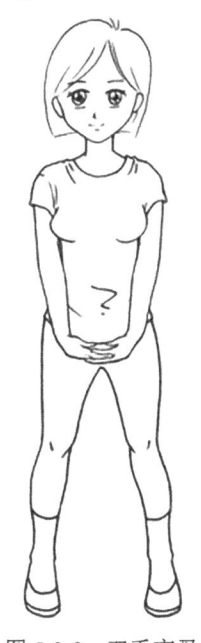

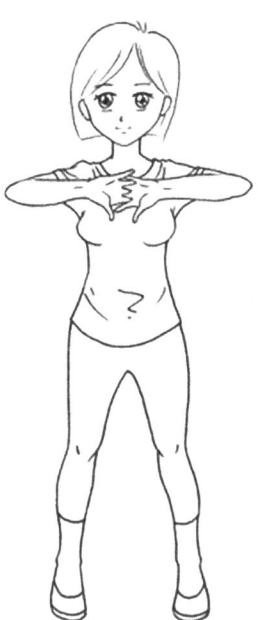

图 5-3-9　双手交叉　　　图 5-3-10　于胸前反掌　　　图 5-3-11　托手擎天

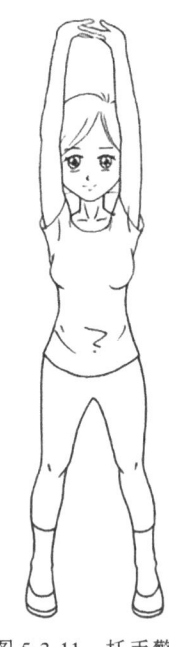

(8) 后拉患肩:患者取端坐或站立位,双臂后伸,健侧手握住患侧的手,将患侧手拉向健侧并向上牵拉 10～20 次。见图 5-3-12。

(9) 揉按穴位法:患者取端坐或站立位,健侧的手指并拢,用中间三指指腹按压于患侧肩部的穴位(肩髃穴、肩髎穴、阿是穴)上,进行揉按,动作轻柔,力度由轻到重,以有酸胀度为宜,每个穴位每次 1～2 分钟。见图 5-3-13。

取穴方法。①肩髃穴:坐位,屈肘抬臂与肩同高,另一手中指按压肩尖下,肩前呈现凹陷处;

②肩髎穴：坐位，屈肘抬臂与肩同高，另一手中指按压肩尖下，肩后呈现凹陷处；③阿是穴：压痛点取穴。

（10）拍打法：患者取端坐或站立位，健侧的手微微握拳，上举到对侧肩关节部，用拳的掌侧轻轻叩击肩关节周围肌肉，腕关节放松，力度适中，动作均匀，每分钟50~90次，每次1~2分钟。见图5-3-14。

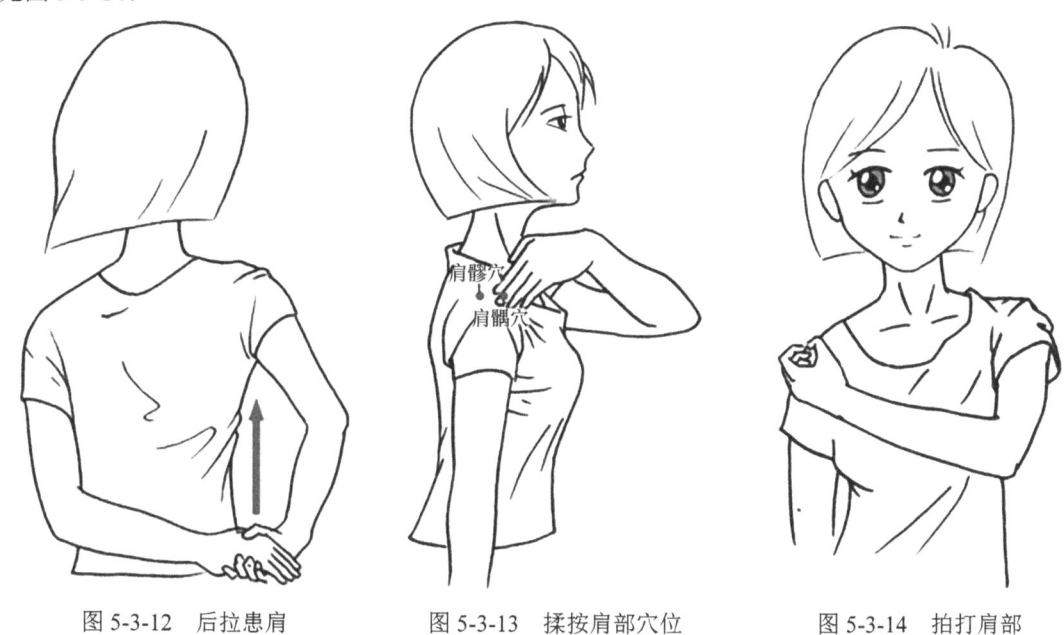

图5-3-12　后拉患肩　　　图5-3-13　揉按肩部穴位　　　图5-3-14　拍打肩部

（11）摩肩法：患者取端坐或站立位，健手四指并拢，上举到对侧肩关节，将四指指腹贴在肩关节的皮肤上，分别在肩关节上、后、外、前侧进行回旋摩动，摩动时手不离皮肤，动作轻缓而柔和，左右交替，每分钟60~70次，每次1~2分钟。见图5-3-15。

（12）拿捏法：患者取端坐或站立位，健手上举到对侧肩上斜方肌处和肩外三角肌处，分别进行拿捏，用力适度，每分钟30~60次，每次1~2分钟。见图5-3-16、图5-3-17。

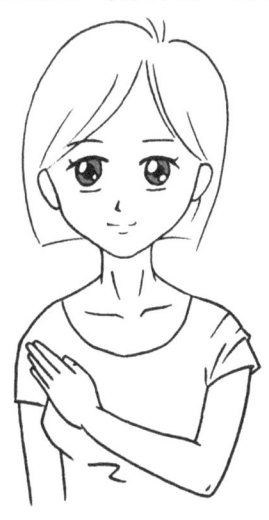

图5-3-15　摩肩法 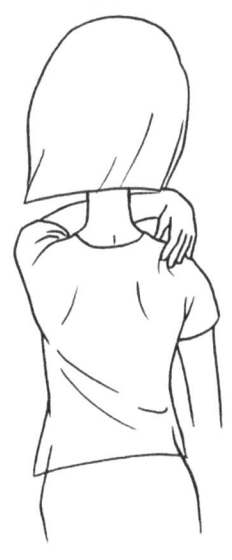　　　　　图5-3-16　拿捏斜方肌

（13）旋臂法：患者取站立位，弯腰前倾30°，两臂自然下垂，以肩为中心，做由里向外，或由外向里的画圈运动，用臂的甩动带动肩关节活动，幅度由小到大，反复10～20次。见图5-3-18。

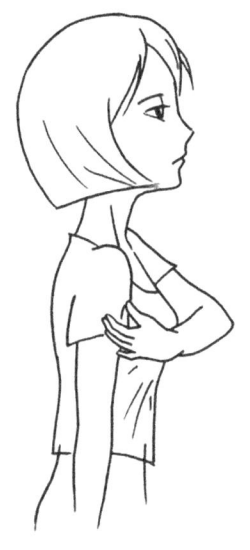

图 5-3-17　拿捏三角肌　　　　　　　　　图 5-3-18　旋臂法

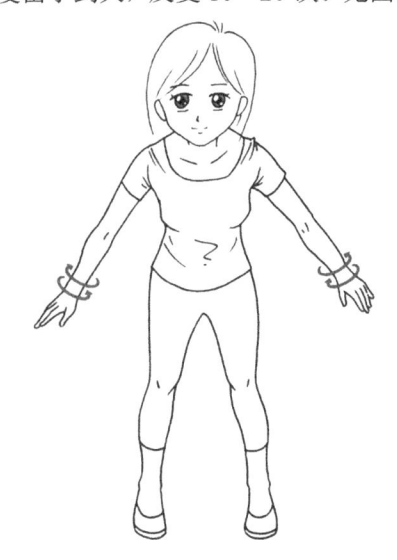

2. 注意事项

（1）康养活动动作幅度从小到大，频率、幅度因人而异，避免损伤和引起较重的疼痛，持之以恒。

（2）肩关节疼痛明显者要减轻活动度和活动量并及时就医，在医生指导下活动。

（3）每天按摩和功能锻炼 1～2 次，每次可分别选择上述 6～7 项锻炼法，每次锻炼 10～20 分钟。

（4）注意肩关节保暖，预防肩关节撞伤、扭伤等意外。

（郑润杰　浙江省温州市瑞安市中医院）

第四节　失智症康养照护

老年期痴呆（senile dementia）是指发生在老年期，由慢性或进行性大脑结构的器质性损害引起脑功能障碍的一组症候群，是患者在意识清醒的状态下出现的持久的全面智能减退，主要表现为认知功能减退和行为人格改变等。老年期痴呆主要包括阿尔茨海默病（Alzheimer's disease，AD）、血管性痴呆（vascular dementia，VD）、混合性痴呆和其他类型痴呆，其中阿尔茨海默病和血管性痴呆为主要类型。老年期痴呆患病率约为 5%～8%，全国有近 1700 万患者，其中阿尔茨海默病约占 60%。这里主要介绍阿尔茨海默病的康养照护。

因"老年期痴呆"被认为涉及"污名化"，我国台湾地区称之为"失智症"，养老服务行业通常也称之为"失智症"，本书以此称谓叙述。

一、概　　述

（一）病因与发病机制

失智症病因不清，与遗传、高龄、低教育水平、高血压、糖尿病、甲状腺疾病、抑郁症及生活方式等有关。发病机制不清楚，失智症是多病因、多重机制作用下的疾病，发病机制示意如图 5-4-1。

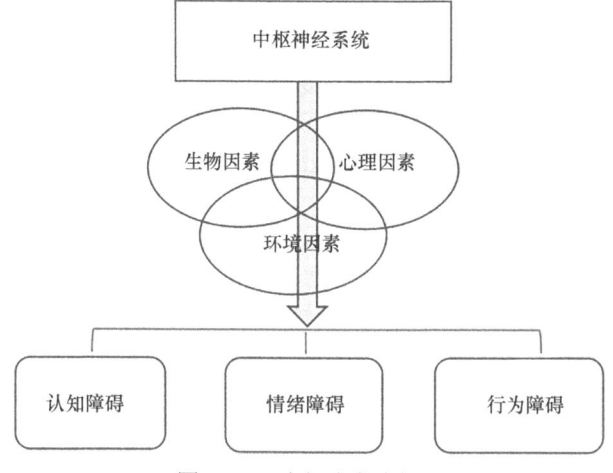

图 5-4-1　失智症发病机理

（二）临床表现

失智症一般在老年前期和老年期起病，起病隐袭，早期常不易被发现，病情逐渐进展。失智症的核心症状是：认知能力下降、精神行为异常、日常生活能力降低。

1. 认知功能下降

（1）记忆下降：失智症老年人对刚发生的事、刚说过的话转眼就忘，记不住熟悉的人的姓名，常忘记或反复做某一件事情，对于新知识、新技能的学习掌握能力减退，早期对年代久远的事情记忆相对清楚。这是失智症的记忆障碍，也是早期较为突出或核心的症状表现。

早期主要是近记忆力受损，远记忆力受损则相对较轻，因被认为是老年人爱忘事而常被忽略。随着病程发展，远记忆也逐渐受损，残留的记忆稀少凌乱，可出现错构或虚构。最严重时，老年人不认识自己的亲人，甚至连镜子或照片中的自己都不认识了。

早期大多数失智症老年人对自己的状况有一定自知之明，感知自己记忆不如从前，并力图掩饰或试图弥补自己的记忆缺陷；后期则认为自己的记忆没有问题或是别人捉弄他们。

（2）时空间障碍：失智症老年人时间、空间定向力差，不知道今天是哪一年、哪一月、哪一天，不能辨别上午或下午、白天或夜晚，也不清楚自己所处的地方是哪里，有时在家中仍闹着要回家，时常在熟悉的环境或家中迷失方向，找不到厕所、卧室等，散步或外出迷路，哪怕在家门口也找不到回家的路。一些简单立体图不能进行精确临摹，积木也不能正确组装等。

（3）计算力和抽象思维障碍：失智症老年人的计算能力下降，如无法进行 100 连续减 7 的计算，不能进行复杂运算。对于文字和语言的理解能力也下降，有时不能理解和判别别人说的话，看不懂小说和电影，思维迟钝，不能区分事物的异同，不能进行分析归纳，不能正确处理问题，甚至无法完成自己原来熟悉的工作。

（4）语言障碍：失智症老年人早期往往找词困难，语言空洞，用词不当或张冠李戴，说话啰嗦却不得要领，也会出现阅读和书写能力的减退，阅读和书写困难，叫不出物品名称（失命名），感觉性失语等。随病情进展，语法也出现错误，词类错用乱用，语句颠倒，最终胡乱发音，不知所云或缄默不语。

（5）失认：失智症老年人虽然感觉功能正常，但已不能识得和鉴别物品，也不能辨别地点、面容等。其中，面容失认是最常见的，无法根据面容来进行人物的辨别，逐渐地不认识亲属和朋友，甚至连自己也不认识了。

（6）失用：在没有理解困难和运动障碍的情况下，失智症老年人不能准确执行其熟悉的一系列连贯动作，如先挤牙膏再刷牙；无法按指令执行日常行为，如穿衣服时，将里外、前后、左右顺序穿错，进食时不会使用勺子、筷子或直接用手抓食或用嘴舔食等。

（7）人格改变：起初，失智症老年人行为懒散，遇事退缩，参加的活动减少，难以适应新的环境，对周围环境的兴趣降低，对人缺乏热情，变得自私孤独。随着病情发展，老年人的兴趣越来越窄，待人冷漠，情绪不稳定，容易激惹，时常因小事而暴怒，训斥或责骂他人，言语粗俗，殴打家人等。有些老年人缺乏羞耻及伦理感，行为超出社会规范，如不讲卫生，拾捡破烂，或乱取他人之物据为己有，有些还会出现异常性行为等。

2. 精神症状和行为障碍

（1）妄想：失智症老年人会出现各种妄想。被窃妄想：最常见，老年人总是毫无根据地怀疑自己的东西被人偷窃或被藏匿。被害妄想：怀疑家人会遗弃他，别人企图伤害他等。关系妄想：常感到周围的事物都和自己相关，都是针对自己的。贫穷妄想：认为自己很穷，对他人甚至亲人非常吝啬，并到处藏钱，或把街上的废物捡回家中。嫉妒妄想：常认为自己的配偶不忠，跟踪或监视其配偶的活动等。

（2）幻觉：失智症老年人常会出现幻觉，以视幻觉最为多见。老年人常说会看到偷窃者或入侵者，看见死去的亲人等。有些也会出现幻听，听到偷窃者或死去的亲人说话。嗅幻觉和味幻觉较少出现。

（3）焦虑、抑郁：老年人性格比较内向和保守者，容易产生忧郁寡欢、固执焦虑等心理。轻症失智症老年人多有焦虑不安，担心自己的工作、生活能力、钱财、健康、生命等。少数也会有情绪不稳、易怒、激惹和欣快等情感障碍。较重时，老年人往往表现为日趋明显的情感平淡或淡漠，中重度失智症老年人的抑郁症状最多见。

（4）攻击性行为：失智症老年人往往情绪不稳定，易激惹，会出现言语或身体上的攻击行为。最常见的就是对别人或照料人员的语言和身体上的攻击，如协助老年人穿衣、洗澡、吃饭时，老年人不配合，违抗或抗拒，甚至打骂，语言粗俗，动作粗暴，使得别人帮助其料理生活变得非常困难。有些老年人还通过咬、抓、踢等行为进行攻击。

（5）怪异行为：失智症老年人因记忆力等认知能力的下降，会出现多种无目的或重复的活动，如老年人会忘记已买过菜而再次上街买菜；认为不安全而反复收拾衣物，搬移东西，将贵重物品藏在不恰当的地方等；有些老年人会收集垃圾或将废物带回家；有些会出现跟在别人或照料人员身后不停漫步或晚间要求外出的"徘徊症"；也有的老年人很少活动，只是在一个地方呆坐着，还有少数老年人有尖叫、拉扯和其他怪异行为等。

（6）饮食异常：失智症老年人通常饮食减少，体重减轻，甚至营养不良。有些老年人不知道自己吃饱没有，或者刚吃过饭又嚷着要吃饭，饮食过多，体重增加。也有少数老年人会吃一些通常不吃的东西，出现异食症。

（7）睡眠异常：有些老年人常白天打盹，夜间精神、吵闹，睡眠节律紊乱。有些老年人在傍晚时特别兴奋，出现激惹症状和吵闹等行为，称为落日综合征。

（8）性功能障碍：失智症老年人常有性功能减退的情况，少数有不适当的性行为和性攻击。

3. 日常生活能力逐渐下降　失智症老年人日常生活能力逐渐下降，通常在 8～10 年时间里从轻度发展至重度。早期生活自理能力大致正常，只是在灵活性上表现稍差，显得有些迟钝，需要别人的提醒和监督。随着病情进展，完成日常生活和工作越来越困难，逐渐出现吃饭、穿衣、如厕需要帮助，简单的财务问题不能处理，最后完全不能自理。进入后期，吃饭、穿衣需他人帮助，出现大小便失禁等。

（三）失智症病情分期

1. 轻度痴呆期　此期患者主要表现为记忆障碍，尤其是近期记忆损伤常为首发症状，远期记忆相对保持较好。患者在生活中主要表现为"丢三落四"和"说过就忘"。在记忆障碍的同时逐渐出现语言障碍、时空间障碍等。最早出现的语言障碍为找词困难，主要表现为说话时忘记某个词语或找不到合适的词语替代。由于缺乏合适的词语来表达，往往出现空话连篇和唠唠叨叨。时空间障碍在早期就可出现，表现为不能准确判断物品的位置，如不能准确取物，出现抓空或碰倒、不能将物品放置在合适的位置。有的患者还会出现时间定向障碍，不知季节和白天黑夜。情感淡漠和多疑也常在疾病早期出现。在发病早期，远期记忆相对保持较好，基本生活自理能力没有受到明显影响，容易被忽视。

2. 中度痴呆期 此期患者记忆障碍更为明显，认知功能进一步减退。用过的东西转身就忘，忘记自己的生日，不记得亲人的姓名，找不到自己的房间，不会正确计算，不能正确判断衣服的上下左右而出现穿衣困难等。随着病情的发展，会用的词越来越少，将不连贯的字、词不合理地组合在一起，使他们的话难以被理解。同时患者的听理解出现障碍，经常答非所问，交谈能力下降，甚至不能交谈。思维、情感障碍及人格改变明显，患者对周围的事情漠不关心，还可能出现过度活动等异常行为。此期的患者不能正常工作，生活难以自理，需要他人帮助和照顾。

3. 重度痴呆期 此期的患者不认识自己和亲人，只有自发的几个单词甚至缄默不语。患者行走能力逐渐丧失，直至完全卧床不起，大小便失禁，生活无法自理。此期的患者常因为伴发压力性损伤、肺炎、骨折等并发症而死亡。

目前认为失智症是不可逆、进行性恶化的疾病，但合适的治疗康复措施可以减轻症状、延缓病情进展。

二、日常照护技巧

1. 遗忘

（1）表现：忘了刚放下的东西放在了哪里，忘了自己是谁，忘了按时喝水、上厕所等，不清楚现在的日期和时间。

（2）照护技巧：贴好衣柜、抽屉的标签，有序放置物品；按一定顺序安排每天要做的事，用小便条帮助记住；建一个记事本，重要的信息如电话号码、亲人名字、约会事项等记录在本子上。照护人员相对固定，见面先告知自己是谁；挂一个日常起居提示牌，随时提醒。

2. 迷失

（1）表现：找不到家；在家找不到卧室，找不到厕所；走错房间，上错床。

（2）照护技巧：不单独外出，戴合适的定位器；在房门、床边放置老年人喜欢的特有的容易辨别的物品和图片；厕所做好明显的标识，生活环境中的活动空间、家具、物品做好标识，标明方向和名称，服务机构各功能区间设有容易区别的导向标识。标识宜图形和文字相结合。

3. 日常生活应对困难

（1）表现：由于记忆和空间认知功能障碍，患者会忘记如何穿衣，不知道何时换衣服，辨不清衣服的前后面，穿外套时手伸不进袖子，铺台布不能把台布的角和桌角对齐，忘了鞋子怎么穿、鞋带如何系，忘了日常物品放哪里、如何取放及如何使用等。

（2）照护技巧：坚持自立支援原则，耐心指导、鼓励和适当帮助，尽可能地让老年人自行确定穿着和使用日常用品，过程中能用语言指导就不用手帮助，能适当帮助就不替代，促进老年人自理生活。各类物品分类放置，贴好标签；系裤带、拉拉链、扣扣子之类对老年人来说是困难的事，要注意衣服、鞋袜简单、方便穿着，裤子用松紧带，尼龙搭扣代替扣子，女性尽量选择前开式胸衣，不穿长筒袜。经常开展"找不同、拼图、画画"等空间认知训练或结合日常生活的作业训练。对老年人的外表、穿着及各类自理动作、各种训练活动完成后多鼓励、多表扬，与老年人交流时做到耐心、温和，说话慢、简洁、清晰，与老年人建立信任关系。

4. 重复问同一个问题

（1）表现：由于记忆力及时间、空间、人物定向功能障碍，患者分不清时间、空间和人物，常常会问：你是谁？这里是什么地方？现在是什么时候？几点了？刚问过又忘了，不停地反复问同一个问题，让照护者很"崩溃"。

（2）照护技巧：照护者衣服上挂胸牌，字和照片适当大些，用胸牌回答"你是谁"；写一个字牌，举牌回答"这里是什么地方"；在墙上设计一个小板块，标明季节、星期和上午、下午，用醒目的标识回答"现在是什么时候"；在墙上挂一个大些的时钟，随时回答"现在几点了"，反复强化可使老年人建立自己去寻找答案的方法，同时这些方法也是增强老年人时空定位感的方法。此外，要留意老年人反复询问和打电话，这也常常是焦虑和不安全的表现，此时不要反复地回答，或许给一个拥抱或者告诉他们你的关心，尽量转移他们的注意力，让他们看或者听或者做其他事情，和他们谈论其感兴趣的事，使之平静和树立信心。

5. 反复进食或不吃饭

（1）表现：不知饱和饥，有些老年人不想吃饭，忘了怎么使用餐具；有些刚吃了饭又要吃，反复投诉不给饭吃；还有些吃不是正常食物的东西，出现异食症。

（2）照护技巧：坚持简单原则，用简单的餐桌布局，无花纹的碗碟，进餐时不开电视，有助于保持注意力；和患者一起做饭，鼓励参与厨房里的家务活动，利用食物的色、香、味刺激食欲；使用简单的餐具，留有足够长的进餐时间，不催促，引导老年人进食。对于刚吃过饭又要吃饭的老年人，进餐期间多谈与食物相关的话题，增强印象，同时在进食时拍照片或拍视频留证据，来应对老年人反复要求吃饭的行为。对于异食症者，要管理好相关物品，调整食谱，做老年人喜欢的食物，吃好正餐，预防异食行为。

6. 不讲卫生

（1）表现：变得邋邋遢遢、不修边幅，洗脸、洗澡、更衣变得困难，抗拒洗澡，甚至出现随地大小便、把玩自己的大便等异常行为。

（2）照护技巧：遇抗拒时尽可能等一会儿，等患者情绪稳定后再进行。将穿衣打扮、洗澡变成快乐的事：①尽量尊重并按照老年人的习惯来做，多了解他们的穿衣喜好及洗澡时喜欢的香皂、水温、时段、盆浴还是淋浴等，给予建议，不用命令口气，提醒、鼓励，不伤害自尊；②经常赞美老年人穿着得体、整洁大方有气质，可以经常性地组织有关穿着打扮的活动，如模特走台、美容拍照等，营造一个"老来俏"的氛围；③洗澡时使用手持性花洒，避免头顶冲下的水流引起害怕，用温柔的交谈、按摩、轻松的音乐、带香味的肥皂、合适的室温和水温等营造安全、温暖的洗澡环境；④使老年人感到安全，浴室安装扶手，铺防滑地板垫，采用坐式马桶，同时由熟悉的照护者提供服务，洗澡时保护隐私。另外，厕所要有明显的标识，避免老年人因找不到厕所而随地大小便，照护人员了解老年人的生活规律适时进行引导。大小便失禁的，及时处理。

7. 交流困难

（1）表现：常难用合适的词来表达，难理解别人的话，抓不住重点，无法与人正常交流，常会感到孤独和不被理解，引发焦虑、激惹等。

（2）照护技巧：检查眼镜和助听器，确保他们能清楚地看到和听到。说话前引起他们注意，眼睛平视，面对面地交谈，用简单的词语、短句或患者熟悉的方式，重视眼神交流，真诚、和善、耐心、重复表达，借助肢体语言帮助理解。注意他们的肢体语言，鼓励、提醒老年人用词表达，切忌催促。与老年人交流的内容要简单，信息单一且明确。

8. 尿失禁

（1）表现：认知障碍老年人可能会因为不知道如何上厕所、找不到厕所、脱不了裤子、不会说"厕所"等各种原因而尿湿裤子。

（2）照护技巧：厕所有醒目的标记，有导向标识，卫生间门口安装夜灯，让老年人容易找到厕所；椅子方便老年人从坐位到站立位，通向厕所的通道没有障碍物，裤子容易脱下，方便老年人能轻松到达厕所如厕；晚间可在床边放尿壶，晚间适当少喝水，避免来不及上厕所；制订时间表，发现老年人如厕规律，早上起床后先带老年人如厕，白天每两个小时去一次卫生间，饭后以及上床睡觉前去一次，定时提醒、协助上厕所；留意老年人非语言暗示，例如揪衣服、坐立不安、发出不寻常的声音或做出不寻常的脸部表情、踱来踱去、异常步调、突然沉默或躲在家具后面等，这些线索可能表示老年人想要上厕所，应及时引导如厕。尿失禁严重者可使用尿垫、床垫、带衬垫的内裤等。尿湿后，不责备老年人，维护其自尊心，温和地帮助清洁、更换裤子。

9. 幻觉

（1）表现：最常见的是视幻觉，看到偷窃者或入侵者、看见死去的亲人等；也可能出现幻听，听到偷窃者或死去的亲人说话；也有可能出现嗅幻觉，闻到现实中没有的某种味道等。

（2）照护技巧：不要否定老年人的感觉，不去说明实际情况，尽可能地以其他话题与他交流、用老年人感兴趣的活动去分散他的注意力。当严重的幻觉影响睡眠、激发异常精神行为时，转介医生进行必要的药物治疗。

10. 游走

（1）表现：游走看起来是一种漫无目的的四处走动行为，但游走通常是认知障碍老年人的"自我表达方式"，可能是他要找厕所、想回家、想出去、对所处的环境恐惧而想逃离，也可能出于过往依稀的记忆寻找某种东西或完成某件事情，比如去单位拿工资、去医院照顾老伴儿、去学校接孩子等，也有可能是由幻觉引发的行为。

（2）照护技巧：不强行阻止或情绪化地对待漫游行为，不限制人身自由，不束缚、不将老年人单独锁在房内，避免加重老年人的焦虑、恐慌而进入恶性循环。细心观察老年人需要，理解老年人游走的背后原因，设法解决。满足老年人基本需要，如饮食饮水、如厕、休息，鼓励其参与各类活动。适当的走动可以放松心情，减轻焦虑，有条件的可以在室内或室外花园里安排环形的走道，或者陪伴老年人于室外花园走动。减少游走的促发因素，如陌生的环境、陌生的人、身体不适、找不到厕所、找不到居室、对立情绪、无法表达、不能理解等，环境中熟悉的物品、家具和图画可以给老年人一种安慰和归属感，找一些感兴趣的东西让他们观看或触摸，引导他们参加有兴趣的活动，减少游走。

11. 出走

（1）表现：有些认知障碍老年人固执地要离开家、离开居住的地方，说不清为什么，只是不停地找房门、找出口，容易不经意间离开照护者视线而引发走失，甚至攀爬窗台等引发意外。

（2）照护技巧：避免老年人独处。在主要出口处做一些警告性标记，如"不准进入、危险"等，或作隐藏式设计。居家房门装特殊的门锁，避免从房内能直接打开，同时安装"警示"系统，门打开时及时警告；外出穿的鞋子、衣帽及其他外出物品不放在门口，适当隐藏，避免引导外出。开放式阳台、窗边等处，避免存放有利于攀爬的物品，注意预防意外。多开展一些老年人感兴趣的活动，吸引其转移注意力。老年人个人戴上合适的定位追踪手环或其他装备，在衣服上缝上地址和电话号码之类，防走失。

12. 喊叫

（1）表现：认知障碍老年人有时会出现大喊大叫、尖叫或哭泣等行为。老年人因语言能力衰退，无法用语言正确表达需要和不适，有时会用喊叫来表达，一些卧床老年人无法外出，失去接受外界自然感官刺激的机会，通过大喊大叫、敲打床栏等制造声音刺激。常见的促发因素是：恐惧、疼痛或不适、幻觉、悲伤或激动情绪等。

（2）照护技巧：首先不训责老年人，保持心情平静，耐心交流，找出促发因素针对性地处理。照顾好老年人的基本需要，理解喊叫和哭泣是认知障碍老年人表达需求和寻求帮助的途径，细心地寻找解决的方法，比如冷了需要盖被子、太吵了需要关电视、尿湿了需换床单、口渴了需要喝水、疼痛需要止痛药等。尝试安抚老年人，转移其注意力，要引导老年人多参与一些感兴趣的活动；并努力减少老年人在各类活动中的受挫感，避免沮丧；使用音乐、图片、布偶、电视等提供感官刺激；

白天多活动，减少晚间喊叫的发生；必要时转介医生使用药物治疗。

13. 攻击行为

（1）表现：情绪不稳定，出现对他人的言语攻击和肢体上的攻击行为，如骂人、咬人、抓人、踢人等，攻击行为特别容易发生在没有安全感时的照护活动中及让老年人做他不喜欢的事的时候，没有沟通清楚未得到老年人同意的照护操作易被误认为是侵犯而出现攻击行为。

（2）照护技巧：首先不责备、不强行约束。这些暴力行为从老年人角度去理解往往都是有原因的，如出于感知到他人的侵犯，有疼痛或不舒适、焦虑，幻觉有人偷他的东西，将家人和照护者看作陌生人对自己有威胁等。因此，对于出现攻击、暴力行为的老年人一定要找出其生气和不安的根源。比如，由于认知障碍，患者的判断和理解能力下降，照顾者在对其进行照顾时，尤其在洗澡、换衣服时，容易被误解为侵犯或攻击患者，这时患者容易出现暴力行为进行防卫，因此在日常照护过程中，应注意每做一个动作前先告诉患者接下来要做的事情，尤其是涉及身体接触的照顾。照护患者生活时，要让患者坐稳、站稳或者躺于舒适体位，尽量不要拉、推和挤压患者身体，避免患者产生不安全感而激发异常行为。此外，还可以通过聊天、播放音乐等方式来分散其注意力，减轻身体接触造成的不适。当发生攻击行为时，尽量避免采取强制措施，在安全环境下的"放纵"而不是强制约束，是照护此类老年人很重要的措施，必要时请专科医师处理。

照护者面对老年人的暴力情况，要保持心情平静，尝试用和蔼的态度、平和的语言转移其注意力，不惊慌失措或害怕，尽量不使自己也变得有攻击性，如想发脾气，可暂时远离老年人。

三、预防与延缓病情进展

1. 运动 体育锻炼有助于预防失智症，经常进行体育锻炼可以将罹患失智症的风险降低多达50%。而且，运动可以有效减缓失智症病情发展和改善一些不良情绪及行为。此外，适度运动可以增加肌肉力量，提高平衡能力，避免跌倒。

运动方法：每周3～5天，每次30分钟的中等强度有氧运动。视老年人个人情况选择合适的运动种类和强度。舞蹈、健身操、瑜伽、太极拳、慢跑、广场舞、散步、门球等都是较合适的运动。但老年人的运动要注意避免过于剧烈，注意预防运动意外。

2. 社交活动 可以加入感兴趣的志愿者组织、社区俱乐部或社交团体，经常去社区的老年活动中心或老年大学，积极参加朋友们约定的每周活动、定期旅游等，这些都是较好的选择。社交活动可以结交朋友、交流信息、活动身心。失智症患者若能早期发现，有意识地维持较好的社交活动，可以有效地改善语言、情绪、认知，锻炼身心功能，维持自理能力。

3. 健康饮食 许多研究表明，代谢紊乱与大脑信号处理之间存在密切的联系，通过调整饮食习惯，可以有效保护大脑。均衡膳食，每周的饮食应包括大量新鲜蔬菜和水果，全谷物食品，橄榄油，坚果和豆类，鱼（包括深海鱼类），适量的家禽、鸡蛋和奶制品，适量精肉。控制含糖食品和精制碳水化合物，尽量在家做饭，避免外卖食品和外出就餐，以防过多的糖、盐、脂肪和食品添加剂等。

4. 学习新事物或认知训练 有研究表明，经过认知训练的失智症老年人不仅在训练后改善了日常活动中的认知功能，而且在数年后仍继续表现出长久的改进优势。老年期坚持学习新事物，保持大脑的活跃状态，是预防大脑功能衰退的有效方法。可以学习新知识和新技能，例如学习一门外语，练习一种乐器，学习绘画或缝纫等。也可以开展拼图、猜谜语、脑筋急转弯、填字游戏、棋盘游戏、纸牌或单词和数字游戏等。

5. 充足的睡眠 创造轻松的就寝环境，睡前洗个热水澡，采用柔和的灯光，听轻松的音乐，晚餐不过饱，养成良好的睡眠规律，每晚保证7～8小时的充足睡眠。有研究表明，睡眠与大脑中淀粉样蛋白清除有关，良好的睡眠有利于改善脑部及全身的代谢状态。

6. 管理压力 长期的压力会给大脑造成沉重的负担，增加患失智症的风险。首先避免情绪应激,遇事深吸气,通过深呼吸和腹式呼吸来缓解、放松。开展放松活动,如冥想、渐进式肌肉放松或瑜伽。适度休闲,花些时间进行休闲活动以缓解身心压力。

7. 健康的生活方式 养成健康有规律的生活方式,坚持锻炼,控制体重,避免肥胖;不吸烟,控制盐、糖、酒精和胆固醇的摄入,控制血压、血糖。

四、康养照护技术与方法

(一)回忆疗法

1. 作用机理 回忆疗法又被称为"怀旧疗法",回忆疗法的概念源自老年精神医学,通过引导老年人回顾以往的生活,重新体验过去生活的片段,并给予新的诠释,协助老年人了解自我、减轻失落感、增加自尊及增进社会化的治疗过程。通过对过去事件、情感及想法的回顾,帮助人们增加幸福感、提高生活质量及对现有环境的适应能力。

人在年轻时期神经系统处于生长发育阶段,人们的学习、工作和人生重要经历,使神经细胞之间的突触联系有较好的深度和广度,留下深刻记忆。失智症老年人尚存有回忆或重组过去经验的能力,可以通过辅助、引导主动回忆或重温既往成功经历,体验正向情感,从而获得对人生的满足感及自我肯定。通过回忆往事来和当前情况相接,由过去到现在发生的生命故事联系起来则给予个人生命意义及持续存在的感觉。在回忆活动中的思考和交流,同时训练了失智症老年人的思维和语言能力。

总之,回忆疗法的作用有:①促进大脑思考,延缓病情进展;②获得情感的满足;③改善不良情绪和精神症状。

2. 回忆的方法 激发回忆的方法有很多,可用图片、物件、影像、声音、味道、人物等激发老年人对过去生活、工作、情感等场景或片段的回忆和联想。根据老年人群年龄层次、青壮年时期的生存环境、生活阅历、时代特色、地方经典等来设计回忆方法。

(1)怀旧环境:在老年人居室床单元设计个性化的老年人专属怀旧环境;在公共活动空间设计一代老年人共性的怀旧环境。

(2)老物件:在适当场所陈列当地、当年特色的老物件或者图片。

(3)老电影:播放体现过去老年人熟悉的生活、工作的影视作品或者过去某个时段流行的经典影视作品等。

(4)戏剧:选择当地老年人喜欢的传统戏曲节目。

(5)怀旧音乐:选择当年的经典曲目或者广泛传唱的音乐。

(6)个人相册:一般选择老年人个人和亲人的过往生活相册。也可以记录当下生活的点点滴滴,为老年人做一个电子相册。

(7)怀旧节目:一般可组织志愿服务者为老年人表演过往流行的节目,也可以结合入住老年人的特长组织自娱自乐活动。

3. 注意事项

(1)环境设计宜导向安静、美好的回忆,避免不良画面引发的不良情绪。

(2)集体回忆活动根据参与人数安排好辅助人员,进行陪伴、协调,避免冲突;个别人员引发负性情绪时,尽量将其带离现场并做好安抚。

(3)个别回忆疗法根据老年人的生活背景和喜好进行,个人和家庭相册通常是不错的回忆引导物,也可以选择老年人过往特别喜欢的其他物件作为引导物,促进老年人回忆、交流。

(4)发挥志愿者队伍的作用,可经常组织老年人去看看老地方、听听老故事或与老友聚会等。

(5)注意沟通技巧,各类回忆活动重在引导、激起对往事的回忆,适时赞赏和认同,促进老年人思考,促进情感交流,不是让老年人强行"记住"某个事件、某个人物、某张照片、某个物件,尽量避免"记得、记住"之类用词。

回忆疗法见二维码 5-4-1。

（二）健身健脑运动项目

1. 作用机理

（1）运动可以锻炼肌肉，强健骨骼，增加心肺功能，提高免疫力，提高肢体活动的协调性、灵活性，预防器官功能衰退。同时运动还可以调节心情，避免抑郁、焦虑情绪，一些集体活动和游戏活动还可以促进老年人之间的交流，结交朋友，倾诉心绪，促进心理健康。

（2）手部运动、按摩的作用：手是我们人体最灵活、最复杂的器官，也是人维持工作和生活的基础，它与健康紧密相关。手于大脑皮层运动区的投射面积约占 1/4～1/3，相对于身体其他部位，属于最大，也就是说，运动手指就可大范围地激发大脑皮层活动。另外，手包含人体所有器官的映射区，十指上各有经脉分布，且手指指端均为几条重要经脉的起止点，是经气的出处，适当刺激这些经络穴位，可使大脑皮层得到刺激。手三阴经与手三阳经在手指指端处相交，劳宫、少商、合谷、商阳等穴位也聚集于手部，穴位与经络按摩与手指运动相融合，手指穴位的揉、捏及握拳、张指、拍打等锻炼起到刺激穴位、疏通经络、调和气血、增加手眼协调性和手指灵活性的作用，手部运动会刺激大脑，增加大脑血流量，对大脑皮层的活动和结构产生积极影响，提高记忆、认知、情绪、握力、步行能力、平衡能力及生活质量等。

（3）益智游戏的作用：通过简单的游戏设置，让不同程度失智老年人通过适宜难度的游戏进行练习，活动肢体，激发大脑，增进手眼协调能力和肢体协调性，并在集体活动中获得乐趣，改善症状，延缓衰退。

2. 主要运动项目 结合现状和康养照护技术的研究，选择适宜的健身健脑运动项目。常用的有：经络拍打操、益智手指操、触觉与握力训练、投篮运动、套圈活动、趣味跳房子、切水果、切蔬菜、打地鼠游戏等。

3. 健身健脑运动注意事项

（1）评估老年人，根据老年人的能力和兴趣选择合适的运动项目，并结合老年人情况把握运动强度。

（2）去除活动环境的安全隐患，老年人活动时坐稳或站稳，"跳房子"之类活动避免双脚离地跳动，投篮、套圈活动有专人协助，避免碰伤、跌倒等意外。

（3）运动器材专人管理，定期检查、维修并记录，每次用前检查，避免由器材破损、失稳等因素带来的损伤。

（4）组织集体活动，设置适当的竞争或者奖励措施，营造氛围，促进老年人积极参与；有层级挑战的一类活动，先易后难；组队活动要结合老年人的喜好，并要考虑老年人之间的能力水平相近。注意组织有序，避免冲突。

（5）公用物品每天清洁，定期消毒。

健身健脑运动见二维码 5-4-2。

（三）作业疗法

1. 作用机理 作业疗法是指应用与日常生活、职业活动、社会交往或者休闲娱乐等有关的各类作业活动或工艺过程，改善和恢复患者的身体、心理和社会方面的功能。作业疗法范围广，针对失智症老年人的主要作用如下。

（1）促进肢体功能恢复：促进肢体各类功能康复，包括肌力、耐力、关节活动度、柔韧性、协调性和灵活性等，同时通过大脑的认知活动与肢体特别是手的灵巧性作业活动相结合，促进知觉、认知等功能的恢复。

（2）促进残余功能最大限度发挥：利用残余功能参与作业活动，可以预防肌肉萎缩、减轻或预防畸形发生，尽可能地保持自理生活能力。

（3）有助于改善精神状况：通过作业治疗可以调节情绪、放松精神，减轻抑郁、恐惧、愤怒、依赖等异常心理和行为。

2. 主要方法 作业疗法的方法多，从广义上来说，健身健脑的各类运动、益智类游戏都属于作业疗法的范畴。目前使用较多的有：开锁箱、穿衣、拼图、画画、抓握配对、时钟调节、百变魔尺、百转魔方、巧变七巧板等。

3. 注意事项

（1）结合老年人兴趣、认知和活动能力选择相应的方法，可通过一定的方式如奖励、积分制等来增加趣味性，鼓励老年人积极参与。

（2）作业疗法的方法非常广泛，可结合机构内园艺种植、手工折纸、环境美化布置、编织缝纫、牌艺活动等灵活安排，避免刻板执行。

（3）选择环保器材，避免尖角、尖钩或其他有潜在危害的物品，防损伤。

（4）物品用后清洁，定期消毒，定期检修。如魔尺、魔方之类亦可每人一个，自行保管。

（5）做好活动的安全管理，集体活动时做好协调，避免人际冲突。

作业疗法见二维码 5-4-3。

二维码 5-4-3 作业疗法

（四）益智游戏

1. 作用机理 通过组织老年人参与一些趣味性的游戏活动，动手、动脑，既锻炼肢体功能，又锻炼大脑功能；同时这些儿时常玩的游戏活动又可促进老年人回忆往事，获得情感的满足；集体活动增进趣味，促进人际沟通。

2. 主要方法 借助游戏活动，在活动肢体、愉悦心情的同时融作业、思维与计算力训练于游戏中。游戏种类很多，结合实际情况，可选择钓鱼游戏、滚球游戏、彩球归类、找不同、开心算术这几项。

3. 注意事项

（1）电子游戏有很多种类，根据老年人心智及兴趣选择。

（2）控制电子游戏玩的时间，避免视疲劳。

（3）集体游戏注意协调，避免人际冲突。

（4）线下游戏注意器材材质环保，无尖角、尖钩等潜在损伤隐患。

（5）线下游戏活动注意安全，技巧类游戏注意保持平衡防跌倒，需要较强体力的游戏活动要注意不过于疲劳。

益智游戏见二维码 5-4-4。

二维码 5-4-4 益智游戏

（五）感官刺激治疗

1. 作用机理 利用声音、气味、味道、影像、颜色及物体等为失智症老年人提供视、听、触、嗅、味觉等感官的适宜刺激，增进老年人体验，舒缓情绪，缓解焦虑；同时，多感官适宜刺激，激活大脑皮层，增进神经系统的活动，延缓衰退；此外，熟悉的音乐、味道及其他适宜刺激亦可激发老年人回忆往事，获得情感满足。

2. 主要方法

（1）刺球手部触觉训练：选择硅胶的刺球，进行握球训练，有柔软的触觉体验，同时能够锻炼手的握力，维持自理能力。

（2）精油香薰：选天然的精油，通过自然的香味舒缓心情，安抚情绪。避免香味浓烈、有刺激性的味道，避免选用化学合成的有害香精。

（3）结合怀旧的电影、电视及音乐等视觉、听觉适宜刺激治疗：通过观看过去的经典电影、电视节目及欣赏经典音乐，使老年人接受适宜的视、听觉刺激，并通过回忆过往获得心理上的满足。

(4) 结合作业疗法、游戏的触觉、视觉、听觉适宜刺激治疗：在各类作业疗法和游戏活动中，通过手指触觉、肌肉关节的本体感觉及视、听觉的适宜刺激，促进神经系统活动，延缓大脑衰退。

3. 注意事项

(1) 选择视、听、触、嗅、味觉等感官的适宜刺激，避免强刺激引起不适。

(2) 感官刺激要结合老年人的喜好，避免恶性刺激。

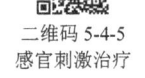

(3) 尽可能地维持老年人的自理能力，让老年人在日常活动中接收外界信息，自然地接受各类感官的适宜刺激，以维持心身健康。

(4) 卧床的失能老年人每天进行必要的抚触治疗，增强皮肤触觉刺激，同时也预防压疮。

感官刺激治疗见二维码 5-4-5。

（六）园艺种植

1. 作用机理 养老机构可以利用室外、室内的空间开展园艺种植活动，可以于室内过道、阳台、露台等种植无土栽培的蔬菜或者盆景，室外空地可以种花草、蔬菜、瓜果等。可组织老年人协助播种、管理施肥、浇水、防病虫害、收割等活动，使其在劳动、管理中锻炼身体，学习种植知识，收获植物生长、开花、结果和收获过程中的喜悦和成就感，促进身心健康。

2. 方法

(1) 评估老年人心身状况，种植活动适合自理能力尚好，能行走，对种植感兴趣的老年人。

(2) 根据老年人兴趣和能力，结合实际空间，选择种植项目。

(3) 室外种植有专人翻耕土壤、培土，分片种植，有方便行走的步行道；室内利用合适的花盆种植或者无土栽培设施种植花草、蔬菜之类，有专人准备和管理。

(4) 组织老年人播种、浇水、持续维护和采摘等，宜分片或分盆负责，统筹管理。

(5) 设置一定的激励机制，鼓励老年人积极参与。

3. 注意事项

(1) 种植的植物应无毒、无害，选择的花架、花盆无尖角、锐边，无安全隐患。

(2) 居室内慎放花草，防花粉等过敏。

(3) 组织失智症老年人参与种植活动，要有足够的协助人员进行一对一的陪伴和协助，防走失，防发生种植工具引发伤人事件等。

(4) 分组分片管理，避免老年人疲劳。

园艺种植见二维码 5-4-6。

（陈雪萍　杭州师范大学/浙江省时代养老服务评估与研究中心）

第五节　帕金森病康养照护

帕金森病是好发于老年人的神经退行性疾病。目前全世界的帕金森病患者基数越来越大，这种疾病给患者家庭及社会都带来了沉重的经济负担和心理负担。帕金森病的发病机制尚不清楚，有些专家认为，环境、遗传和老化等因素是该疾病发生的主要原因。随着病情不断进展，患者晚期会出现冻结步态、呼吸肌无力、肺功能下降以及卧床不起等症状。

一、概　　述

1. 病因及发病机制

(1) 中医病因病机：帕金森病的病因病机在中医学中常被归属于"开风""痉病""震颤"

等范畴。其病名最早见于《黄帝内经》，其中《素问·脉要经微论》中云："骨者，髓之府，不能久立，行则振掉，骨将疲惫矣。"其中振掉所指为动摇、震动，为后世了解本病奠定了基础。通过历代医家总结，我们普遍认为帕金森病发部位多为脑，且多与肝、肺、肾、脾有关，属本虚标实，虚指肝肾气血的亏虚，实指气、风、火、痰、瘀的阻滞。

（2）西医病因病机：西医认为帕金森病属于退行性神经系统病变，其病理特征主要是黑质纹状体通路的多巴胺能神经元特异性变性、丢失，导致多巴胺系统与乙酰胆碱系统功能失去平衡。该病的病理过程复杂，涉及多种细胞和分子机制的异常，如线粒体功能异常、氧化应激障碍、神经性炎症、免疫异常等。目前，有关帕金森的发病机制西医学尚未研究清晰，现学者探讨机制多从额叶-纹状体-多巴胺通路受损、5-羟色胺等神经递质水平降低、氧化系统调节失衡等方面论述。虽然帕金森病的发病原因还未明确，但已被证实与很多因素有着密切关系。例如：老化是导致帕金森病发病的常见因素之一，环境的改变也是重要原因，外伤性脑损伤、接触百草枯等农药、体力活动减少等都是帕金森病发病的危险因素。另外，遗传因素也与帕金森病的发病密切相关。研究表明，编码-α 突触核蛋白的 SNCA 基因、帕金森氏病蛋白 2（Parkinson disease protein 2，PARK2）基因以及 PINK II 基因等发生突变常易导致帕金森病的发生。

帕金森病往往是诸多因素综合作用的结果。

2. 临床表现 帕金森病的临床表现主要有运动症状和非运动症状，典型的运动症状主要表现为运动迟缓、静止性震颤和肌强直，以及姿势、步态异常等。非运动症状主要有便秘、睡眠障碍、抑郁、认知障碍、流涎、吞咽困难、多汗、嗅觉减退等。在临床上，经常可以见到早期的帕金森病患者伴随着很多非运动症状，据统计，其出现的频率高，且常常先于运动症状发生，是作为诊断早期帕金森病的标志。

3. 治疗 帕金森病尚无特效的治疗手段。药物治疗临床上以多巴胺类和抗胆碱能药物作为治疗帕金森病的主要手段。从症状出现开始，患者需终身服药，现有的帕金森药物可以改善该疾病的症状，但是不能阻止疾病的进展，也还不能治愈这个疾病，并且部分药物治疗的同时还会出现相应的不良反应。

中医中药在治疗帕金森的过程中也起到了重要的作用，大多数中医师将帕金森病分为肝肾阴虚型、气血亏虚型、痰热风动型、阳气虚衰型四个证型。肝肾阴虚者当以补肝肾为治法；气血亏虚者当以益气养血为治法；痰热风动者当以息风止痉，化痰清热为治法；阳气虚衰者当以温肾利水为治法，从而使症状得到一定的缓解。

帕金森病的治疗不仅仅是药物的治疗，康养照护对于帕金森病患者也很重要。

4. 日常照护

（1）评估患者及家属对该疾病的认知情况：帕金森病的治疗是长期的过程，需要患者和家属发挥主观能动性，需要他们对疾病有较好的认知。评估他们是否了解帕金森病的疾病特点、临床表现、可能出现的相关并发症、主要的治疗方法（药物、康复、手术）以及药物可能会引起的并发症，为健康教育和日常康养指导提供依据。

（2）评估患者的疾病状态：评估帕金森病患者目前的生命体征是否平稳，饮食、睡眠、生活情况如何，是否伴随其他疾病，存在哪些帕金森病症状等，以便对病情作一个较好评定，促进制订合适的康养方案。

（3）评估照护家庭的家居环境配备：患者目前所处的家庭居住条件是否符合帕金森病的起居需求，患者周边的活动环境是否符合帕金森病患者的运动、康复需求，也以此作为帕金森病适老化环境改造的依据。

（4）健康教育：尽量给予及时有效、针对性的健康教育，包括对患者及家属两方面的健康教育，让他们了解帕金森病的相关知识，掌握康养照护技术，延缓进展，促进康复。

（5）一般照护要求：配备家庭常用的医药物品，如心血管药物、消化系统药物、家庭养疗仪、血压计、血糖仪、血氧检测仪等，急救药物放在触手可及的位置。在家中醒目的位置放置附近医疗机构的联系方式、交通方式、病历相关资料、监护人及家庭医生的联系方式，便于出现急性事件时报告急救人员。如果患者长期卧床，则要预防压疮和坠积性肺炎等情况发生，可定时安排专门的护理人员进行皮肤评估，定期预约家庭医生进行相应体检。如果患者存在认知障碍或者精神异常，需要专门安排家属或护工照护，观察患者的一般情况、服药情况等，保证患者能够得到及时有效的治疗。

（6）针对帕金森病症状进行照护：①遵医嘱治疗：监督患者规律服药，观察药物对帕金森病症状的改善情况，可对用药情况进行记录，尤其是在多位家属同时照护的情况下，照护人员一定要进行相应的交接，以免出现漏服或错服药物，引起疾病加重的可能。密切观察患者服药后的情况，若出现病情变化或相关不良反应，及时就医。②防损伤、跌倒等意外：帕金森病患者有震颤、步态障碍、步态不稳等症状，避免使用锐器伤及自身，减少精细操作，帮助患者进行穿衣；日常活动时尽量放慢动作，不做危险及有难度的动作，防止摔倒；加强日常行走、出行照护，注意交通安全，加强康复锻炼。③防误吸：如果出现吞咽困难，需要判断吞咽困难的严重程度及误吸的风险，要进行吞咽康复训练。进餐时让患者坐位或摇起床头，避免躺着进食，以免发生误吸。

（7）家居环境设置：家中宜设置宽敞的过道，可以在地面贴上相应的指示标识，帮助患者行走锻炼；家中的椅子选择较高、较硬、有椅背和扶手的；尽量不要在家中铺设地毯，以免跌倒；可使用带护栏的床，便于患者床上活动；卫生间要使用防滑垫和防滑椅，浴室墙上可安装防滑扶手，防止跌倒；家具、墙上饰物避免尖角，防损伤。

（8）饮食照护：饮食调理是帕金森病的重要辅助治疗方法。通过饮食调理来维持患者最佳的营养和身体状况，并通过调整饮食，使药物治疗达到更好的效果。我们可以从以下几个方面来调理。

1）食物多样，愉快进餐：可进食各种谷类、蔬菜、瓜果类、奶类和豆类、肉类等食物，并保持一定的比例。多样化食物能满足身体对各种营养的需要，也能让患者更享受美食。

2）经常适量进食奶类和豆类食物：钙是人体骨骼构成的重要元素，而帕金森病患者多数是老年患者，更容易发生骨质疏松，导致骨折。从营养学的角度来说，帕金森病患者应该每天喝1杯牛奶或酸奶来补钙。但是由于牛奶中的蛋白质成分可能对左旋多巴药物疗效有一定的影响，为了避免影响白天的用药效果，建议每天晚上睡前喝牛奶。除了牛奶，豆制品也能较好地补充钙，每天吃适量豆制品有利于疾病治疗。

3）限量吃肉类：每天食用肉类不超过50克。由于食物蛋白质中一些氨基酸成分会影响左旋多巴药物进入脑部起作用，因此须限制食物蛋白质的摄入。我们平时应选择精肉如畜肉、禽肉或鱼肉。

4）尽量不吃肥肉、荤油、动物内脏：用植物油烹调食物，不吃肥肉、荤油和动物内脏，有助于防止由于饱和脂肪和胆固醇摄入过多给身体带来的不良影响。饮食中过高的脂肪也会延迟左旋多巴药物的吸收，影响药效。

5）每天喝6～8杯水：水是最佳的饮品。充足的水分可以促进人体的新陈代谢，促进排尿，防止便秘。

6）服药半小时后进餐：通常服用左旋多巴药物半小时后再进餐，以便药物能更好地吸收。部分患者在服用帕金森病药物后会出现恶心症状，因此也可以在服药的同时吃一些低蛋白质的食物，像饼干、水果等，喝果汁或者姜汁也可以缓解恶心、呕吐等症状。另外，有的患者服药后有不自主运动症状加重，则可以进餐时服药，通过延缓药物吸收来减轻症状。

7）饮食治疗个体化：因为很多帕金森病患者同时也患有其他疾病，包括高血压、糖尿病等，所以他们的饮食也不能一概而论，要根据患者的自身情况，给予个体化的饮食搭配。

8）针对出现不同症状的患者给予相应的饮食：若患者出现咀嚼、吞咽困难，我们应该切碎、煮烂食物，也可选用营养米粉，少食多餐，如果病情严重，则应该在医生的指导下给予鼻饲饮食。帕金森病患者很容易出现大便秘结，须给予患者充分的水分和膳食纤维。膳食纤维能增加粪便量，水分则能软化粪便，二者共同促进肠道排出粪便。如果单纯增加膳食纤维的摄入而忽视了水分的补充，粪便会变得更干结，难以排出。若患者并发精神忧郁，我们在饮食的选择上应尽量选择其喜爱的食物和菜式，同时进行情绪疏导，进餐的同时放轻音乐促进食欲。

（9）运动照护：运动功能锻炼的方式主要包括了物理治疗、运动跑台训练、太极拳和舞蹈等，训练的目标主要是增加患者的体能，预防并发症，减轻疼痛，预防跌倒和减轻负面情绪。主要通过以下3个方面进行训练。①身体功能：训练运动耐量、关节的灵活性、肌张力、肌力和耐力；渐进增加运动强度；使用每日运动计划表。②功能性活动：训练平衡、转移、手灵活性、步态；尤其是大肌群运动和快速运动。③持之以恒，坚持锻炼，以达到最佳效果。

二、康养照护技术

《欧洲帕金森病物理治疗指南》中鼓励帕金森病患者进行世界卫生组织（World Health Organization，WHO）建议的运动，改变运动和生活方式可以有效增加帕金森病患者的身体活动能力。促进积极的生活方式，包括减少白天静坐时间，在能力范围内多运动；适当参加自己喜欢的体育运动；参加帕金森病运动、舞蹈、太极拳小组；制订家庭训练计划；必要时可使用步行辅助装置；间断接受传统物理治疗等。

1. 常规物理治疗 常规物理治疗主要包括步态、平衡、转移或体能训练，以及组合训练，要注意将功能和功能性活动相结合，至少训练8周，每周3次，每次45分钟。可以在治疗师监督下训练或自我训练，照护人员辅助训练。

2. 生活方式指导 根据患者的功能障碍和喜好，让患者有一个积极的生活方式。比如白天尽量减少静坐的时间，要多出去走走，多走路，少坐车等。

3. 平衡和步态训练 利用环境空间开展步态和平衡训练，鼓励患者适应各种环境，训练重点是加快启动速度，增大步幅，保证躯干与上肢协调摆动，减少肢体冻结发生。可以开展以下训练。

（1）大步直线行走。

（2）重心转移和平衡训练。

（3）在泡沫板上站立和行走。

（4）正确的转弯方式。

（5）绕障碍步行，步行时突然停住、转弯，包括退步走。

（6）在进行平衡和步行时增加双任务。

4. 转移训练 从椅子上站起来，然后坐下；从床上先起来，然后躺下，翻身。不断重复上述动作。

5. 运动跑台训练 训练的时候让患者集中注意力大步向前走，可以用声音指引患者，也可以用动作给患者指示协助；可再给患者另一个任务，比如让患者做拍手、比手势等手部动作或者回答问题，但是不能停止大步向前走；在跑台前面放镜子，让患者能看到自己的动作；训练一段时间后要慢慢增加训练强度。

使用运动跑台训练的时候一定要保证患者安全，根据患者的认知能力和体力情况，选择监督下或无监督训练。对于平衡功能较差的患者，要给患者使用减重保护措施；对有冻结步态的患者，要注意加速和减速时的安全。最少训练4周，每周3次，每次30分钟。

6. 舞蹈 在音乐节奏的基础上，舞蹈将听觉提示与运动锻炼相结合，同时还要有一定的认知能力和注意力转换能力，对步态和平衡能力有较高要求。持续4～12周，每周2～3次。舞蹈动作包括大幅度运动、起步、前进、停止、转身、单腿站立、重心转移，退步走，向各个方向运动，在狭小的空间里行走，复杂的运动序列等内容，不同舞蹈形式可改善不同症状，如探戈可以改善动作启动困难、转弯和动作迟缓，芭蕾有利于姿势控制和运动协调。

7. 太极拳 练太极拳的时候我们要注意的是呼吸节奏和动作的节律,包括单腿支撑、重心转移、在重心支撑面上控制重心转移、多方向跨步运动和复杂运动程序、大幅度运动。训练至少 24 周,每周 2 次,每次 60 分钟。

8. 减轻呼吸障碍 包括吸气肌训练和呼气肌训练。吸气肌训练可以改善肺功能,呼气肌训练可以增加气道廓清能力,保护气道。这两种训练都可以保持发音正常以维持交流能力。呼吸肌力下降的患者还需要使用咳嗽辅助训练,如徒手辅助咳嗽、器械辅助呼气和吸气。

(郑　娜　浙江省温州市瑞安市中医院)

第六章 其他常见健康问题的康养照护

【学习目标】
1. 掌握老年人便秘、尿失禁、骨质疏松、疼痛、睡眠障碍的定义及日常照护方法。
2. 熟悉老年人常见健康问题的病因及临床表现。
3. 能分析引起老年常见健康问题的原因，能对此类问题进行评估，提出并实施康养照护措施。
4. 能运用沟通技巧对老年人进行相关健康指导。

第一节 便秘康养照护

便秘是老年人常见的健康问题，长期便秘会直接影响身心健康。本节重点对哪些因素会导致老年人发生便秘，便秘如何预防与处理，如何指导老年人进行自我管理以促进排便等内容进行叙述。

一、概述

便秘是指正常排便频率减少，同时排便困难或不完全和/或排便过硬、干燥，便后无畅快感。便秘在老年人中非常常见，常导致老年人不适，加重原有疾病，使生活质量降低。我国成年人便秘的发生率在4%~6%，其中60岁以上老年人便秘发病率高达22%。居住在长期护理机构的老年人便秘发病率较高，约50%~74%的老年人需每天使用药物进行干预。便秘不是一种疾病，而是一种症状，可由疾病引起，也可导致疾病的发生。近年来，老年人便秘的危险性越来越受到重视，便秘对患有高血压、冠心病、脑动脉硬化等疾病的老年人来说是致命性的危险因素，严重时可导致猝死，因此积极预防和缓解老年人便秘，对老年人的生命健康具有重要意义。

（一）影响因素

1. 活动功能障碍 老年人活动能力减弱、行动不便及活动减少，使肠壁肌间神经丛兴奋性降低，肠壁张力减弱，肠内容物通过迟缓，粪便的水分吸收过度。

2. 饮食因素 饮食过于精细，或者一些高龄老年人因牙齿等原因，进食缺少纤维素的食物，或者由于疾病等原因，进食过少，这些都可造成粪质过少、肠蠕动减慢而引起便秘。

3. 生理病理因素 内分泌或代谢紊乱（如甲状腺功能减退、低钙血症、低钾血症、贫血、糖尿病）、恶性肿瘤、神经系统疾病（如帕金森病、脊髓损伤、阿尔茨海默病、脑卒中）等疾病，导致老年人肠蠕动减慢，排便肌衰弱或麻痹，引起便秘。

4. 心理问题 紧张、焦虑、抑郁等情绪可影响肠道蠕动，也容易使人忽略便意，进而引发便秘。

5. 药物因素 使用某些镇静剂、降压药、抗胆碱药及长期使用泻药等，均会抑制肠蠕动。

（二）临床表现

老年人便秘多以排便不畅、大便次数减少、排出障碍为主要症状。同时也常伴有腹胀、腹痛，食欲不振等症状体征。长期便秘可以导致痔疮，大便过于干结而用力排便可能引发肛裂而引起疼痛、出血，老年人过于用力排便也有可能引发心脑血管意外。

(三)照护评估

1. 评估内容

(1) 健康史：了解便秘开始的时间以及粪便情况：粪便颜色、气味、硬度、形状及成分。用药情况：近期是否用过抗生素、铁剂、抗酸剂等。有无伴随症状：有无嗜睡、厌食、虚弱等。日常生活方式：日常活动程度、进食情况等。

(2) 身体评估：全身一般情况，如是否有消瘦、虚弱等表现；有无腹痛、腹胀、粪便干结、排便费力等表现。

(3) 心理-社会状况：因疾病的影响，患者可有睡眠障碍，注意力不集中和记忆力减退，食欲减退，以及焦虑、坐立不安等情绪反应。评估中应重视老年人的主观感受，鼓励其说出存在的问题。

2. 便秘评估工具 便秘的严重程度取决于个体对排便相关症状的主观感受，受年龄、性别、经济水平、种族等诸多因素的影响，因此使用便秘症状自评工具能较好地了解患者便秘的严重程度。便秘患者症状评估量表（patient assessment of constipation symptoms，PAC-SYM）是基于罗马Ⅱ标准的基础上，结合便秘患者对便秘的主观感受归纳总结而来，主要用于评估便秘症状发生的频次、严重程度以及评价便秘治疗的效果。该评分表包括 12 个条目，3 个维度，即粪便性状、直肠症状和腹部症状。如表 6-1-1 所示。

表 6-1-1 便秘症状评估量表

症状		严重程度				
		无	轻微	中等程度	严重	非常严重
		0分	1分	2分	3分	4分
粪便性状	粪质坚硬					
	粪量少					
	排便次数减少					
	排便费力					
	排便疼痛					
直肠症状	排便不尽感					
	有便意而难以排出					
	直肠出血或撕裂					
	直肠烧灼感					
	胃痛					
腹部症状	腹部痉挛疼痛					
	腹部胀满					
合计（上述各项总和）						

注：老年人自我评估，回顾近 2 周的情况。评分采用利克特五级评分法，总分 0~48 分，分数越高便秘程度越高。

二、康养照护措施

1. 调整饮食结构 根据患者的个体情况制订合理的饮食计划。

(1) 多饮水：保证每日液体摄入量在 2~3 升，清晨空腹饮一杯温开水促进排便，非糖尿病患者建议睡前喝一杯蜂蜜水，有助于保持大便通畅。

(2) 增加膳食纤维摄入：争取膳食纤维摄取量达每日 20 克，多食水果、叶菜类蔬菜、麦片、麸皮等富含膳食纤维的食物，水果中香蕉、李子、西瓜的润肠通便效果良好。根据膳食情况增加适量脂肪，脂肪食物可使大便柔滑，其所含的脂肪酸可刺激肠道平滑肌而使肠蠕动加快。少饮浓茶或含咖啡因的饮料。

2. 调整生活方式

（1）养成规律的排便习惯：每日定时的排便习惯可使人体形成较好的"生物钟"规律，老年人平时有便意要立即去排便，不要抑制排便，逐渐形成规律的排便时间及节律。尽可能在每日早餐后排便，即使无便意，也应坚持每日如厕10~20分钟，逐渐形成定时排便的习惯。

（2）保持规律运动：根据老年人的个体情况制定相应的运动计划，每天中等量活动可促进肠道血循环及肠蠕动，有利于排便。运动的内容和方法应根据老年人的体力等情况综合考量，可进行慢走、慢跑、打太极拳、气功等有氧活动。老年人运动要循序渐进并保持规律性，避免过于剧烈的运动，并注意补充充足的水分。

（3）避免长期使用泻药：泻药使用遵医嘱执行，避免长期使用泻药导致药物依赖，反而加重便秘。

3. 腹部按摩

（1）老年人自我腹部按摩：在清晨和晚间小便后取卧位，用双手食指、中指和无名指相叠，沿结肠走向，自右下腹向上到右上腹，横行至左上腹，再向下至左下腹，沿耻骨上回到右下腹作腹部按摩，促进肠蠕动。用力程度以自觉舒适为宜，开始每次10圈，以后可逐步增加，在按摩同时可做肛门收缩动作。

（2）照护者帮助按摩腹部：一些体弱、卧床的便秘患者可以帮助定时按摩腹部。方法：老年人取仰卧位，屈膝，放松腹肌；照护者两手掌重叠，自右向左沿升结肠、横结肠、乙状结肠顺序按摩。当按摩至左下腹时，可加强压力，以不感觉疼痛为宜。腹部按摩可以促进肠蠕动，增强腹肌紧张度，促进排便。每日2~3次，每次15~20分钟。

4. 开塞露通便 大便过于干结，照护者协助老年人将开塞露挤入直肠，等待数分钟后再排便，以软化、润滑大便，同时刺激直肠促进排便。开塞露瓶颈插入肛门前，要检查瓶口是否有毛刺，同时挤少量内容物润滑，防损伤肛门皮肤和直肠黏膜。

5. 人工取便 当便秘时间过久，大便干结嵌顿时需要人工取便。人工取便时，协助老年人屈膝左侧卧位，操作者戴乳胶手套。在食指上涂抹肥皂水或液状石蜡等润滑油，缓慢伸入患者肛门慢慢取出粪块。动作轻柔，以免损伤肠黏膜导致出血，随时观察老年人情况，有心慌气促等不适时及时停止操作。平时要注意观察排便情况，及时处理便秘，避免人工取便。

6. 排便指导 让老年人懂得保持大便通畅的重要性，重建良好的排便习惯：①根据老年人习惯制订排便时间表，按时如厕；②保证有良好的排便环境，安排有足够的时间排便，避免他人干扰，防止意识性地抑制便意；③保持老年人如厕体位舒适，体质虚弱的老年人可使用便器椅，或在老年人面前放置椅背，提供排便坐姿的依托，保证安全；④排便时身体前倾，集中注意，可用意念向肛门部位施力，促进排便。老年人避免过度用力排便，预防引发心脑血管意外。

第二节 尿失禁康养照护

不同程度的尿失禁是老年人常见的健康问题，由失禁带来社交活动的退缩及引发老年人羞耻感，同时会因为失禁自发地少饮水而带来尿路感染、尿路结石等并发症，严重影响老年人的身心健康。如何预防尿失禁、减轻症状及尿失禁老年人如何自我管理是本节的重点内容。

一、概 述

尿失禁是指尿液不受主观控制而自尿道口溢出或流出，常与紧急、用力、体力消耗、打喷嚏或咳嗽相关。尿失禁是老年人最常见的问题之一，发生率约为30%。患病率随年龄增长而增加，女性患病率高于男性。尿失禁对大多数老年人的生命无直接影响，但可能造成皮肤糜烂、身体异味、反复尿路感染，严重影响老年人及其照护人员的生活质量，同时影响老年人对自身健康状况的评价。

（一）影响因素

1. 尿路梗阻 男性前列腺增生及尿道狭窄、下尿路结石等导致尿路不完全梗阻，膀胱内压增高影响膀胱的舒缩功能，引发尿失禁。

2. 雌激素水平下降 女性由于雌激素下降，引起阴道壁和盆底肌张力减退，容易引起压力性尿失禁。

3. 药物作用 使用利尿剂、镇静催眠药等引发尿失禁。

4. 其他因素 脑卒中、阿尔茨海默病、帕金森病等中枢神经系统疾病，影响控制排尿机制的神经中枢，精神因素也影响对排尿的控制，进而引发尿失禁。此外，疾病、手术等因素导致逼尿肌或括约肌功能失调引发尿失禁，尿路感染也常是尿失禁的原因。

（二）临床表现

老年人因为丧失部分或全部的排尿自控能力，出现尿频、尿急，以及漏尿或尿液不断自尿道中滴出等尿失禁症状。尿失禁按不同方式分类有不同的类型，常见的有压力性尿失禁、急迫性尿失禁、充溢性尿失禁等。压力性尿失禁表现为在大笑、咳嗽、打喷嚏或负重等腹压增高时，会出现不自主漏尿，即腹压增加时，有尿液自尿道流出，非大量的失禁。急迫性尿失禁常常表现为一有尿意就来不及上厕所，失禁常是大量的，常见于中枢神经系统疾病。充溢性尿失禁多由于下尿路梗阻或膀胱肌无力，出现尿潴留，当膀胱内压上升到一定程度并超过尿道阻力时，尿液不断地自尿道中滴出。

长期的尿失禁，可引起失禁性皮炎，尿臭味影响老年人日常活动，尿失禁带来的自发的少喝水行为也可能引发尿路结石、尿路感染等并发症。

（三）照护评估

1. 评估内容

（1）健康史：了解是否患有阿尔茨海默病、糖尿病、泌尿系统疾病；是否有诱发尿失禁的原因，如咳嗽、打喷嚏等；是否有尿道手术史及外伤史。对于女性老年人还要询问既往分娩史、是否做过阴道手术。询问是否有饮酒和服药的情况。

（2）身体状况：评估尿失禁的类型，老年人尿失禁的类型主要有五种。①急迫性尿失禁：在膀胱充盈量较少的情况下，即出现尿意，而且不能很好地控制。②压力性尿失禁：多见于中老年女性，由盆底肌松弛，后尿道下移，尿道固有括约肌功能减退所致，尿液的流出量较少。③充盈性尿失禁：膀胱不能完全排空，存有大量残余尿导致尿液不自主溢出。主要见于前列腺增生、尿道狭窄引起的下尿路梗阻和脊髓损伤。④暂时性尿失禁：是老年人中较为常见的尿失禁类型，常由泌尿系统感染、萎缩性尿道炎、使用某些药物、便秘等原因所致。⑤混合型尿失禁：几种类型同时存在称混合型。

（3）心理-社会状况：老年人因尿失禁不愿参加社交活动，导致其孤僻、抑郁等。

2. 尿失禁评估 对老年尿失禁患者的评估流程是：①明确尿失禁的危险因素；②正确评估排尿情况；③区分尿失禁的类型；④老年人的活动能力；⑤排尿环境。

尿失禁症状严重程度评分量表（UISS）由芬兰妇科学会的泌尿生殖小组制定，共有 2 个维度 10 个条目（维度 1 为评估患者的漏尿量，含 4 个条目；维度 2 为评估尿失禁对患者社交、身体活动和性生活影响，含 6 个条目），采用 0~3 级评分法（0 分表示无影响，1 分表示轻度影响，2 分表示中度影响，3 分表示重度影响），各条目得分越高表示尿失禁症状越严重。如表 6-2-1 所示。

表 6-2-1 尿失禁症状严重程度评分量表（UISS）

条目	0分—无影响，1分—轻度影响，2分—中度影响，3分—重度影响	得分
是否经历过与用力或姿势无关的尿漏（例如躺下）	□0分 □1分 □2分 □3分	
是否经历过与轻微体力活动（如走路或起床）相关的尿漏	□0分 □1分 □2分 □3分	
是否经历过与突然、剧烈的身体活动甚至咳嗽相关的尿漏（如打喷嚏）	□0分 □1分 □2分 □3分	
尿漏是否影响了你的日常生活（如购物、烹饪、打扫房间等）	□0分 □1分 □2分 □3分	
漏尿是否影响了你的工作	□0分 □1分 □2分 □3分	
害怕别人会注意到你的问题吗（害怕你的气味或潮湿等）	□0分 □1分 □2分 □3分	
必须限制还是放弃社交活动（比如拜访朋友、体育活动等）	□0分 □1分 □2分 □3分	
尿失禁症状会影响你的性生活	□0分 □1分 □2分 □3分	
尿失禁会刺激影响你的外部生殖器官	□0分 □1分 □2分 □3分	
多久使用一次尿垫	□0分 □1分 □2分 □3分	
合计		

二、康养照护措施

1. 生活方式的干预 生活方式干预主要包括定时排尿、如厕提醒、减轻体重、避免便秘、适当运动等。指导老年人维持合理的膳食结构，多食富含维生素的食物；控制体重，增加运动量，防止因肥胖、便秘引起的腹腔压力增加；指导老年人合理补充水分，每天至少摄入 1500 毫升；减少摄入咖啡、碳酸饮料和辛辣刺激的食物；养成定时排便的习惯，对有便秘的老年人应采取积极的润肠通便措施，保持大便通畅；鼓励老年人记录排尿日记（如表 6-2-2 所示），排尿日记便于及时获得老年人排尿的相关信息，包括排尿时间、排尿量、伴随症状等，为医疗护理提供依据，也为自我管理提供参考。

表 6-2-2 三日排尿日记

日期	饮水		排尿		尿失禁			夜尿	
	时间	量	时间	量	时间	量	情形	尿急	时间	量

注：（1）排尿日记需连续记录 72 小时，"量"用几杯水（用固定的杯子测量）或毫升（ml）来描述；
（2）尿失禁情形：指咳嗽、大笑、跳绳、听到水声等；
（3）尿急：突然发生强烈、急迫排尿的感觉，很难被抑制（一有尿意必须立即排尿，否则会自行流出来）；
（4）夜尿：已入睡，但被排尿感催醒并排尿（即：被尿憋醒）；
（5）尿失禁：尿液不能控制，自行流出来（即：憋不住尿）。

2. 膀胱训练 根据老年人至少 3 日的排尿日记确定初始排尿频率，指导老年人通过抑制尿意的方法，逐渐延长排尿间隔时间，增加膀胱容量以减少排尿次数。

3. 盆底肌训练 盆底肌训练是指有意识地反复收缩和舒张盆底肌肉群，增加支持尿道、膀胱、子宫和直肠的盆底肌张力，改善老年人的排尿控制能力。盆底肌训练方法主要包括凯格尔运动、普拉提运动和生物反馈法等，其中凯格尔运动是最常见的一种训练方式。

凯格尔运动具体训练方法：指导老年人排空膀胱，取仰卧位、坐位或站立位；在放松腹部、臀部和大腿肌肉的情况下，持续收缩盆底肌 5 秒后慢慢放松（此为 1 次动作），5~10 秒后重复上述动作；训练几次后，逐渐延长收缩持续时间至 10 秒；10 次收缩、放松动作为 1 组，每天重复训练几组，以不疲劳为宜；若老年人耐受力有所改善，可增加锻炼次数。

4. 做好皮肤护理 老年人因尿失禁引起的皮肤问题非常普遍，应保持老年人会阴部皮肤的清洁、干燥，及时更换尿湿的衣裤和被褥；宜用温水清洗、擦拭会阴部，必要时局部涂凡士林或鞣酸软膏，以防局部皮肤因尿液刺激而造成糜烂、破溃等。

5. 改变错误认识 向老年患者及其家属介绍尿失禁相关的生理和心理因素，告知其有尿意应及时排尿，避免长时间憋尿；指导家属提醒按时排尿，开始可每隔0.5～1小时排尿1次，以后逐渐延长间隔时间，直到每隔2～3小时排尿1次，促进排尿功能的恢复；在非计划排尿时间内，让老年人尽可能憋住尿液，到预定时刻再排尿；排尿时可用手掌轻柔地自膀胱底部持续向后、向下压迫，使膀胱中的尿液尽可能排尽。鼓励独立和自我管理排尿状况，教会患者使用排尿日记。

6. 指导正确饮水 向老年人说明正确饮水对排尿反射刺激的必要性，避免因尿失禁引发的自发禁水行为，在没有禁忌证的情况下，保持每天摄入液体在2000～2500毫升。避免短时内大量饮水，睡前限制饮水，以减少夜间尿量，有脑血栓病史者不宜夜间限水，避免摄入有利尿作用的咖啡、浓茶、可乐、酒类等。

7. 提供良好的如厕环境 指导家属为老年人提供良好的如厕环境。卧室尽量安排在靠近厕所的位置，缩短卧室至厕所的距离，沿途地面应平整，厕所门应方便开关或使用门帘，使老年人在出现尿意时，可立即到达厕所排尿；夜间应有适宜的感应夜灯，以防跌倒。经常开窗通风，及时清洗尿湿衣被，去除室内异味。

第三节 骨质疏松康养照护

骨质疏松是老年人常见健康问题，可以使老年人身高变矮、骨骼变脆，再加上老年人容易发生跌倒，因此而易发生骨折，是常见的致残、致死的原因。本节重点介绍骨质疏松的膳食指导和老年骨质疏松症患者如何预防跌倒。

一、概　述

骨质疏松症是以低骨量和骨组织微结构破坏，导致骨骼脆性增加，易发生骨折为特征的一种全身性疾病。骨质疏松症为老年人常见病，是机体衰老在骨骼方面的一种特殊表现，可发生骨折等并发症而致残、致死，其中髋部骨折的病死率可达10%～20%，致残率达50%，65岁以上人群发生率最高，严重危害老年人的生命和健康，同时增加了家庭和社会的负担，已成为广泛关注的严重社会问题之一。全球每3秒钟就发生1例骨质疏松性骨折，约50%女性和20%男性在50岁后会遭遇初次骨质疏松性骨折，初次骨质疏松性骨折患者有50%将会发生再次骨折。

（一）影响因素

1. 内分泌因素 老年人激素水平下降，骨的形成减慢，吸收加快，导致骨量下降。

2. 营养因素 老年人牙齿脱落及消化功能降低，进食量少，多有营养摄入不足，导致蛋白质、钙、磷、维生素及微量元素等缺乏，进而影响骨骼的代谢，导致骨质疏松。

3. 活动因素 老年人户外运动减少，可导致骨质脱钙，引起失用性骨质疏松。同时由于缺少阳光照射，皮肤中的维生素D转化能力下降，影响胃肠道钙的吸收和骨钙的沉着，导致骨质疏松。

4. 生活方式 酗酒、吸烟、高盐饮食及餐后大量饮咖啡和浓茶等，均可使骨钙丢失。

5. 药物因素 老年人长期使用糖皮质激素、甲状腺素、利尿剂、肝素、某些抗生素及接受化疗等都易导致骨密度下降，影响钙的吸收，尿钙排泄增加，促进骨量丢失。

（二）临床表现

1. 疼痛 骨骼疼痛是最常见、最主要的症状，尤以腰背酸痛为多见，其次是膝关节、肩背部、前臂、手指等处疼痛，夜间和晨起时加重，活动后疼痛加重，骨骼的负重能力减弱。

2. 脊柱变形 骨质疏松严重者可有身材变矮和驼背，椎体压缩性骨折会导致胸廓畸形，引起呼吸功能下降，易并发肺部感染。

3. 骨折 骨质疏松症患者轻度外伤或者正常的日常活动就可能发生骨折，是导致老年骨质疏松症患者活动受限、寿命缩短的最常见和最严重的并发症。最常发生胸、腰椎压缩性骨折，其次是桡骨骨折和股骨颈骨折。

（三）照护评估

1. 评估内容

（1）健康史：询问老年人日常饮食结构、运动及体力活动情况，了解有无腰痛及疼痛的性质，有无骨折，既往有无长期服用某些药物的情况。

（2）身体评估：了解患者是否有骨痛及骨折情况。骨痛通常为弥漫性，无固定部位，检查不能发现压痛点，需要仔细评估。骨折部位多见于脊柱、髋部和前臂骨折，其中髋部骨折（股骨颈骨折）很常见，危害最大。

（3）心理-社会状况：骨质疏松患者由于疼痛及害怕骨折，常恐惧运动而影响日常生活；当发生骨折时，须限制活动，而缺少活动又进一步引起骨钙流失，使骨折难以愈合，进入恶性循环中。治疗和较长的照护周期给家庭和社会带来沉重的负担。

2. 评估工具

（1）亚洲人骨质疏松自我筛查工具（osteoporosis self-assessment tool for Asians，OSTA）：OSTA主要体现了体重对骨骼的影响，计算公式如下。

$$OSTA 指数 = [体重（kg）- 年龄（岁）] \times 0.2$$

OSTA 指数 >-1 为低风险，-4~-1 为中风险，<-4 为高风险。骨质疏松与体重、年龄相关，临床上常根据年龄和体重情况，使用简图对骨质疏松风险进行快速评估，如图 6-3-1 所示。

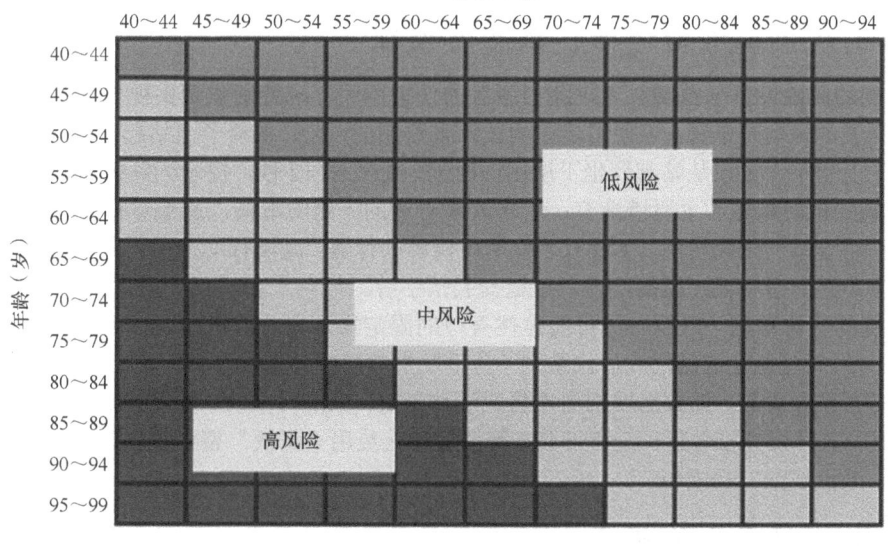

图 6-3-1 亚洲人骨质疏松自我筛查简表

（2）骨折风险预测工具（fracture risk assessment tool，FRAX）：该评估工具主要通过骨质疏松相关危险因素及股骨颈骨密度计算骨折概率，主要用于评估患者未来十年髋部骨折及主要部位脆性骨折的概率。该工具不适用于已诊断为骨质疏松症以及已经接受骨质疏松相关药物治疗的人群。

使用方法：直接访问 http://www.shef.ac.uk/FRAX，录入患者的性别、年龄、身高和体重即可进行评分。该预测工具在国内外应用广泛，目前已有 30 多个国家或地区的不同版本 FRAX，可以根据新的骨折发生率和死亡率进行修正，已成为老年骨质疏松症患者骨折预测的普适性评分工具。

二、康养照护措施

《建立中国老年骨质疏松症三级防控体系专家共识》于 2022 年 6 月发布，旨在采取预防为主、防治结合、分层诊疗、全周期管理的策略。由于骨质疏松对老年患者造成的极大伤害以及对个人、家庭及社会造成的疾病照护负担，三级防控体系的建立为老年骨质疏松症患者的康养照护提供了整体框架。

（一）维持骨骼健康的生活方式

1. 均衡膳食 摄入富含钙、低盐、适量蛋白质及维生素、矿物质的膳食，每日蛋白质摄入量为 0.8~1.2 克/千克，包括至少 20~25 克优质蛋白（如肉、蛋、乳制品）。每天摄入牛奶 300 毫升或等量的奶制品。推荐蔬菜、水果、奶制品、鱼类、全麦、坚果等膳食。如有由长期食欲不振、疾病等原因导致食物摄入量减少，可补充相应的营养制剂。建议每日钙的摄入量为 1000~1200 毫克。日光照射皮肤是维生素 D 合成的重要来源，应在阳光充足时尽可能多地暴露皮肤，每天日晒 30 分钟以上，若存在维生素 D 缺乏，可遵医嘱补充。

2. 适量运动 对骨质疏松症有防治作用的运动包括有氧运动、抗阻运动、冲击性运动、负重运动、传统健身运动（如太极等）以及组合式运动方式。抗阻训练可有效抵抗骨质疏松症，改善肌肉和骨骼的结构及功能，增加骨密度，增强平衡力和协调力，以减少跌倒的发生。在综合评估的基础上制订个体化的运动方案，内容包括运动类型、强度和持续时间等。建议每周 150~300 分钟中等强度的有氧运动、主要肌群参与的肌肉强化活动（包括抗阻、冲击和负重训练）以及包含平衡训练活动在内的多元身体活动（如太极拳、跳舞等）。老年人的运动应以安全为前提，循序渐进，避免因运动而造成肌肉及骨骼损伤，也要避免剧烈运动可能引发心脑血管意外。

（二）跌倒风险的评估、预防与处理

1. 跌倒的风险评估 跌倒对老年疏松患者的伤害巨大，应特别强调重视与跌倒相关的环境因素和自身因素的评估及干预。可使用步速测试筛查跌倒的风险：从椅子上站起来，走 3 米的距离后再回到椅子上坐下，记录从站起到坐下所用的时间，如大于 12 秒，提示为跌倒风险人群。

2. 跌倒的预防措施 主要措施有：老年人穿舒适的平跟防滑鞋，避免穿裤腿较长的裤子；步行不稳时使用合适的辅助用品，如拐杖、移动扶椅等助行器；减慢行动速度，尽量不在上下班高峰赶路，严禁走路时看手机；地面防滑、过道安装扶手等。

3. 跌倒的应急措施 跌倒时尽可能拉住身边的固定物，向前用手撑地（可能出现尺骨或桡骨远端骨折），尽可能避免向侧位或后位跌倒（易于发生髋部或股骨颈骨折），跌倒后要保持镇静，先自我判断是否伤及骨骼，如果出现剧烈疼痛或活动受限，应及时求助。发现其他老年人跌倒后，应就地先评估，若怀疑脊椎骨折，应呼叫 120 等待医护人员用"平板"整体平移方法搬送至医院，减轻因搬运不当造成的二次损伤。

（三）缓解疼痛的措施

老年骨质疏松症患者常感觉疼痛，而疼痛的发生常使老年人惧怕活动而加重骨质疏松。缓解疼痛的主要措施有：休息时卧于加薄垫的木板或硬棕床上，仰卧时头不可过高，在腰下垫一薄枕；也可通过洗热水浴、按摩等促进肌肉放松；还可以使用音乐治疗、暗示疏导等方法减轻疼痛；疼痛严重者遵医嘱使用药物镇痛；局部疼痛可湿热敷、按摩，促进血液循环，减轻肌肉痉挛，缓解疼痛；使用背架、紧身衣等可限制脊柱的活动度和给予脊柱支持，能达到减轻疼痛的目的。

第四节 疼痛康养照护

疼痛是困扰老年人健康和生活质量的问题之一，近年来，疼痛护理越来越被重视和关注，疼痛已被作为"第五生命体征"来评估与处理。本节主要介绍疼痛的主要影响因素、评估工具和老年人慢性疼痛自我管理的内容和方法。

一、概 述

疼痛是感觉刺激而产生的一种生理、心理反应及情感上的不愉快经历。它是老年人中最为常见的症状之一。老年人持续疼痛的发生率高于一般人群，老年慢性疼痛发生率为25%~50%，其中45%~80%疼痛症状明显者需要接受长期的治疗和护理。慢性关节痛（15%~25%）等是老年人慢性疼痛常见类型。骨骼肌疼痛发生率高，经常伴有抑郁、焦虑、疲劳、睡眠障碍、行走困难。老年人最为常见的三种疼痛分别为背痛、膝或髋关节痛及其他关节痛，风湿性关节炎、骨关节退行性病变和骨折导致的躯体性疼痛在老年人中较为常见。

（一）影响因素

1. 季节性因素 慢性疼痛主要来自骨关节系统，且发病与季节有关。腰腿痛、颈椎病、膝关节病、肩周炎等骨关节病占慢性疼痛原因的60%。人体的内分泌和神经调节活动会随季节、气候变换而改变，使慢性疼痛的发作和缓解有明显的季节性。慢性疼痛中73%的病情加重、缓解与气候变化相关，且多发于春季和冬季。

2. 职业因素 慢性疼痛与职业密切相关，重体力劳动者，如搬运工、农民、煤矿工人等出现慢性疼痛的比例达69%。

3. 关节部位的病变 类风湿性关节炎、退行性骨关节病、颈椎病、腰椎间盘突出、骨质疏松等是常见的引起疼痛的疾病，其他慢性疾病如恶性肿瘤、炎性病变等亦可引起疼痛。

（二）临床表现

老年人疼痛通常起病缓慢、病程长、反复发作。疼痛一般是由身体器质性病变或内分泌、免疫方面功能老化等导致，威胁老年人的健康和生活质量，轻者会出现情绪低落、自信心下降等症状，重者可瘫痪，丧失劳动能力，给社会和家庭造成严重的负担。

（三）照护评估

1. 评估内容

（1）健康史：了解疼痛的部位、性质、开始时间、持续时间及强度，是否有伴随症状及体征，有无诱发因素、缓解方式、已采用的减轻疼痛的措施等方面来进行评估。了解使用的药物的类型及剂量，药物效果如何，疼痛是否对进食及睡眠造成影响。评估现有身体疾病及其与疼痛症状之间的关系。

（2）身体状况评估：了解有无运动系统的阳性体征出现，有无感觉、自主神经功能障碍和神经损伤的体征。

（3）心理-社会状况：了解患者是否伴随有焦虑、抑郁、紧张等情绪，了解患者的社会支持情况，是否有家人照护及支持。

2. 评估工具 慢性疼痛的有效识别对于疼痛的早期治疗至关重要,目前临床上倾向于根据老年人的喜好,选择简单、错答率低的工具,主要包括:数字评定量表(numerical rating scale,NRS)、词语描述量表(verbal description scale,VDS)、视觉模拟量表(visual analogue scale,VAS)、面部表情疼痛量表(faces pain scale,FPS)、修订版面部表情疼痛量表(faces pain scale-revised,FPS-R)、言语描述疼痛量表(verbal rating scale,VRS)、五指法、长海痛尺(由 VRS 与 NRS 组合而成)等。FPS-R 是最适合老年人疼痛评估的量表,如图6-4-1所示。数字评定量表(NRS)如图6-4-2所示。

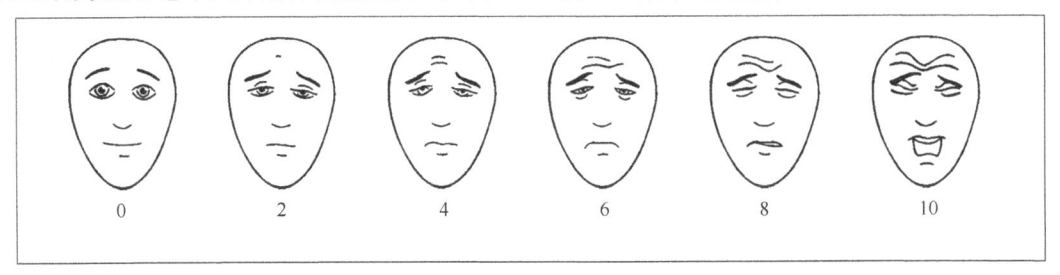

图6-4-1 修订版面部表情疼痛量表(FPS-R)

注:利用修订版面部表情疼痛量表评估时,向老年人展示图形,但不展示图下数字。

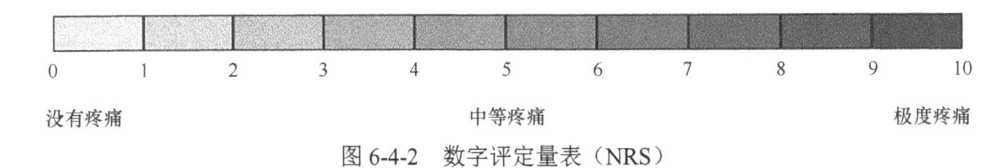

图6-4-2 数字评定量表(NRS)

二、康养照护措施

(一)缓解疼痛

老年人对镇痛药的治疗和毒性效应均更敏感,因此不论疼痛类型如何,均应遵循能缓解疼痛、侵入性最小、最安全的给药途径。老年人肌肉萎缩,脂肪组织少,应尽量避免肌内注射途径。在疼痛治疗前和疼痛治疗开始后均应对疼痛程度进行评估;对中到重度的疼痛、持续或复发性疼痛,按时定量给药,并兼顾突发性疼痛的治疗;老年疼痛治疗还应遵守个体化用药原则,适当地联合应用镇痛药可起协同作用,并减少每一种药物的剂量,从而减少每一种镇痛药物的副作用;对重度疼痛的癌症晚期老年患者,可适当放宽剂量,定时给药,以患者不再感到疼痛难忍为准则,解除其痛苦。

(二)适宜活动

老年患者因为疼痛而害怕活动的行为,可能比疼痛本身对机体的影响更大。急性疼痛者要卧床休息,慢性疼痛者要注意进行体育锻炼,体育锻炼在改善全身状况的同时,还可调节情绪,缓解抑郁症状。合适的体育锻炼可减缓运动系统的衰退,有利于身体的协调和平衡,对骨关节退行性病变、骨质疏松引起的酸痛有较好的改善作用。

(三)心理支持

照护者应关心疼痛者,认真倾听老年人的主诉。对老年人给予情感上的支持,告诉老年人及其家属控制疼痛的方法,教会其缓解疼痛的技巧,如转移注意力、减少疼痛刺激、听音乐等,以减轻疼痛、焦虑和抑郁。疼痛者的痛苦感受和体验需要家人的理解和安慰。做好家人的心理健康教育,协助老年人建立良好的家庭支持系统,帮助老年人保持心情愉快,提高疼痛阈值。

(四) 慢性疼痛自我管理

自我管理是指个人参与到管理和控制慢性疼痛症状的过程中，是疼痛照护阶段的首要步骤，它涉及管理疾病（管理引起慢性疼痛的相关疾病、减少疼痛症状）、培养健康的生活方式（定期锻炼、健康饮食和规律睡眠）、改变社会和职业角色、管理由日常问题而产生的情感，对疾病处置作出判断，利用适当的卫生保健资源（如使用药物、外科手术等），与照护者建立良好关系并采取最适宜的策略管理疼痛。

（1）学会自我评估疼痛：教会老年人及其家属使用疼痛评估的方法和工具，指导正确评估疼痛和治疗疼痛一样重要，疼痛影响到日常生活就应及时就医，在医生指导下使用止痛药物或接受其他治疗。

（2）学会非药物止痛方法：通过参与日常活动、职业工作、社会交往或者琴棋书画等兴趣活动，分散自身对疾病的注意力，达到减轻疼痛和改善焦虑的目的，同时增加自我控制能力。在医护人员指导下，结合疾病性质及疼痛情况，通过适当运动、改变姿势和体位、热敷、理疗等措施减轻或缓解疼痛。

（3）合理用药：疼痛是恶性刺激，中重度的疼痛需要遵医嘱使用药物控制。长期服用阿片类止痛药易引起便秘者，可选用麻仁丸等中药，以软化和促进排便。非甾体消炎药对消化道黏膜有损伤作用，宜餐后服药，服药期间观察有无消化道出血症状。老年人服用心血管疾病药物、降糖药、中枢神经系统药物与止痛药合用时，要注意有无配伍禁忌。

第五节 睡眠障碍康养照护

睡眠障碍成为威胁老年人身心健康的重要健康问题，识别影响老年人睡眠障碍的原因并采取合理的干预措施，可以提高老年人的睡眠质量和幸福感。本节主要内容有睡眠障碍影响因素、睡眠评估及促进睡眠的措施。

一、概　述

睡眠障碍是指一段时间内对睡眠的质和量不满意的状况，包括嗜睡、失眠、昼夜睡眠节律紊乱、睡眠呼吸暂停等，我国老年人的睡眠障碍患病率约为46%。随年龄的增长，老年人出现昼夜睡眠节律改变、睡眠时相前移、睡眠潜伏期延长，可能诱发心脑血管疾病，增加住院以及死亡等不良结局。

(一) 影响因素

1. 疾病因素　慢性疾病是影响老年人睡眠质量的重要原因，其中糖尿病、冠心病、关节炎或风湿病、青光眼、精神病、脑血管疾病、肿瘤、泌尿道疾病和慢性阻塞性肺疾病等对睡眠质量有显著性影响。疾病本身的困扰和对疾病的担忧以及疾病期间运动量的减少，均可导致睡眠紊乱。疼痛、呼吸困难、夜尿频繁等生理不适也影响老年人的睡眠质量。

2. 环境因素　睡眠环境改变，陌生环境、灯光、噪声及寝具等都可能影响睡眠。

3. 药物因素　凡能影响中枢递质，使睡眠-觉醒节律发生改变的药物，均可引起药源性睡眠障碍。酒精、抗胆碱能药、中枢神经系统兴奋剂、β受体阻滞剂、皮质类固醇会影响睡眠。可以中断睡眠的药物包括抗胆碱能药、抗抑郁药、抗高血压药物（中枢作用药物）、苯二氮䓬类药物、利尿剂、左旋多巴、类固醇、茶碱和甲状腺制剂等。

4. 心理社会因素　社会、家庭角色转变，如退休引起的角色适应不良、丧偶等，可引发各类心理问题，进而影响睡眠。慢性疾病长期迁延不愈，经济状况及人际关系紧张等因素也常是睡眠障碍的常见原因。

（二）临床表现

老年人睡眠障碍的主要表现有：睡眠时间缩短，多数老年人全天睡眠时间不足 5 小时；睡眠规律改变，有的老年人白天嗜睡，夜间不睡；深睡眠持续时间减少、睡眠片段化、夜间觉醒次数增多、醒后难以入睡及早醒等，65 岁以上老年人深睡眠期只占睡眠时间的不到 10%；易受外因干扰，夜间易受外界因素干扰，觉醒频繁，睡眠变得断断续续；入睡难；易早醒。

长期睡眠障碍导致老年人睡眠质量显著下降，不仅引起老年人活动能力下降、免疫功能失调等躯体问题，同时易引发焦虑、抑郁、认知功能障碍、记忆力减退、行为失常等心理、精神问题。

（三）照护评估

1. 评估内容

（1）健康史：了解患病情况、临床表现、睡眠习惯及睡眠环境，询问服用镇静催眠类药物的种类、剂量及不良反应，评估意识状态、跌倒风险、对睡眠障碍的态度及对社会功能的影响。通过了解睡眠史、全面体检及与老年人和照顾者面谈等方式调查睡眠问题，并进行常规睡眠评估，明确睡眠障碍类型，准确地了解到老年人的睡眠情况。

（2）身体状况评估：了解有无运动系统的阳性体征出现，有无感觉、有无自主神经功能障碍和神经损伤的体征。

（3）心理–社会状况：了解患者是否伴随有焦虑、抑郁、紧张等情绪，评估心理、社会支持情况及照护者的能力与需求。

2. 评估工具 匹兹堡睡眠质量指数量表（Pittsburgh sleep quality index，PSQI）由美国匹兹堡大学精神科医生 Buysse 博士等人编制，适用于睡眠障碍患者，用于评估这些患者总体的睡眠质量。该量表包含的自评条目分别归属于 7 个成分：睡眠质量、入睡时间、睡眠时间、睡眠效率、睡眠障碍、睡眠药物以及日间功能障碍。匹兹堡睡眠质量指数量表（PSQI）如表 6-5-1 所示，计分与判断方法见表 6-5-2。

表 6-5-1 匹兹堡睡眠质量指数量表（PSQI）

指导语：下面一些问题是关于您最近 1 个月的睡眠情况，请按您近 1 个月的实际情况在横线处填写答案并在方格内选择最合适的一格，画一个钩，如"√"。

姓名：_____ 年龄：_____ 性别：_____ 编号：_____

条目	项目	评分			
		0 分	1 分	2 分	3 分
1	近 1 个月，晚上上床睡觉通常在_____点钟				
2	近 1 个月，从上床到入睡通常需要_____分钟	□≤15 分钟	□16～30 分钟	□31～60 分钟	□≥60 分钟
3	近 1 个月，通常早上_____点起床				
4	近 1 个月，每夜通常实际睡眠_____小时（不等于卧床时间）				
5	近 1 个月，因下列情况影响睡眠而烦恼：				
	a. 入睡困难（30 分钟内不能入睡）	□无	□<1 次/周	□1～2 次/周	□≥3 次/周
	b. 夜间易醒或早醒	□无	□<1 次/周	□1～2 次/周	□≥3 次/周
	c. 夜间去厕所	□无	□<1 次/周	□1～2 次/周	□≥3 次/周
	d. 呼吸不畅	□无	□<1 次/周	□1～2 次/周	□≥3 次/周
	e. 咳嗽或鼾声高	□无	□<1 次/周	□1～2 次/周	□≥3 次/周
	f. 感觉冷	□无	□<1 次/周	□1～2 次/周	□≥3 次/周
	g. 感觉热	□无	□<1 次/周	□1～2 次/周	□≥3 次/周
	h. 做噩梦	□无	□<1 次/周	□1～2 次/周	□≥3 次/周

条目	项目	评分			
		0 分	1 分	2 分	3 分
5	i.疼痛不适	□无	□<1 次/周	□1~2 次/周	□≥3 次/周
	j.其他影响睡眠的事情	□无	□<1 次/周	□1~2 次/周	□≥3 次/周
	如有，请说明：_____				
6	近 1 个月，总的来说，您认为您的睡眠质量：	□很好	□较好	□较差	□很差
7	近 1 个月，您用药物催眠的情况：_____	□无	□<1 次/周	□1~2 次/周	□≥3 次/周
8	近 1 个月，您常感到困倦吗？	□无	□<1 次/周	□1~2 次/周	□≥3 次/周
9	近 1 个月您做事情的精力不足吗？	□没有	□偶尔有	□有时有	□经常有

表 6-5-2　匹兹堡睡眠质量指数量表的计分与判断方法

成分	内容	评分			
		0 分	1 分	2 分	3 分
A. 睡眠质量	条目 6 计分	□很好	□较好	□较差	□很差
B. 入睡时间	条目 2 和 5a 计分累计	□0 分	□1~2 分	□3~4 分	□5~6 分
C. 睡眠时间	条目 4 计分	□>7 小时	□6~7 小时（不含 6 小时）	□5~6 小时（含 6 小时）	□<5 小时
D. 睡眠效率	以条目 1、3、4 的应答计算睡眠效率*	□>85%	□75%~85%（不含 75%）	□65%~75%（含 75%）	□<65%
E. 睡眠障碍	条目 5b~5j 计分累计	□0 分	□1~9 分	□10~18 分	□19~27 分
F. 睡眠药物	条目 7 计分	□无	□<1 次/周	□1~2 次/周	□≥3 次/周
G. 日间功能障碍	条目 8 和 9 的计分累计	□0 分	□1~2 分	□3~4 分	□5~6 分

*睡眠效率计算方法：睡眠效率 = $\dfrac{条目4(睡眠时间)}{条目3(起床时间) - 条目1(上床时间)} \times 100\%$

睡眠质量判断：PSQI 总分 = A+B+C+D+E+F+G

0~5 分	睡眠质量很好
6~10 分	睡眠质量还行
11~15 分	睡眠质量一般
16~21 分	睡眠质量很差

二、睡眠障碍康养措施

1. 促进睡眠障碍自我管理　通过纠正老年人失眠的错误观念和认识，实施认知行为治疗、自我穴位按摩、自我药物管理等，有步骤地指导老年失眠患者建立"自我管理模式"，减少镇静药物的滥用，促进老年人利用非药物进行自我调节，不仅能实现安全用药的目的，也可有效节省医疗资源。

2. 早期心理干预　多数睡眠障碍的发生和持续与心理因素有很大关系，如果这种刺激因素长期存在，失眠会迁延下去而形成慢性失眠。照护者要善于运用沟通技巧和倾听技术，学会换位思考，具有同理心，准确把握其情感变化，找出心理问题的症结所在，为实施个体化心理护理提供依据。情绪对老年人的睡眠影响较大，尤其是内向型的老年人。调整老年人的睡眠，需要调整其情绪，可能造成情绪波动的问题和事情不宜晚间告诉老年人。及时了解老年人睡眠情况及主观感受，帮助其分析影响睡眠的原因，消除干扰因素，解除患者紧张焦虑情绪。

3. 创造良好的睡眠环境　提供舒适的睡眠环境，调节卧室光线和温度，保持床褥的干净整洁，并设法维持环境的安静。避免在有限的睡眠时间内实施影响睡眠的操作,尽量将治疗与护理安排在日间进行。

4. 促进睡眠　　向老年人宣传规律的健身锻炼对减少应激和调节情绪、促进睡眠的重要性,白天减少午睡时间,指导其坚持参加力所能及的日间活动,参加适宜的健身锻炼,有利于晚间的睡眠。睡前温水泡脚、饮一杯温开水、听放松的音乐等促进睡眠,同时避免睡前饮咖啡和浓茶、避免剧烈运动等,减少影响睡眠的因素。晚间适当限水,避免晚间如厕影响睡眠。

5. 用药指导　　镇静剂可帮助睡眠,但长期使用也有副作用,如抑制机体功能、降低血压、影响胃肠道蠕动和意识活动等,因此应尽量避免选用药物帮助入睡,必要时可在医生指导下根据具体情况选择合适的药物。长期睡眠障碍应求助于心理医生,进行必要的心理治疗。

（邓仁丽　遵义医科大学）

参 考 文 献

陈姬. 2021. 养生起床操预防老年人起床时直立性低血压的效果观测[D]. 杭州师范大学硕士学位论文.
陈咪娜. 2019. 帕金森"面具脸"被动按摩康复操的设计与应用研究[D]. 杭州师范大学硕士学位论文.
陈卫海, 许彬, 丁文淼, 等. 2016. 生理性缺血训练临床应用效果的 Meta 分析[J]. 中国全科医学, 19(26): 3204-3209.
陈雪萍, 王撬撬. 2023. 失智症康养照护[M]. 杭州: 浙江大学出版社.
陈影, 张爽, 陈员, 等. 2021. 居家老年冠心病伴衰弱患者心肺运动康复效果评价[J]. 中国护理管理, 21(3): 368-374.
狄任农, 郑润杰. 2013. 魏氏伤科手法治疗图解[M]. 北京: 中国中医药出版社.
冯舒爽, 华俊, 魏睿宏, 等. 2020. 改良早期心脏康复方案在经皮冠状动脉介入术后患者中的应用[J]. 中华护理杂志, 55(9): 1330-1335.
郭鑫田, 桑文凤, 王亚欣, 等. 2022. 老年冠心病患者运动康复的研究进展[J]. 中国护理管理, 22(10): 1596-1600.
国家统计局. 《养老产业统计分类(2020)》(国家统计局令第 30 号)[EB/OL]. (2020-02-28). [2024-05-30]. https://www.stats.gov.cn/xw/tjxw/tzgg/202302/t20230202_1894104.html.
黄惠娟, 陈雪萍. 2021. 老年人康养照护技术[M]. 杭州: 浙江大学出版社.
贾菲, 王方. 2022. Ⅰ期心脏康复运动在急性心肌梗死病人急诊 PCI 术后护理中的应用[J]. 护理研究, 36(10): 1868-1870.
李莺, 冯雪, 杜柳, 等. 2021. Ⅱ期心脏康复对冠心病术后患者的干预效果[J]. 中国护理管理, 21(12): 1790-1795.
刘炳炳. 2015. 被动手指操对老年期痴呆患者的效果观察[D]. 杭州师范大学硕士学位论文.
刘会, 陈雪萍, 王花玲, 等. 2016. 耳保健操对听力下降老年人听力的影响[J]. 中华护理杂志, 51(4): 449-453.
卢友梅. 2012. 养老机构高龄老人握力现状调查及干预研究[D]. 杭州师范大学硕士学位论文.
皮红英, 张立力. 2017. 中国老年医疗照护 技能篇(日常生活和活动)[M]. 北京: 人民卫生出版社.
孙杨, 王维成, 郎颖, 等. 2022. 中国居民健康素养现状及影响因素研究[J]. 健康教育与健康促进, 17(4): 379-382, 391.
陶林, 易秋艳, 苗柳. 2022. Ⅱ期和Ⅲ期心脏康复治疗对急性冠状动脉综合征患者经皮冠状动脉介入治疗后预后的影响[J]. 临床内科杂志, 39(3): 162-166.
王小同, 诸葛毅, 俎德玲. 2021. 老年健康管理[M]. 杭州: 浙江大学出版社.
吴旭平. 2020. 老年休闲活动规划与执行[M]. 北京: 化学工业出版社.
杨莘, 程云. 2019. 老年专科护理[M]. 北京: 人民卫生出版社.
杨玉秀, 刘晓云, 聂晶. 2017. 常见老年慢性病临床护理精要[M]. 北京: 人民卫生出版社.
姚丁铭, 吴青青, 徐水洋, 等. 2023. 2016—2020 年浙江省居民健康素养水平变化趋势研究[J]. 中国预防医学杂志, 24(2): 150-155.
尤黎明, 吴瑛. 2020. 内科护理学[M]. 6 版. 北京: 人民卫生出版社.
于普林. 2019. 老年医学[M]. 北京: 人民卫生出版社.
袁慧玲. 2017. 老年人活动策划与组织[M]. 北京: 海洋出版社.
张建伟, 吕韶钧, 马晶, 等. 2022. 新型冠状病毒肺炎流行期间居家冠心病患者不同运动干预与生活质量的关系研究[J]. 中国康复医学杂志, 37(2): 176-182.
张兆国, 姜红岩, 王彦辉, 等. 2019. 社区/家庭心脏康复管理模式与路径研究[J]. 中国全科医学, 22(31): 3779-3785.
赵会颖, 杨永刚, 张建平, 等. 2018. 远程缺血预适应对 TIA 的保护作用及机制研究[J]. 河北医科大学学报, 39(1): 15-18, 28.
郑佳映. 2017. 体感互动游戏干预在老年期痴呆症患者中的效果观察[D]. 杭州师范大学硕士学位论文.
郑润杰. 2018. 郑润杰骨伤科学术经验集[M]. 北京: 科学出版社.
郑润杰, 张雄. 2020. 郑润杰颈肩肘腰腿疾病推拿与运动疗法图解[M]. 北京: 中国中医药出版社.
钟雯, 王任红, 周亮, 等. 2022. 心理疗法联合早期康复运动在冠心病介入治疗中的应用效果[J]. 中国老年学杂志, 42(15): 3632-3635.
朱可佳, 谢文亮, 蒋亚辰. 2022. 冠心病患者心脏康复运动训练的研究进展[J]. 实用心脑肺血管病杂志, 30(8): 24-28.
朱敏, 贾晋辉. 2020. 老年骨伤疾病中西医诊疗精要[M]. 上海: 上海科学技术出版社.
祝凯. 2021. 老年照护图解丛书——老年"骨"事汇[M]. 北京: 人民卫生出版社.
Chen, X. P. & Huang, H. J. 2017. service specifications for home-based care for the elder[J]. AGEING Learning from the Global South (Population Policy Series 2): 1-27.

Chen, X. P., Lu, Y. M., Zhang, J. 2014. Intervention study of finger-movement exercises and finger weight-lift training for improvement of handgrip strength among the very elderly[J]. International Journal of Nursing Sciences, 1(2): 165-170.

Costa, A. V. & Dias, M. F. S. 2022. Sport and leisure policies for elderly People in Brazil: Theoretical approaches[J]. International Journal of Latest Research in Humanities and Social Science, 5(11): 1-6.

Provencher, V., Carbonneau, H., Levasseur, M., et al. 2018. Exploring the impact of a new intervention to increase participation of frail older adults in meaningful leisure activities[J]. Activities, Adaptation & Aging, 42(1): 1-18.

Zheng, J. Y., Chen, X. P., Yu, P. 2017. Game-based interventions and their impact on dementia: A narrative review[J]. Australas Psychiatry, 25(6): 562-565.